구강병리학

저자 이민경 · 정의정 · 지민경 · 박영진
강현주 · 김서연 · 김수원 · 김윤경 · 김유리 · 유현주 · 이은경 · 최규영 · 최다예

Oral Pathology

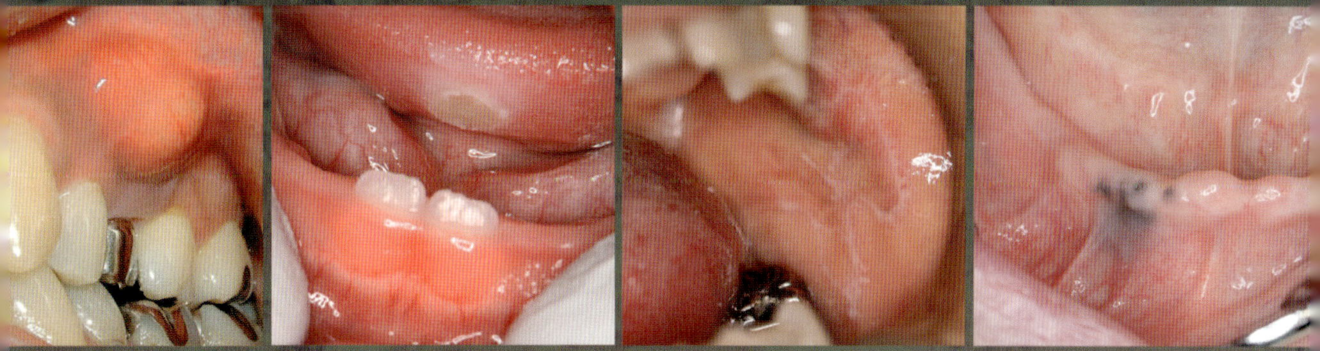

의학교육

머리말

병리학은 병의 원인, 발병기전, 진행 및 결과를 밝혀서 병의 예방이나 치료의 기초가 되는 지견을 통합하는 학문분야이다. 병리학에서는 각 질병의 공통성을 '병리학 총론'으로 다루고 장기 등에서의 각 질병의 특징을 '병리학 각론'으로 다루며, 구강영역의 각론을 '구강병리학'이라고 한다. 본서도 병리학 총론(PART Ⅰ)과 구강병리학(PART Ⅱ)으로 구성하였다.

총론에서 서술되어 있는 병리학적 견해는 의학의 기초로서, 치의학을 포함해 의학이나 의료에 종사하는 사람들이 공통적으로 알아야 하는 기본이 된다. 이러한 공통적인 이해가 있어야 의료현장에서 의료진끼리 의사소통을 할 수 있고 또한 환자에게도 충분한 설명을 할 수가 있다.

구강보건은 전신적인 질병이나 건강과 밀접하게 관련되어 있고 또한 다른 건강대책과의 연계가 중요하다. 따라서 구강보건의 최전선에서 활동하는 치과위생사에게는 전신적인 질병과 건강의 이해 및 의료분야와 연계하기 위한 기본지식이 더욱 요구된다.

이 책은 치위생(학)과 학생들의 구강병리학 공부를 위한 필수적인 내용을 엄선하였고, 그림과 사진들을 더욱 풍부하게 삽입하여 교재 내용을 더욱 쉽게 이해할 수 있도록 하였다. 또한 학생들 학습에 도움을 주고자 각 장마다 Tip을 삽입하였고, 각 Chapter의 마지막에 핵심포인트와 REVIEW TEST를 넣어 국가고시를 대비하는 데 도움이 될 수 있게 하였다.

이 책이 치위생(학)과 학생들의 학문적 발전을 위한 토대가 되기를 마음 깊이 기원한다.

끝으로 이 책의 출간을 위해 수고해 주신 도서출판 의학교육 대표님과 직원분들께 감사의 마음을 전한다.

저자 일동

PART I 총론

CHAPTER 01 병리학 서론과 병인론

CHAPTER 02 순환장애

CHAPTER 03 세포손상과 세포반응

CHAPTER 04 염증과 수복

PART II 각론

CHAPTER 01 구강면역질환

CHAPTER 02 구강점막질환

CHAPTER 03 치아의 손상과 착색

CHAPTER 04 치수 및 치근단 질환

CHAPTER 05 치아의 발육장애

CHAPTER 06 구강영역의 낭

CHAPTER 07 종양

CHAPTER 08 유전과 구강영역의 발육장애

CHAPTER 09 노화에 따른 구강조직의 변화

PART I

총론

O·R·A·L·P·A·T·H·O·L·O·G·Y

Chapter 01

병리학 서론과 병인론

≫ 학습목표

01. 질병의 다양성과 공통성에 대하여 설명할 수 있다.
02. 질병의 경과와 결과에 대하여 설명할 수 있다.
03. 질병의 원인인 병인과 질병의 성립에 대하여 설명할 수 있다.
04. 내인(intrinsic factor)에 대하여 설명하고 구체적인 예를 열거할 수 있다.
05. 외인(extrinsic factor)에 대하여 설명하고 구체적인 예를 열거할 수 있다.
06. 진단과정에 대하여 설명할 수 있다.
07. 진단의 종류에 대하여 설명할 수 있다.
08. 생검(biopsy)의 필요성에 대하여 설명할 수 있다.
09. 생검의 적응증에 대하여 설명할 수 있다.
10. 생검 시 필요한 요구사항에 대하여 설명할 수 있다.
11. 생검의 종류에 대하여 설명할 수 있다.
12. 생검에 필요한 기구에 대하여 설명할 수 있다.
13. 생검의 순서와 요령에 대하여 설명할 수 있다.
14. 병리조직표본 제작과정에 대하여 설명할 수 있다.

1 병리학 서론

병리학은 질병의 원인, 발생기전, 진행, 그리고 결과를 연구하는 학문이다. 인체에 발생하는 질병의 실체를 밝혀내고 그 질병에 대한 예방법이나 치료법을 찾아내어 환자의 치료에 적용하기 때문에 병리학은 임상의학과 깊은 연관성이 있다.

1. 질병의 다양성과 공통성

인체는 한 개의 수정란에서 유래하는 약 60조 개의 세포로 이루어져 있다. 수정란은 다른 기능과 형태를 가지는 약 200종류의 세포로 분화되고, 다양한 장기 및 조직을 구성해 개체를 형성한다. 각각의 세포, 조직, 기관 및 장기에는 특유의 병변이 발생하지만 각 병변에는 공통된 변화도 보인다. 또 지구상에 존재하는 약 60억 명이 넘는 사람은 생물학적 공통성을 가지고 있지만 각기 다른 유전자 구성을 바탕으로 한 개성을 지니고 있으며 다양한 지리적인 환경 속에서 여러 문화나 사회를 형성하고 있다. 따라서 인체에 발생하는 질병에는 다양한 개체 차이와 공통성을 보인다.

2. 질병과 병태

생체에는 내부 환경을 일정한 상태로 유지하는 기능이 있어 항상성(homeostasis)이 유지된다. 항상성이 유지되고 생리적으로 정상적인 상태를 건강하다고 할 수 있다. 질병이란 건강하지 않은 상태, 즉 생체의 항상성이 깨어진 상태를 말하며 이로 인해 다양한 병적 상태(병태)가 발생한다.

병적 상태의 파악과 정확한 진단은 치료와 예방이라는 의료의 출발점이 된다. 개체에 생기는 병적 상태를 관찰해서 질병을 파악하고 병태에 근거한 병리학적 이해를 통해 진단을 내리게 된다. 환자에게 어떤 질병이 발생했는지를 판단하려면 각 질병에서 발생하는 다양한 증상, 기능이상 및 형태변화, 즉 병태를 알아야 한다.

3. 질병의 경과와 결과

질병은 잠복기, 발병, 전성기(극기), 회복기, 만성화, 치유의 과정을 거친다. 질병의 결과는 최종적으로 사망(death)이거나 치유이며 사망이 예측되는 경우를 예후 불량이라고 한다. 치유에는 원래의 건강상태로 돌아오는 완전 치유(가역성)와 기능장애 등이 남는 불완전 치유(불가역성)가 있다.

질병에 따라 세포기능이 상실되고 불가역적인 변화가 발생하면 세포나 조직의 죽음(괴사)이 발생한다. 또 중요한 장기나 조직에서 불가역적인 기능의 정지가 발생하면 개체는 죽음에 이른다. 대부분의 세포기능은 혈중 산소와 영양(에너지원)에 의존하고 있으므로 혈액순환의 중심인 심폐기능의 정지, 특히 심장의 혈액펌프기능이 상실되면 개체사가 발생하는데 개체사[심장사(cardiac death)]란 심장기능의 불가역적인 정지를 말한다.

한편, 전신의 모든 기능을 유기적으로 통합하는 뇌의 기능이 상실되면 심장이나 폐 자체에 이상이 없어도 이차적으로 심폐기능이 저하되고 개체사에 빠진다. 하지만 뇌의 기능이 상실되어도 인공적으로 심폐기능을 회복시키면 심상사가 아니라 혈액순환이 이루어지면서 뇌사(brain death) 상태가 되는 경우도 있다. 뇌사는 법적으로 개체사로 인정받고 있다.

Tip

이식의료

우리나라에서는 1999년 '장기 등 이식에 관한 법률'이 제정되어 심장사한 사람의 각막이나 신장이식에 국한되던 장기이식이 뇌사(전체 뇌의 기능이 불가역적으로 정지)한 자에 대해서도 인정되어, 심장을 비롯한 많은 장기의 이식이 실질적으로 가능하게 되었다.

4. 질병(혹은 병소)의 진단

의료종사자는 진찰이나 검사를 통해 병태의 파악과 진단에 필요한 정보를 얻을 수 있다. 환자가 자각하는 증상을 호소하면 의사는 환자의 증상을 객관적으로 보고 일련의 과정을 통해서 진단을 내린다.

1) 진단과정

환자가 증상을 호소하면 의사는 환자의 병적인 상태를 파악하여 진단을 내리는데, 진단을 위한 결정적 정보는 병변을 관찰하는 시진, 손으로 만져서 확인하는 촉진과 청진기로 소리의 이상을 확인하는 청진, 손끝 혹은 도구를 이용하여 소리의 변화를 확인하는 타진을 통해 얻는다.

또한 보다 정확한 진단을 위해서 혈액, 소변, 대변, 타액과 조직 등의 검체검사를 통한 임상검사 및 방사선이나 내시경을 통한 영상검사를 실시한다.

특히 구강 병변 중 치근단질환, 내흡수 등의 정확한 진단을 위해서는 방사선검사가 필수적이다.

이와 함께 병리검사도 실시하는데 병변에서 채취한 세포나 조직의 검사를 실시한다.

병소 부위의 표층에서 세포를 긁어모아 세포의 특성을 검사하는 세포진단(cytodiagnosis)과 병소의 일부 또는 전부를 채취하여 조직의 특성을 검사하는 생검(biopsy)이 있다.

2) 진단의 종류

① 임상진단(Clinical diagnosis)

임시진단 또는 가(상)진단이라고도 불리며, 방사선검사나 임상병리검사와 같은 검사 시행 전에 병력조사와 검진소견에 주로 의존하여 결정된다.

② 방사선진단(Radiographic diagnosis)

진단 시 임상 및 병력정보도 도움이 되지만 보다 정확한 진단을 내리기 위해서는 방사선검사가 필요하다. 방사선사진으로 확인이 가능한 것은 주로 치근단병소, 치아우식증, 복합치아종, 과잉치, 매복치, 미맹출 치아, 치수석회화, 치석침착 등이다.

③ 실험실진단(Laboratory diagnosis)

진단 시 해부학적, 이화학적, 혈청학적 검사를 통해 보다 정확한 정보를 얻고자 할 때 시행한다. 예를 들어 혈액검사를 통해 간질환, 내분비질환 등의 진단에 도움을 줄 수 있고 소변검사를 통해 신장질환, 요도질환 등의 진단에 도움을 줄 수 있다.

④ 현미경 진단(Microscopic diagnosis)

병소에서 채취한 조직을 현미경 관찰을 통해 진단하는 것(생검)으로 보다 정확한 진단을 내리는 데 중요한 역할을 한다. 임상적 양상이나 과거병력 등에 의해 종양 가능성이 높은 경우에 시행한다. 조직의 채취과정이 중요하다.

⑤ 최종진단(Final diagnosis)

진단을 위해 수집된 모든 정보를 평가하고 분석하여 현 상태를 가장 잘 설명해주는 질환을 최종적으로 결정하는 것을 말한다. 확진이라고도 한다.

⑥ 감별진단(Differential diagnosis)

각종 검진과 검사를 활용하여 수집된 진단정보를 바탕으로 최초에 추정했던 여러 후보 질환 가운데 가능성이 낮은 질환부터 하나하나 배제하는 일련의 과정으로 어떠한 검사나 과성이 필요한지를 결정하는 마지막 단계이다.

⑦ 기타

질병으로 사망한 후에 전신을 검사해 사인을 밝히는 병리해부(부검, autopsy), 외과적 시술 도중에 내려지는 외과적 진단, 약물 투여를 통해 진단을 내리는 약물치료적 진단 등이 있다.

5. 생검(Biopsy)

1) 생검의 필요성

임상진단이 곤란한 경우 실시하는 검사로 가장 결정적인 진단정보를 제공해준다. 생검은 질환이 의심되는 병소의 일부 또는 전부를 채취하여 슬라이드 위에 박편을 붙이고 염색하여 현미경 표본으로 제작해서 진단하는 것이다.

생검으로 채취된 조직은 헤마톡실린-에오신 염색(Hematoxylin-Eosin stanin, H-E stain) 및 특수염색 조직의 광학현미경 관찰, 고배율로의 관찰을 위한 전자현미경 관찰, 항원항체결합의 특이성을 이용한 면역조직학적 검사 및 DNA, RNA 및 단백질 추적을 위한 분자생물학적 기법을 활용한 검사 등에 활용된다.

2) 생검의 적응증

① 임상진단과정으로 진단이 어려운 경우
② 치근단 병소나 구강영역의 낭성 병소 부위
③ 구순, 혀 등 구강점막의 과각화 부위나 적색병소 및 백색병소 부위
④ 구강점막과 구순, 혀 등에 발생된 만성(2주 이상 지속된) 궤양성 병소 부위
⑤ 외상 후 적절한 치료 후에도 2주 이상 남아있는 구강 내 궤양성 병소 부위
⑥ 외과적 처치 중 의심되는 신생조직(신생물, 종양)

3) 생검 시 주의사항(요구사항)

① 병소 부위에 불필요한 압력이나 손상을 가하지 않도록 주의한다.
② 통증을 줄이기 위한 국소마취는 병소에 직접 주입하지 말고 병소 주위에서 병소를 향하여 주입한다.
③ 병소 부위만 채취하면 안 되고 정상조직을 포함한 경계부까지 채취해야 한다.
④ 병소 부위가 넓을 때는 의심되는 여러 부위를 채취하는데 이때 괴사된 조직은 피한다.
⑤ 생검에 필요한 충분한 양(최소 5×5mm)을 채취해야 하며 인접조직(신경과 혈관)에 대한 손상은 최소화해야 한다.
⑥ 채취 기구에 의한 조직손상과 변형이 일어나지 않도록 주의한다.
⑦ 채취된 조직은 가능한 빠른 시간 내에 고정액에 담근다.
⑧ 조직 채취 시 출혈이 심할 경우 전기조작으로 진행한다(예 : 혈우병 환자).

4) 생검의 종류

① 절제생검(excisional biopsy)

절제생검은 병변의 크기가 작아 한 번에 병변 전체를 완전히 절제해서 검사 및 진단하는 방법이다.

② 절개생검(incision biopsy)

절개생검은 병변 크기가 커서 한 번에 완전히 절제하기 어려울 때 조직의 일부를 채취해서 검사 및 진단하는 방법이다.

③ 박리세포진단(탈락세포진단, exfoliative cytology)

박리세포진단은 외과적 접근이 어려운 조직 또는 병변에 적용하는 방법의 하나로, 점막 표면에서 탈락세포를 채취해서 검사 및 진단하는 방법이다.

④ 세침흡인생검(가는바늘흡인생검, fine needle aspiration biopsy)

세침흡인생검은 비교적 표면에서 가까운 장기의 조직에 가늘고 긴 침을 찔러 넣어 조직을 적출하는 방법으로 외과적 접근이 어려운 깊은 곳을 검사 · 진단할 때 적용되는 방법이다.

⑤ 펀치생검(찍어냄생검, punch biopsy)

펀치생검은 펀치를 이용해 두꺼운 병변 부분을 적출해서 검사 · 진단하는 방법으로 조직 채취량에 한계가 있다.

5) 생검에 필요한 기구

① 국소 마취용 주사기 및 국소마취제
② 외과용 메스(#11, #12, #15 blade)
③ 소독 거즈
④ 조직겸자(tissue forcep)
⑤ 바늘(needle), 봉합사(suture silk), 지침기(needle holder)
⑥ 가위(scissors)
⑦ 고정액(10% 중성 포르말린) 병
⑧ 전기소작기(electrocautery)
⑨ 골생검(bone biopsy)의 경우는 골막거상기(periosteal elevator), 골겸자(bone rongeur), 골파일(bone file), 핸드피스(handpiece), 버(bur)가 필요

6) 생검의 순서와 요령

① 국소마취

병소 주위에서 병소 중심을 향한 방향으로 주사바늘을 찔러 마취를 실시한다.

② 조직 절제와 절개

백반증 같은 판(plaque) 형태의 병소는 주위의 정상 조직을 포함해서 타원형으로 절제하고 화농성 육아종같이 구강점막 밖으로 튀어나온 병소는 주위의 정상 조직을 포함해서 완전히 절제한다. 이때 출혈이 우려되면 전기소작기를 이용한다.

③ 생검조직 고정

채취한 생검조직은 가능한 빨리 고정액에 담가야 조직이 파괴되는 것을 막을 수 있다. 고정액은 10% 중성 포르말린액이 가장 많이 사용되고 있는데 임시로 70% 알코올을 사용할 수 있다.

④ 생검 의뢰서 작성

환자와 조직에 대한 정보를 생검 의뢰서에 기입한다. 환자의 나이, 성별, 조직 채취 부위, 방사선소견 등을 기입하면 병리검사실에서 정확한 진단을 하는 데 도움이 된다.

⑤ 고정액 병의 발송

고정액 병은 입구가 넓은 플라스틱 통이 좋다. 고정액이 흐르지 않도록 입구를 테이프로 밀폐시킨 후 생검 의뢰서와 함께 발송한다.

7) 일반 병리조직표본 제작과정 (그림 I-1-1)

① 고정(fixation)

적출된 조직은 적출 즉시 생존 시의 형태를 가능한 한 그대로 보존시키기 위해 10% 중성 포르말린(formaldehyde)에 넣어 고정한다. 이후 원활한 고정액의 조직 침투를 위해 적출 조직을 적당한 크기로 잘게 자른다.

② 수세(washing)

조직에 묻어 있는 고정액을 인산 완충용액(phosphate buffer)으로 씻어내는데, 이것은 조직 손상을 최대한 방지하기 위해서이다.

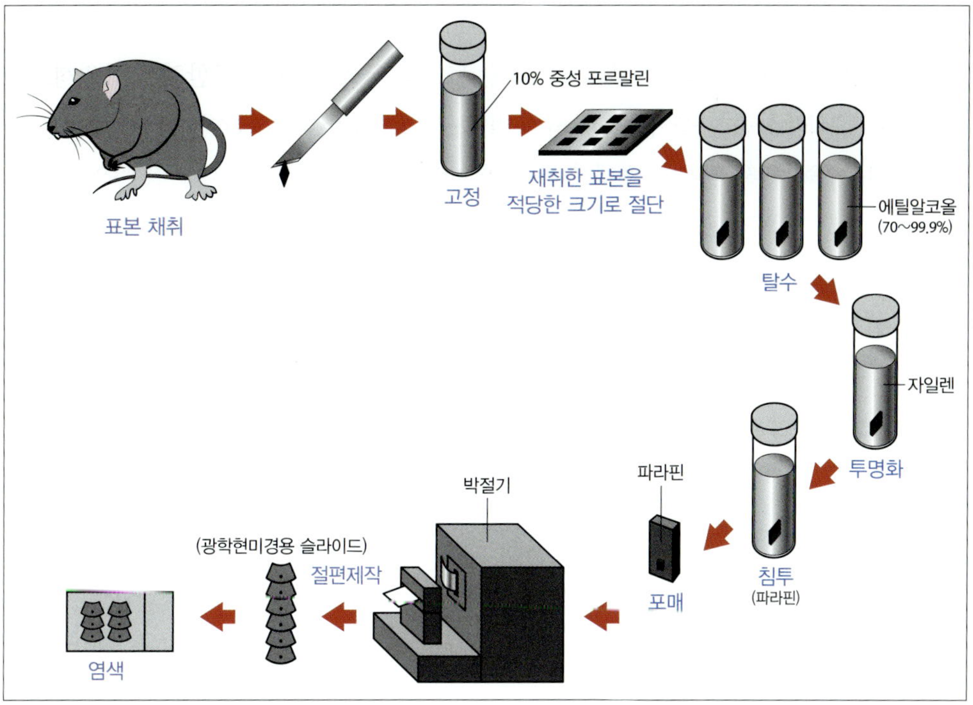

[그림 I-1-1] 조직표본 제작과정

③ 탈수(dehydration)

70%, 80%, 90%, 95%, 99.9% 농도순의 알코올(ethyl alcohol)에 넣어 탈수시킨다.

④ 투명화(cleaning)

자일렌(xylene)에 넣어 조직으로의 파라핀 침투를 원활하게 하기 위해 치환을 시행한다.

⑤ 포매(embedding)

조직을 적당한 틀에 넣고 파라핀 용액을 부어 굳힌다.

⑥ 박절(cutting)

파라핀에 포매된 조직을 박절기(microtome)를 이용하여 6~7㎛ 두께로 자른다.

⑦ 염색(staining)과 검경(microscopy)

박절된 조직을 슬라이드글라스 위에 올린 후 염색을 한다. 일반적으로 조직표본은 헤마톡실린-에오신(Hematoxyline-Eosin, H-E)으로 염색한다. 이때 핵은 헤마톡실린에 의해 짙은 보라색 또는 청색으로, 세포질의 과립은 에오신에 의해 분홍색으로 염색된다. 그 외 특수 조직성분을 구분하기 위해 특수염색을 시행하기도 한다. 특수염색에는 점액물질을 염색하기 위한 PAS 염색(periodic acid schiff stain), 섬유성 결합조직을 관찰하기 위한 레티큘린 염색(reticulin stain) 등이 있다.

8) 경조직 표본 제작과정

치아나 뼈 등의 경조직 표본을 관찰하기 위한 표본 제작과정으로 일반 병리조직 표본 제작과정과 거의 동일하나 고정 후 산으로 치아나 뼈 조직에 침착된 무기질을 제거하는 과정인 탈회과정(decalcification)이 삽입되는 차이가 있다. 즉 경조직 표본 제작과정은 고정, 탈회, 수세, 탈수, 투명화, 포매, 박절, 염색, 검경의 순으로 이루어진다.

Tip

병리해부(부검, Autopsy)

인체해부에는 병리해부, 법의해부, 계통해부가 있다. 병리해부는 질병으로 사망한 경우 질병의 원인, 진행, 치료 효과, 사망 원인 등을 해명하기 위해 시행하는 해부이고 법의해부(행정해부와 사법해부)는 사회질서를 유지할 목적으로 사건이나 사고에 의한 사인이나 경과를 해명하기 위해 시행하는 해부이다. 또, 계통해부(해부실습)란 의학 및 치학을 배우기 위해 시행하는 해부를 말한다. 이 중에서 사법해부 외에는 모두 유족의 동의가 필요하다.

2 병인론

질병의 원인을 병인(etiology)이라고 한다. 병인에는 개체의 내부에 있는 내인(intrinsic factor)과 개체의 외부에 있는 외인(extrinsic factor)이 있다(그림 I-1-2). 교통사고 등에 의한 외상이나 단일 유전자병 등의 단일 병인에 의해 발생하는 질환도 있지만 많은 질병의 병인은 다인자이며(다인자 질환), 복수의 내인과 외인이 상호 관련되어 질병의 발생이나 진행에 관여하고 있다(그림 I-1-3).

병인을 명확하게 함으로써 적절한 치료법이나 예방법을 선택할 수 있다. 주요 병인을 제거하는 원인제거 요법이 가능한 경우도 있지만 내인과 외인을 포함한 다인자의 모든 병인을 제거하지 못하는 경우 대증요법을 실시하는 경우도 많다. 또 병인이 불명확하거나 특정할 수 없는 질병을 특발성(본태성) 질환(idiopathic disease)이라고 한다.

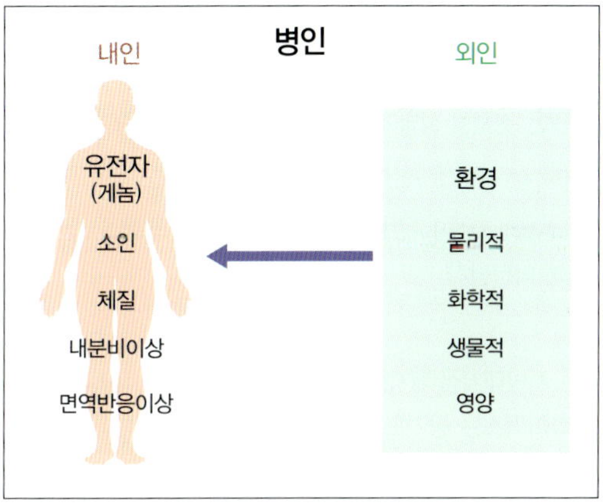

[그림 I-1-2] 병인(내인과 외인)

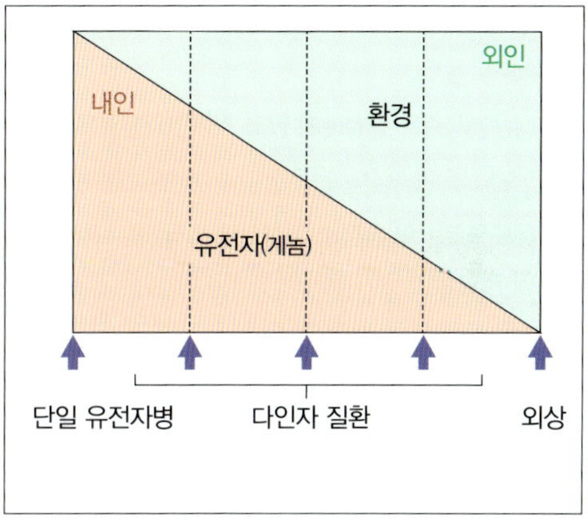

[그림 I-1-3] 질환의 성립(다인자 질환)

1. 내인(Intrinsic factor)

개체를 형성하는 약 23,000종류의 유전자의 한 쌍, 즉 게놈이 내인의 실체라고 할 수 있다. 각 유전자의 발현량이나 유전자 산물인 단백질의 기능에 따라 질병에 대한 감수성이나 저항성이 좌우되므로 이것을 질환에 대한 소인 또는 체질이라고 한다.

1) 소인(Predisposition)과 체질(Constitution)

사람에게 공통된 소인으로는 시간 경과에 따른 성장, 발육 또는 노화에 의해 질병이 발생하는 연령 소인, 성 차이에 따라 성기나 생식기에 발생하는 특유의 질병이나 성호르몬과 관련해서 질병이 발생하는 성적 소인, 민족이나 인종 간에 나타나는 유전자변이의 편중에 따라 질병의 이환율이 달라지는 인종 소인, 장기조직마다 다른 물질대사나 바이러스 감염의 세포특이성을 기반으로 한 장기 소인 등이 있다. 또 유전자와 환경 변화에 따른 개인의 특성을 체질이라고도 하는데 여기에는 면역반응이 특정 항원에 대해 과잉으로 발생하는 알레르기 체질, 동맥경화증이나 출혈이 발생하기 쉬운 뇌졸중 체질, 외부자극에 대해 삼출성 염증 반응이 과잉으로 발생하는 삼출성 체질 등이 있다.

Tip

연령 소인

바이러스 감염증은 소아에게 많고, 암이나 동맥경화증은 고령자에게 많은 것처럼 시간 경과에 따른 성장, 발육, 또는 노화에 의해 발생하는 질환이 달라진다.

성적 소인

심근경색증은 남성에게 많고 자가면역질환은 여성에게 많은 것처럼 성별에 따라 발생하는 질환도 달라진다.

인종 소인

헤모글로빈의 유전자 이상으로 발생하는 겸상적혈구증(drepanocytosis)은 빈혈을 동반하지만 말라리아 감염에 저항성이 있기 때문에 말라리아 감염 지역의 주민에게 나타난다.

장기 소인

장기조직마다 물질대사의 특성이 다르기 때문에 간에는 지방대사장애(지방간)가 발생하기 쉬우며 바이러스는 특정 종류의 세포에 감염하는데, 이중 인플루엔자 바이러스는 상기도의 점막상피세포나 폐포상피세포에 감염한다.

알레르기 체질

면역반응에 관여하는 림프구의 기능을 조절하는 유전자(전사인자)의 기능에는 개인차가 있다.

2) 내분비이상(Cryptorrhea)

많은 내분비선의 조절중추는 시상하부와 뇌하수체에 있으며 하위의 내분비선이 생산하는 호르몬의 혈중 농도에 의한 되먹임(feedback) 조절을 받고 있다. 각 호르몬을 생산하는 내분비선의 기능항진이나 기능저하에 따라 각 호르몬이 조절하고 있는 생체기능에 이상이 생겨 다양한 증상과 질환이 발생한다(표 I-1-1).

또 불안이나 긴장 등의 정신적 스트레스가 내분비나 면역능력 등 생체의 항상성을 유지하는 기능에 영향을 미쳐 신체적 이상(심인성 질환, 심신증)을 일으키는 경우도 있다.

[표 I-1-1] **대표적인 내분비질환**

내분비샘(호르몬)	기능저하증	기능항진증
뇌하수체전엽 (성장호르몬)	소인증(homunculus)	거인증(gigantism)
갑상선 (티록신, thyroxine)	크레틴병(cretinism)	그레이브스병(Graves' disease)
부갑상선 (파라트호르몬, parathormone)	저칼슘혈증(hypocalcemia)	골다공증(osteoporosis)
부신피질 (코르티졸, cortisol)	애디슨병(Addison disease)	쿠싱증후군(Cushing's syndrome)
랑게르한스섬 (인슐린, insulin)	당뇨병(diabetes mellitus)	저혈당(hypoglycemia)

3) 면역반응이상

생체방어기전인 자연면역과 획득면역은 모두 유전자의 지배를 받고 있지만 그 조절기전은 복잡하고 개체차이도 크다. 과잉 면역반응은 알레르기로 알려져 있으며, 또한 개인적 소인으로도 알레르기 체질이 있다. 또 면역기능결핍증에는 유전자이상을 토대로 한 선천성인 것과 바이러스 감염에 의한 후천성인 것이 있다.

비자기의 인식과 자기의 관용이라는 면역기전의 근간에 이상이 생기면 외인인 세균이나 바이러스, 환경 속의 항원물질과의 상호작용으로 질병이 발생하고, 자가면역질환에서는 자기 성분이 항원으로 인식되어 자기 조직이 된다.

Tip

후천성 면역결핍증후군(AIDS)

사람면역결핍바이러스(HIV)의 감염으로 발생한다. 바이러스가 도움T세포(helper T cell)에 침입하여 파괴하기 때문에 면역기능이 저하되어 평상시에는 감염되지 않는 세균이나 진균에 감염(기회감염)되거나 바이러스에 의한 감염증이나 악성 종양이 발생한다.

2. 외인(Extrinsic factor)

외인은 개체를 둘러싼 모든 환경을 의미하며, 여기에는 물리적 인자, 화학적 인자, 생물학적 인자 및 영양장애가 포함된다.

1) 물리적 인자

과도한 기계적 힘, 온열, 전기 등의 에너지는 세포나 조직을 직접 파괴해 창상, 골절, 열상 등을 유발하고, 환경의 기온이나 기압의 큰 변화는 동상, 열사병, 고산병, 감압증 등을 유발한다.

방사선(전자파 : 방사선, 감마선, 입자선 : 알파선, 베타선, 중성자선, 양자선)은 높은 물질 투과성과 이온화 작용으로 세포핵에 존재하는 유전자의 실체인 DNA를 손상시키기 때문에 만성 장애로서 악성 종양, 재생불량성 빈혈, 기형 등을 유발한다. 또 에너지가 높으면 급성 장애로 골수나 장관 등에 괴사를 유발한다.

2) 화학적 인자

자연계에 존재하는 무기 및 유기화합물과 함께 다양한 인공 화학물질은 종류나 양에 따라 인체에 약이 되기도 하고 독이 되기도 한다. 고농도의 화학물질은 피부를 직접 부식하거나 파괴하고 생체에 흡수되면 물질대사를 방해해 중독을 일으킨다.

또한 환경 중에 고농도로 배출된 화학물질에 의해 지역주민의 건강에 피해를 입히는 공해병이나 의료에 이용된 약제에 의해 발생하는 의원병도 있다.

생체 내의 물질대사 과정에서 생기는 중간대사산물(케톤체 등)이나 노폐물(암모니아 등)이 과잉 축적되면 다양한 이차적 대사장애가 발생한다.

Tip

공해병

유기수은 중독에 의한 미나마타병(Minamata disease), 카드뮴 중독에 의한 이타이이타이병(Itai–itai disease) 등이 있다.

Clinical Point **의원병**

의료행위가 원인이 되어 질병을 일으키는 경우가 있는데 이것을 의원병(의원성 질환)이라고 한다.

의료에 이용되는 많은 약제는 치료 목적에 맞는 주요 약리작용 외에 다양한 부작용을 가지고 있으며, 소인이나 체질에 따라 유해한 부작용이 나타나는 경우도 있다.

약제의 부작용으로는 탈리도마이드(thalidomide, 최면제)에 의한 기형(해표지증), 스트렙토마이신(streptomycin, 항균제) 등에 의한 내이세포장애(난청), 테트라사이클린(tetracycline, 항균제) 등에 의한 치아 착색, 키노포름(chinoform, 정장제)에 의한 스몬병(SMON disease, 아급성 척수시신경증), 블레오마이신(bleomycin, 항암제)에 의한 폐섬유증(fibroid lung) 등이 있다.

또한 각종 항균제를 장기간 대량 투여함으로써 상재세균총(resident flora)이 파괴되어 균교대현상(microbial substitution)에 의한 기회감염증이 발생하고, 또 약제내성균이 나타나 원내감염증(hospital infection)을 일으키는 경우도 있다.

페니실린(penicillin, 항균제)이나 자일로카인(xylocaine, 국소마취제)의 약제 알레르기에 의한 아나필락시스쇼크(anaphylactic shock)에서는 급격한 호흡 및 순환 부전이 일어나 중증의 결과를 초래하는 경우가 있다. 또 예방접종에 이용되는 생백신에 의한 감염증이나 알레르기도 있다.

약제 외에도 폐생검 시에 폐기종(emphysema)이 발생하거나, 각종 수술에 동반되는 혈관이나 신경 손상에 의해 림프부종이나 감각이상 등이 발생하는 경우가 있다. 그러나 의료행위가 원인이 아니라 원질환에 의한 후유증이나 2차질환(원질환과 인과관계가 있지만 다른 질환)은 의원병에 포함되지 않는다.

3) 생물학적 인자

생체 내에 침입한 미생물(바이러스, 리케치아, 세균, 진균, 원충, 기생충)은 비자기 항원으로 면역계에 인식되어 다양한 면역반응이나 염증반응 및 감염증을 일으킨다.

또 곤충, 물고기, 동물 등에 의한 자상(찔린상처, stab wound)이나 교상(물린상처, bite wound)은 물리적 인자가 직접적 요인이 되고, 유독생물에 의한 중독증은 화학적 인자가 직접적 요인이 된다.

4) 영양장애

생명을 유지하기 위해 환경에서 영양소(5대 영양소 : 탄수화물, 지방, 단백질, 무기질, 비타민)를 흡수해야 하지만, 영양소의 결핍이나 과잉섭취는 물질대사 장애를 일으킨다.

각 영양소의 급격한 결핍은 기아, 영양불량, 비타민 결핍증 등을 일으키지만, 생활습관에 의한 각 영양소의 만성적인 과부족은 물질대사의 균형을 파괴하여 지방조직 증가에 의한 체중증가(비만)나 고혈압, 고지혈증, 고혈당 등을 동반하는 대사장애(metabolic syndrome) 및 동맥경화증, 심근경색, 당뇨병 등을 유발한다.

Tip

비타민 결핍증

영양소 흡수에 필요한 인자가 결핍되면 이차적으로 영양불량이나 비타민 결핍증이 발생한다. 엽산과 함께 DNA 합성에 필요한 비타민 B_{12}는 위의 내성인자와 결합하여 효율적으로 장에서 흡수된다. 위축성 위염에서는 위점막의 내성인자 분비가 저하되어 장에서의 비타민 B_{12} 흡수 또한 저하됨으로써, 비타민 B_{12} 결핍으로 DNA 합성이 장애를 받아 골수에서의 적혈구 생산이상에 의해 거대적아구가 생기는 악성 빈혈이 발생한다.

핵심포인트

- 질병은 잠복기, 발병, 전성기, 회복기, 만성화, 치유의 경과를 거치며, 치유에는 완전 치유와 불완전 치유가 있다.
- 질병의 결과는 최종적으로 사망이거나 치유이며, 사망이 예측되는 경우를 예후 불량이라고 한다.
- 대부분의 질병의 원인은 다인자인데(다인자 질환), 복수의 내인과 외인이 상호 관련하여 질병의 발생이나 진행에 관여한다.
- 진단은 문진, 시진, 촉진, 청진, 타진, 방사선 사진 등의 임상검사와 생검을 포함하는 병리조직검사를 통해 내리며, 그 종류에는 임상진단, 방사선진단, 실험실진단, 현미경진단, 최종진단, 감별진단, 병리해부 등이 있다.
- 생검은 질환이 의심되는 부위의 일부 또는 전체를 외과적으로 절제하여 병리조직학적으로 검사하는 방법이다.
- 생검의 종류는 절제생검, 절개생검, 박리세포진단, 세침흡인생검, 펀치생검 등이 있다.
- 질병의 내인은 소인과 체질, 내분비이상, 면역기능이상 등이 포함되고, 외인은 물리적, 화학적, 생물학적 인자와 영양장애가 포함된다.

REVIEW TEST

01. 생검의 적응증은?

① 치은염증
② 치주낭의 출혈
③ 2일간 지속된 궤양
④ 문지르면 벗겨지는 혀의 백태
⑤ 수술 후 특성이 밝혀지지 않은 조직

02. 생검 시 주의사항으로 옳은 것은?

① 병소의 괴사부위를 중심으로 한다.
② 국소 마취는 병소 중앙에 주입한다.
③ 병소 부위가 넓을 때는 여러 부위를 채취한다.
④ 병소 부위를 중심으로 경계부가 포함되지 않도록 한다.
⑤ 채취된 조직은 상온에 10분간 건조한 후 고정액에 담근다.

03. 병변의 크기가 커서 한 번에 완전히 제거가 어려울 때 조직의 일부를 채취하여 실시하는 생검의 방법은?

① 절제생검 ② 절개생검 ③ 펀치생검
④ 소파생검 ⑤ 천자흡인생검

04. 병변의 전체를 완전히 제거한 조직을 생검에 이용하는 방법은?

① 절제생검 ② 절개생검 ③ 펀치생검
④ 소파생검 ⑤ 천자흡인생검

05. 병리 조직 표본 제작과정 순서로 옳은 것은?

① 수세 – 고정 – 탈수 – 포매 – 박절 – 염색
② 수세 – 고정 – 포매 – 탈수 – 박절 – 염색
③ 고정 – 수세 – 포매 – 박절 – 탈수 – 염색
④ 고정 – 수세 – 탈수 – 포매 – 박절 – 염색
⑤ 고정 – 탈수 – 수세 – 포매 – 박절 – 염색

06. 조직표본 제작과정에 관한 설명으로 옳은 것은?

① 고정은 10% 알코올에 넣어 고정한다.
② 경조직 표본을 제작할 때는 탈회과정이 삽입된다.
③ 자일렌을 넣어 파라핀을 침투시키는 과정을 탈수라고 한다.
④ 70~99.9% 농도순으로 넣어 처리하는 과정을 투명화라고 한다.
⑤ 일반적으로 조직표본은 PAS 염색을 하며 핵은 보라색으로 염색된다.

정답

01. ⑤ 02. ③ 03. ② 04. ① 05. ④ 06. ②

O·R·A·L·P·A·T·H·O·L·O·G·Y

Chapter 02 순환장애

≫ 학습목표

01. 체액의 순환에 대하여 개략적으로 설명할 수 있다.
02. 허혈에 대하여 설명할 수 있다.
03. 충혈과 울혈에 대하여 설명할 수 있다.
04. 부종에 대하여 설명할 수 있다.
05. 쇼크에 대하여 개략적으로 설명할 수 있다.
06. 혈전증에 대하여 설명할 수 있다.
07. 경색에 대하여 설명할 수 있다.
08. 죽상동맥경화증에 대하여 설명할 수 있다.
09. 측부순환에 대하여 설명할 수 있다.

1 순환장애(Circulatory disorders)란?

1. 체액과 혈액의 순환

생체 내의 액성 성분을 체액(body fluid)이라고 하며, 체액을 구성하는 수분은 입으로 섭취되어 소화관에서 흡수된다. 수분은 소변이나 대변과 함께 배설되는 외에 땀이나 호기 중에 배설[불감증산(insensible perspiration)]되어 체내의 수분은 일정량으로 유지된다.

수분은 성인 체중의 약 60%에 해당하며 세포내와 세포외의 체액이다.

즉, 체중 60kg인 사람의 체액량은 약 36L이다(그림 I-2-1).

이들 체액의 분포이상을 순환장애라고 하는데, 그중에서도 혈액은 체액의 7~8%(약 4.8L)를 차지하는 데 불과하지만, 혈액량의 약 1/3 이상이 소실되면 개체의 죽음(출혈사나 실혈사)에 이르기도 한다. 따라서 혈액순환은 생명유지에 가장 중요하다. 또한 심장이나 뇌의 혈액순환장애는 악성 종양과 맞먹을 정도로 높은 사망 원인이 된다.

혈액순환(blood circulation)은 체순환(온몸순환, systemic circulation)과 폐순환(pulmonary circulation)으로 나뉜다. 또 혈액의 순환로인 혈관은 동맥, 정맥과 함께 미세순환(말초순환, microcirculation)을 구성하는 모세혈관으로 분류된다. 모세혈관은 전신의 조직에 분포하는데 폐에서는 산소나 이산화탄소 등의 가스교환이 이루어지고, 소화관에서는 흡수된 영양소를 모으는 한편, 전신의 세포에 산소나 영양소를 공급하는 동시에 노폐물을 거두어들이거나 수분이나 백혈구가 드나드는 장소가 된다. 따라서 순환장애나 염증 등 다양한 질환이 발생하는 장소가 된다(그림 I-2-2).

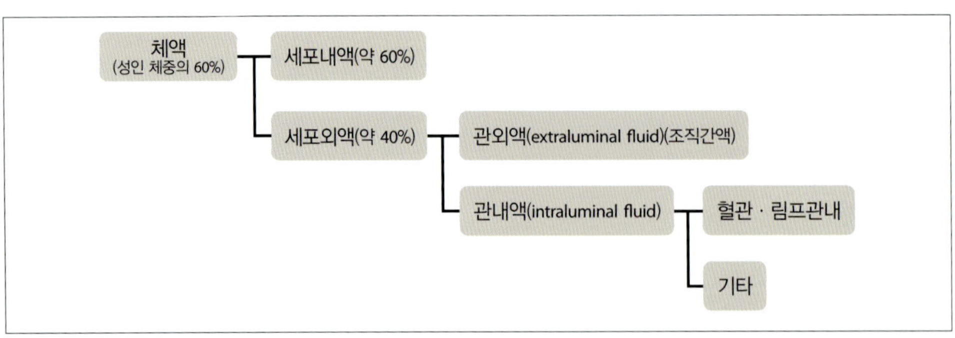

[그림 I-2-1] 체액의 분포

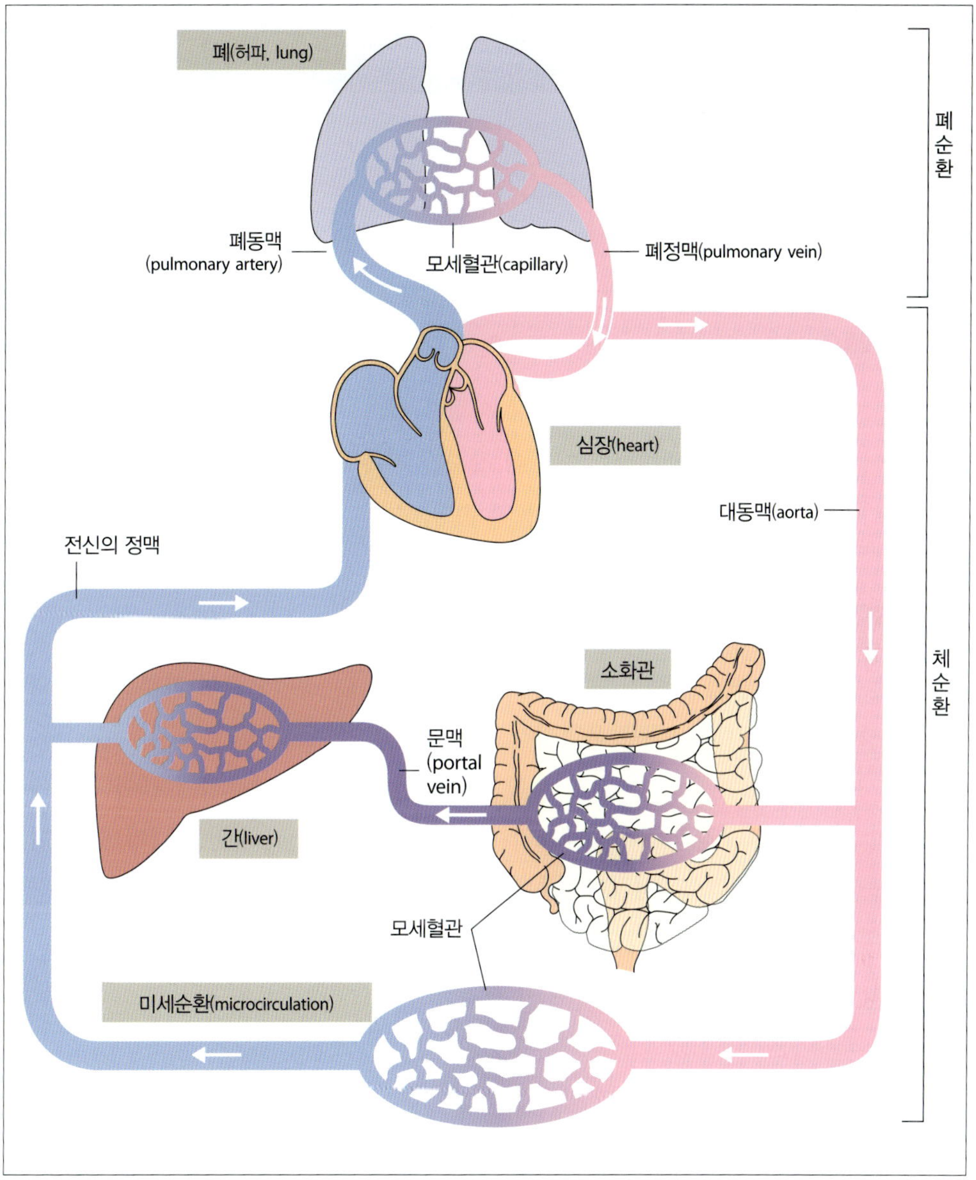

[그림 I-2-2] **순환계**(circulatory system)

2 순환장애의 종류

1. 순환혈액량의 이상

1) 허혈(Ischemia)

국소의 혈액량 감소를 허혈이라고 한다. 허혈은 혈관의 압박이나 색전증에 의해 혈액의 흐름이 방해를 받아 발생하는데 허혈이 장시간 지속되면 국소 부위로 산소나 영양소의 공급이 저하되기 때문에 혈관내피세포의 손상, 경색, 퇴행성 병변이 발생한다.

2) 충혈(Hyperemia)과 울혈(Congestion)

국소에 동맥혈의 공급이 증가하는 것을 충혈이라 하고, 정맥으로의 환류장애에 의해 국소의 정맥혈이 증가하는 것을 울혈이라고 한다(그림 I-2-3). 충혈은 운동 시의 근육이나 염증 시의 피부발적으로 나타나고, 울혈은 심부전(heart failure) 시에 간이나 폐에서 나타나며(그림 I-2-4), 점막에서는 색조가 검은 자색[청색증(cyanosis)]을 나타낸다. 심부전은 심근경색, 고혈압이나 심장판막증에 의한 심장비대(그림 I-2-5), 심근증 등 다양한 원인에 의해 심근의 수축능력(펌프기능)이 저하된 상태에서 울혈을 일으킨다.

울혈이 장기간 지속되면 허혈(ischemia)과 마찬가지로 조직손상이 발생한다.

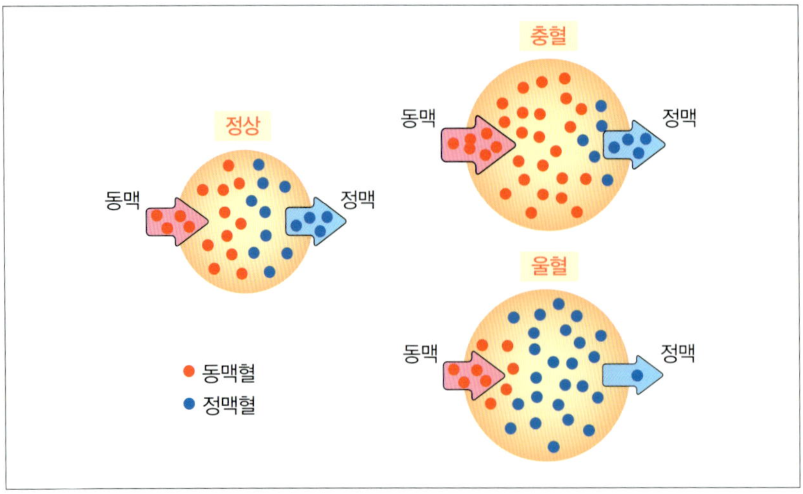

[그림 I-2-3] 충혈과 울혈의 모식도

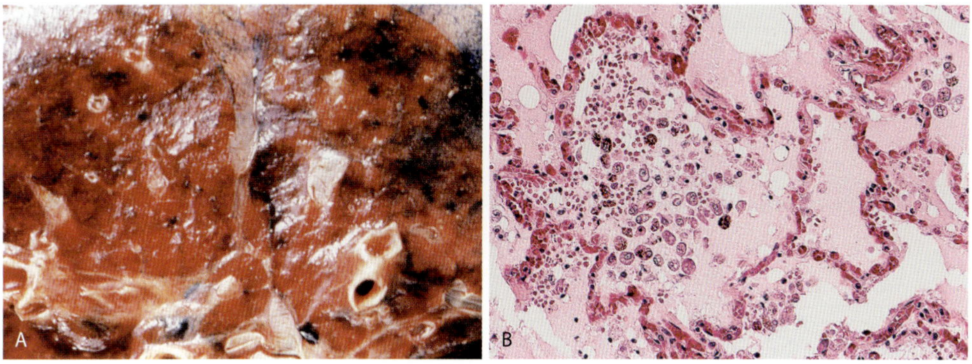

[그림 I-2-4] **폐울혈**

A : 육안상 B : 병리조직상

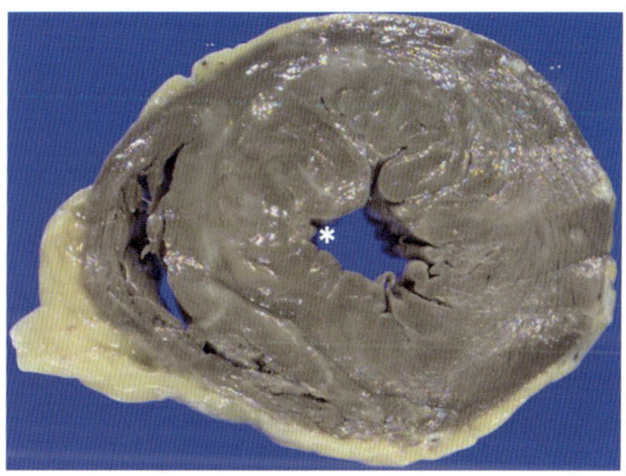

[그림 I-2-5] **심장비대**(cardiomegaly)

심장의 구심성 비대. 왼심실벽이 안쪽을 향해 두꺼워져 왼심실의 내강*(속공간, lumen)이 좁아져 있다.

3) 출혈(Bleeding)

혈액의 전체 성분(특히 적혈구)이 혈관 밖으로 나오는 것을 출혈이라고 하는데 이것은 혈액의 일부 성분만 혈관 밖으로 나오는 것과는 구별된다. 혈구 중 백혈구는 생리적으로 혈관 밖으로 나오는 경우가 있지만, 적혈구는 혈관 밖으로 나오는 경우가 없기 때문에 혈관 밖에서의 적혈구의 존재는 출혈의 지표가 된다.

출혈에는 외상 등으로 혈관벽이 파열되어 일어나는 파열성 출혈과 혈관벽의 파열을 동반하지 않고 혈관내피세포의 이상이나 혈액응고장애(출혈성 요인)로 일어나는 누출성 출혈이 있다(그림 I-2-6, I-2-7).

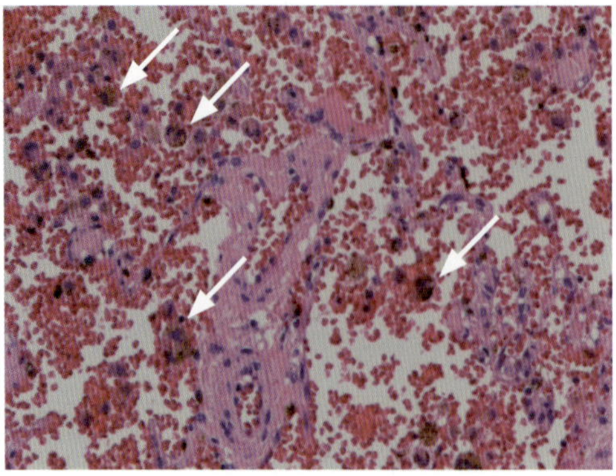

[그림 I-2-6] **폐출혈과 혈철소(헤모시데린) 침착**
출혈을 동반한 폐의 폐포대식세포에 갈색 혈철소(⇨)가 보인다.

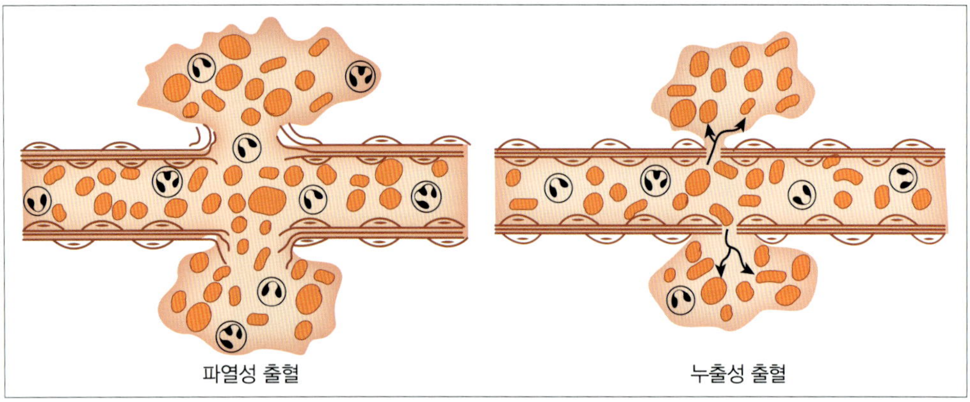

[그림 I-2-7] 출혈의 모식도

출혈 부위에 따라 소화관에서 입 쪽으로의 출혈을 토혈(hematemesis), 소화관에서 항문 쪽으로의 출혈을 하혈(melena), 폐나 기관에서 입 쪽으로의 출혈을 객혈(hemoptysis), 요로에서 소변으로의 출혈을 혈뇨(hematuria), 조직 내의 혈액저류를 혈종(hematoma), 흉강 내의 혈액저류를 혈흉(hematothorax), 피부에서의 점상출혈(petechia)이나 자반(purpura)을 피부출혈이라고 한다.

혈관이 파열되어 다량의 출혈이 발생하면 혈액량감소성 쇼크(hypovolemic shock)가 일어나고, 혈액량의 약 1/3 이상이 소실되면 다발성 장기부전(multiple organ failure)으로 사망한다. 출혈이 지속되는 것은 생명유지와 관련해서 중대한 일인데 보통은 혈액응고기전(blood coagulation mechanism)이 작동해 출혈점에 혈소판이 응집해서 섬유소가 형성되어(지혈혈전형성) 지혈이 되지만, 이 기전에 이상(혈우병이나 파종성 혈관내응고 등)이 있으면 지혈이 되지 않는다.

Tip

허혈(Ischemia)과 빈혈(Anemia)

허혈과 혼동하기 쉬운 '빈혈'은 적혈구 내의 혈색소(헤모글로빈)가 감소하는 것을 말한다. 따라서 '뇌빈혈(cerebral anemia)'의 정확한 표현은 '뇌허혈(cerebral ischemia)'이다.

울혈간[Stasis liver, 육두구간(Nutmeg liver)]

우심실부전(right-heart failure) 시에 보이는 만성 간울혈에서는 중심정맥에 울혈(congestion)이 강하게 나타나고 간소엽의 중심부는 암적색, 주변부는 지방변성으로 황색을 띠어 암적색과 황색 부분이 모자이크 모양으로 나타난다. 육두구(nutmeg) 종자의 단면과 유사하여 육두구간(nutmeg liver)이라고 한다.

심부전(Heart failure)

체순환(온몸순환, systemic circulation)으로 혈액을 보내는 좌심실의 펌프기능이 상실(좌심부전)되면 폐정맥에서 좌심방으로 유입되는 혈액량이 감소하고, 폐순환에 정맥혈이 정체되어 폐울혈이 발생한다. 폐순환으로 혈액을 보내는 우심실의 펌프 기능이 상실(우심부전)되면 체순환에서 우심방으로 유입되는 혈액량이 감소하고 체순환에 정맥혈이 정체되어 간울혈이 발생한다.

Tip

심장비대(Cardiomegaly)

고혈압 환자에서는 심장비대가 나타난다. 특히 전신에 혈액을 보내는 좌심실의 벽이 두꺼워져 내강(속공간, lumen)이 좁아진다. 내강 쪽으로 좌심실벽이 두꺼워지기 때문에 구심성 비대라고도 한다.

4) 부종(Edema)

국소의 조직 사이에 체액, 특히 수분이 증가하는 상태를 부종이라고 한다. 조직 사이의 수분은 혈액의 액체성분이 모세혈관 벽을 통과해서 공급된 것이다. 보통 수분은 동맥 쪽 혈압(정수압)에 의해 혈관 내에서 조직 사이로 이동하고, 정맥 쪽 혈액에서는 교질삼투압(colloid osmotic pressure)에 의해 조직 사이에서 혈관 내로 이동한다.

혈액의 교질삼투압은 간에서 생산되는 알부민 등의 혈장단백질 농도에 따라 달라진다. 따라서 고혈압이나 저단백혈증(혈장교질삼투압의 저하)으로 전신에 부종이 발생한다. 반면 국소 부종은 염증에 의한 혈관투과성의 항진으로 일어나는데 이것을 염증성 부종이라고 한다. 또 국소의 간질액(interstitial fluid)은 림프관에서 정맥으로 흐르는데 이 림프 흐름이 저해되어도 부종이 발생한다.

5) 쇼크(Shock)

혈관용량에 비해 순환혈액량이 급격하게 감소하면 혈압이 저하되어 혈액순환 부전이 발생하는데 이 저혈압 상태를 쇼크라고 한다. 순환혈액량의 감소는 심박출량 저하(심원성 쇼크나 신경성 쇼크), 대량출혈(혈액량감소성 쇼크), 혈관내피세포 손상(아나필락시스쇼크나 패혈증성 쇼크) 등에 의해 발생한다. 쇼크 상태가 지속되면 전신의 혈관내피세포 손상이 불가역적이 되어 말초순환장애에 의한 다장기부전(multiple organ disfunction syndrome)으로 사망하게 된다.

쇼크가 발생하면 전신의 각 장기에 다양한 정도의 병변이 발생하는데 그중에서도 신세뇨관상피(renal tuburlar epithelium)나 장관상피의 괴사가 특징적으로 나타난다.

Tip

누출성 출혈

폐울혈이 장기간 지속되면 혈관내피세포의 기능장애가 발생하고, 폐부종(pulmonary edema)과 함께 누출성 출혈이 발생하여 폐포 내에 적혈구가 새어 나온다. 이 적혈구를 탐식한 폐포대식세포(alveolar macrophage)는 혈색소에서 유래하는 갈색의 혈철소(hemosiderin) 색소를 함유하고 있고, 또 폐울혈이 좌심부전 시에 발생하기 때문에 심장병세포라고도 한다. 혈소판이 감소하면 혈액응고부전으로 인해 피하에 내출혈반(자반)이 생기는데 이것을 혈소판감소성 자반병(thrombocytopenic purpura)이라고 한다.

파종성 혈관내응고 증후군(Disseminated intravascular coagulation syndrome, DIC)

쇼크, 다발외상, 감염병, 악성 종양 등으로 전신의 혈관내피세포에 광범위하게 장애가 발생하면 다량의 미세혈전이 형성된다. 이때 이차적으로 섬유소용해계가 항진되고 또 혈전 형성에 섬유소가 소비되기 때문에 출혈 경향이 나타나며 이것이 원인질환과 합병되면 사망원인이 된다.

혈우병(Hemophilia)

혈액응고인자의 결손 또는 활성저하로 혈액응고장애(hemostatic disorder)를 일으키는 질환으로, 근육 내나 관절 내에 출혈이 발생한다. X염색체 상에 있는 제VIII 인자의 이상을 혈우병 A, 제IX 인자의 이상을 혈우병 B라고 한다. 모든 유전자가 X염색체 상에 있어 X염색체성 반성유전병(sex-linked inheritance)이라고 하며 대부분 남성에게 발생한다. 이들 인자를 보충하기 위해 이용하는 비가열 혈액제제 중에 바이러스(HIV나 HCV)가 섞여 있어 약물로 인한 부작용(의원병)이 발생하는 경우가 있다.

2. 폐쇄성 순환장애

1) 혈전증(Thrombosis)

혈관 내에서 형성된 혈액응고물질을 혈전(그림 I-2-8)이라 하며, 혈소판, 섬유소, 백혈구, 적혈구로 구성된다. 혈전이 형성된 병태를 혈전증이라고 한다.

혈전형성이 촉진되는 요인으로는 세 가지가 있는데, 혈관내피세포 장애에 의한 응고기전의 항진 및 혈류의 이상[혈관분기부의 난류(turbulent flow), 동맥경화증에 의한 동맥류(aneurysm), 혈류의 울체], 그리고 혈액성상의 변화(응고계의 항진, 탈수)이다.

혈전이 가장 발생하기 쉬운 곳은 혈관내피세포가 손상을 입는 대표적 병태인 죽상동맥경화증 부위와 혈류의 울체가 발생하기 쉬운 다리의 심부정맥이다.

혈관내피세포가 손상을 입은 동맥벽에는 혈소판과 섬유소가 층 모양으로 겹쳐지며 적혈구가 포함되지 않는 백색의 혈전이 형성되는데, 이것을 백색혈전(white thrombus)이라고 한다. 백색혈전이 다시 성장하는 경우 점차 적혈구를 다량 함유하는 적색혈전(red thrombus)으로 이행하지만, 쌍방이 혼합된 혈전도 있는데 이것을 혼합혈전(mixed thrombus)이라고 한다.

혈류가 완만한 정맥계에서는 보통 다수의 적혈구가 흡수된 적색혈전이 형성되는데, 혈관벽에 생긴 혈전(벽재성 혈전, mural thrombus)의 일부가 박리되어 색전(혈전성 색전, thrombotic embolus)이 되어 혈류를 타고 말초에서 혈관을 막는다(혈전성 색전증, thrombotic embolism). 또 중소의 혈관에서는 혈전이 커져 혈관내강을 막는 경우가 있지만(폐쇄성 혈전, obstructive thrombus) 시간이 흐르면 혈관벽에서 진입한 육아조직으로 대체되어(기질화) 혈류는 다시 소통된다. 미세한 혈관내피세포의 손상은 빈번하게 일어나고 손상 부위의 표면은 작은 혈전에 의해 덮이는데, 이러한 작은 혈전은 손상 부위의 수복과 함께 섬유소용해계에 의해 용해되어 소실된다.

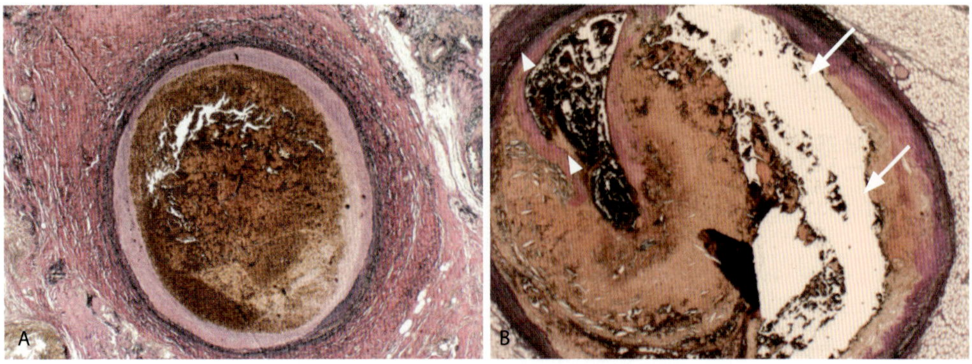

[그림 I–2–8] **혈전**(thrombus)

심장 관상동맥의 혈전. A에서는 혈관내강이 완전하게 폐쇄되어 있지만 B에서는 좁아진 내강(⇨)이나 모세혈관에 의해 재소통(▷)되는 것이 보인다.

Tip

강수증(Effusion of fluid into serous cavity)

조직 사이가 아니라 체강(복강)이나 흉강에 수분이 증가하는 것을 강수증(복수나 흉수)이라고 한다. 기아 상태일 때는 저단백혈증(hypoproteinemia)에 의해 복수(ascites)의 저류가 나타나고, 간경변(hepatic cirrhosis)일 때는 간기능장애에 의해 저단백혈증이 된다. 또 이와 함께 문맥(portal vein)의 울체로 복수의 저류가 뚜렷하게 나타난다.

Tip

덴탈쇼크(Dental shock)

치과치료에 대한 불안감이나 치료 시의 통증이 겹쳐서 혈압상승이나 빈맥(tachycardia)이 발생하는데, 그에 대한 미주신경의 흥분(삼차신경성 미주신경반사)이 과잉으로 일어나 일과성으로 쇼크와 같은 저혈압이나 서맥(bradysphygmia)이 나타나는 경우가 있다. 통증성 쇼크 또는 1차성 쇼크라고도 한다. 적절한 대응이 이루어지면 본래의 쇼크(2차성 쇼크)로 이행하지 않고 몇 분 내로 회복된다.

2) 색전증과 경색

혈관 내의 이물질을 색전(embolus)이라 하고 색전이 혈관을 막는 현상을 색전증이라고 한다. 색전 중에서 가장 많이 나타나는 것은 박리된 혈전의 단편(혈전색전, thromboembolus)이며 이로 인해 혈전성 색전증이 발생한다. 그 밖의 색전에는 공기색전(air embolus), 골수색전(bone marrow embolus), 지방색전(fat embolus), 양수색전(amniotic fluid embolus), 종양색전(tumor embolus) 등이 있다.

동맥의 분지나 동맥 상호 간을 연결하는 문합지가 없는 종동맥(end artery) 구조를 나타내는 조직(심장, 뇌, 신장 등)에서는 색전증에 의해 말초조직으로 혈액공급이 중단되면 허혈(ischemia)에 의한 괴사(necrosis)가 일어난다. 혈관의 폐쇄로 발생하는 국소의 허혈성 괴사를 경색(infarct)이라고 한다(그림 I-2-9, I-2-10).

색전의 상당수는 동맥의 폐쇄에 의해 발생하고 허혈로 인해 백색의 응고괴사병변(빈혈성 경색, 백색경색)이 된다. 혈관의 이중지배를 받고 있는 폐나 긴은 허혈에는 본래 유리하지만 일단 경색이 일어나면 장애를 입은 혈관으로부터 혈액이 유입되어 적색의 경색소(출혈성 경색, 적색경색)가 된다. 또 뇌의 경색소에서는 융해괴사가 일어나는데 이를 뇌연화증(encephalomalacia)이라고 한다.

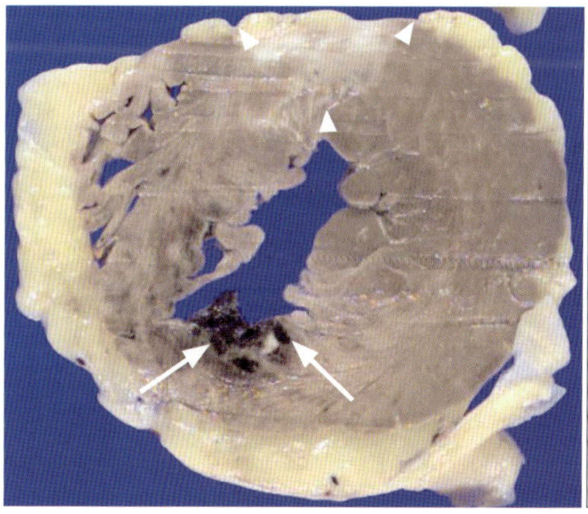

[그림 I-2-9] **심근경색**(myocardial infarction)

하부의 흑갈색 부분(⇨)은 새로운 경색 부위로 출혈을 동반하고 있다. 상부의 흰색 부분(▷)은 오래된 경색 부위로 괴사된 심근조직은 이미 반흔조직으로 기질화되어 있다.

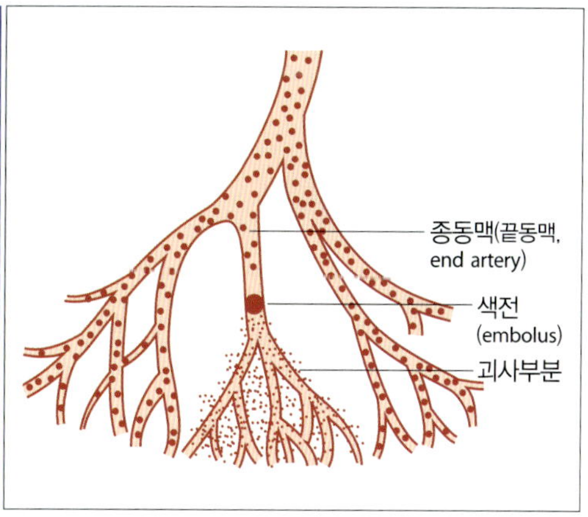

[그림 I-2-10] **경색**(infarct)**의 모식도**

3) 동맥경화증(Vascular sclerosis)

동맥경화증이란 동맥벽이 두꺼워지면서 혈관벽이 단단해지는 병변의 총칭으로, 죽상동맥경화증(atherosclerosis), 묀케베르그 중막석회화경화증(Möckeberg's medial calcific sclerosis), 세동맥경화증(arteriolosclerosis)의 세 가지 유형이 있다. 이 중에서 죽상동맥경화증이 가장 빈도가 높고 중요한 질환이다(그림 I-2-11).

죽상동맥경화증은 대동맥, 관상동맥, 경동맥, 뇌저동맥, 장골동맥, 신동맥 등에서 많이 발생하고, 대동맥류, 심근경색, 뇌경색, 말초혈관장애의 원인이 된다. 젊을 때부터 대동맥에는 초기 병변이 보이고 나이가 들면서 진행되는데 발병 위험인자에는 고지혈증, 고혈압, 당뇨병, 흡연 등이 있다. 모두 혈관내피세포에 손상을 초래하여 혈관내막에 반상비후(plaque)가 나타난다. 진행되면 내막에는 LDL 등의 지질단백질(lipoprotein)이 축적되고 지질을 탐식한 대식세포(포말세포)나 혈관중막의 평활근세포가 유주 및 증식해 특유의 죽종(atheroma)을 형성한다. 이러한 혈관내막의 비후나 죽종 형성은 혈관내피세포 손상에 대한 동맥의 일련의 생체방어반응(염증)이다.

오래된 죽종에는 석회변성이 발생하여 혈전이 형성되는 장소가 되며 또 관상동맥 등의 중형동맥(medium-sized arteries)에서는 죽종 자체가 혈관내강을 폐쇄하는 경우도 있어 색전증이나 경색의 원인이 된다.

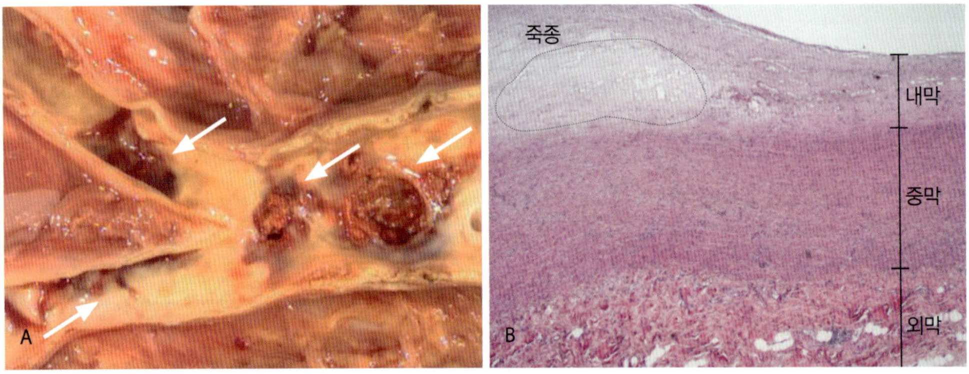

[그림 I-2-11] **죽상동맥경화증**(atherosclerosis)

A : 복부대동맥과 그곳에서 갈라진 총장골동맥의 죽상경화병소(⇨)

B : 뚜렷하게 두꺼워진 내막에 죽종(atheroma)이 보인다.

Tip

섬유소용해계(Fibrinolytic system)

혈관 내에서의 혈액응고(혈전형성)는 혈류를 방해하기 때문에 혈관내피세포에는 혈액응고를 저지하는 기전이 있다. 또 혈액응고로 생긴 섬유소를 용해하는 섬유소용해기전에 의해 혈전은 용해된다. 혈장 속의 플라스미노겐(plasminogen)이 플라스미노겐 활성화인자나 우로키나아제(urokinase)에 의해 활성화되어 플라스민(plasmin)이 되며, 이것이 섬유소단백질을 분해해서 혈전을 용해한다.

잠함병[잠수병(Caisson disease), 감압병(Compressed-air disease)]

급격한 외기압의 저하(감압)로 혈액 속에 있던 공기가 가스화되어 거품 상태가 되어 공기색전이 된다.
가압공기를 흡입하고 잠수했다가 갑자기 물 위로 올라왔을 때 발생한다.

3. 측부순환(Collateral circulation) (그림 I-2-12)

동맥이나 정맥의 혈류가 방해를 받으면 문합지를 경유해 다른 혈관을 우회하여 혈류를 확보하게 되는데 이것을 측부순환이라고 한다.

가령, 소화관에서 영양분을 흡수한 혈액은 문맥을 경유해 간으로 운반되지만, 간경변으로 간소엽의 기능적 구축이 파괴되어 문맥혈이 간 내를 흐르지 않게 되면, 제정맥(배꼽정맥) 등 복벽의 피하정맥에 다량의 문맥혈이 흘러 배꼽 주위의 피부밑에 팽창된 정맥이 나타나는데, 이것이 메두사머리(caput medusae)라고 하는 측부순환이다.

또 비정맥(지라정맥)은 상장간막정맥(superior mesenteric vein)과 합류하여 문맥에서 간으로 들어가기 때문에 간경변으로 문맥압이 항진되면 정맥혈이 울체되어 비장비대(splenectasis)가 발생하다.

또한 동시에 좁은 식도정맥도 측부로가 되지만 다량의 혈액이 유입되기 때문에 혈관이 비정상적으로 확장되어 식도정맥류(esophageal varix)가 발생한다. 정맥류는 혈관벽이 얇아 파열될 위험이 매우 높아 예후가 불량하다. 또 하장간막정맥(inferior mesenteric vein)에서 직장정맥총(rectal venous plexus)에 높은 압력의 정맥혈이 흐르면 정맥류(치핵)가 발생한다.

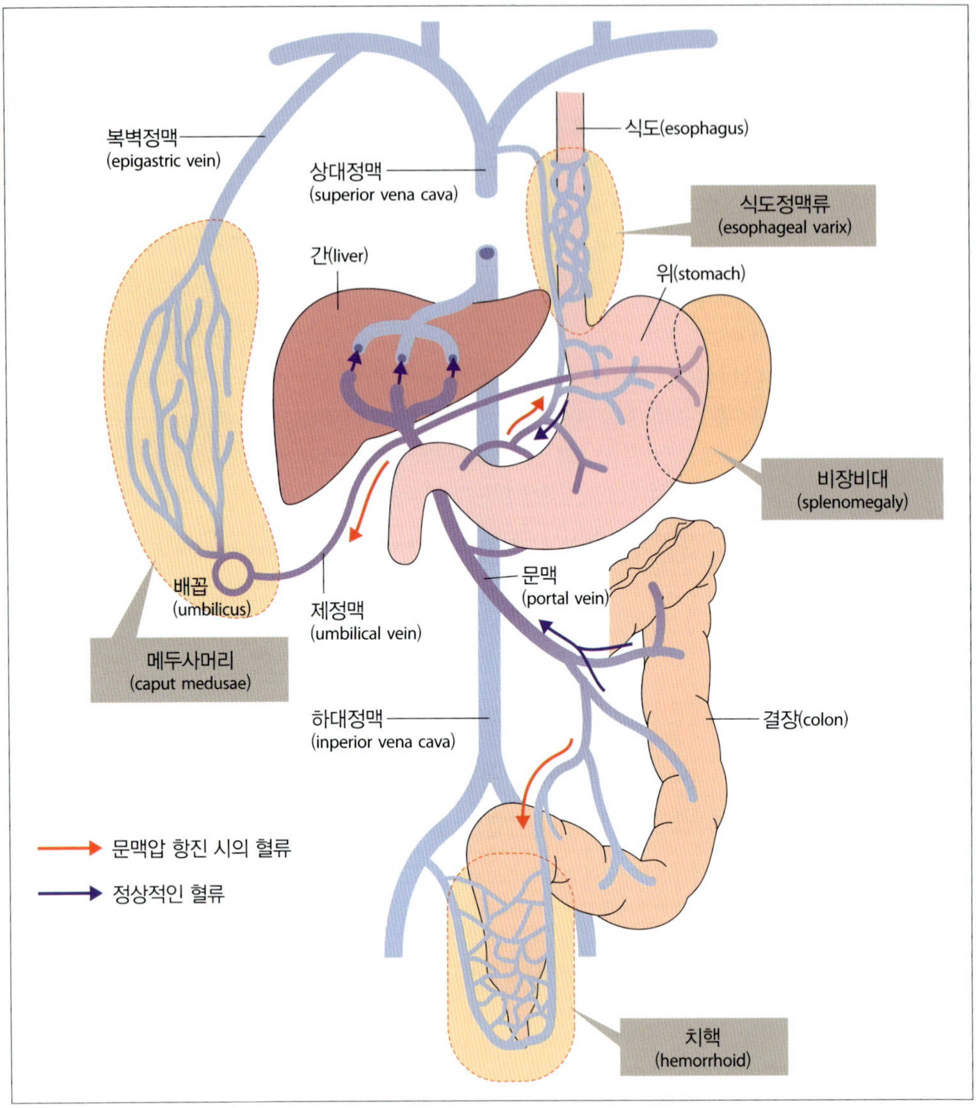
복벽정맥
(epigastric vein)
상대정맥
(superior vena cava)
식도(esophagus)
식도정맥류
(esophageal varix)
간(liver)
위(stomach)
비장비대
(splenomegaly)
배꼽
(umbilicus)
제정맥
(umbilical vein)
문맥
(portal vein)
메두사머리
(caput medusae)
하대정맥
(inperior vena cava)
결장(colon)
문맥압 항진 시의 혈류
정상적인 혈류
치핵
(hemorrhoid)

[그림 I-2-12] **측부순환**

Clinical Point

이코노미클래스증후군(Economy class syndrome, long flight syndrome)

혈전의 호발부위는 동맥의 죽상경화병변이 가장 일반적이지만 심부의 정맥도 혈전이 생기기 쉬운 부위이다. 그 이유는 우심방으로 돌아오는 혈액이 흐르는 정맥에서는 혈류가 완만하고 혈관벽이 동맥보다 얇아 혈관 주위에서의 압박이나 염증 등의 영향을 더욱 쉽게 받기 때문이다.

정맥 중에서도 다리의 심부정맥은 혈액이 정체되기 쉬워 혈전이 생기기 쉬운 부위이다.

정맥의 혈류는 완만하지만 정맥 내면에는 역류를 방지하는 작은 판막이 있고, 또 혈관벽이 얇아 운동을 하면 다리 근육에 눌려 혈액이 밀려나오기 때문에 혈액의 울체는 방지된다.

하지만 항공기에서 장시간 같은 자세로 앉아 있으면 근육운동으로 혈류를 보조하는 작용이 없어지기 때문에 혈전이 쉽게 생기게 된다. 다리에 생긴 혈전은 혈전색전이 되어 심장으로 돌아와 폐동맥을 막는 폐동맥색전증이나 폐경색을 일으켜 급사의 원인이 된다. 이것을 방지하려면 운동과 함께 수분을 충분히 섭취해서 혈액이 농축되는 것을 방지하는 것이 효과적이다.

항공기를 탔을 때 다리운동을 하도록 비디오를 방영하거나 음료를 제공하는 것은 중요한 의미를 가지고 있다.

핵심포인트

- 혈액순환(blood circulation)은 체순환(systemic circulation)과 폐순환(pulmonary circulation), 그리고 모세혈관으로 이루어진 미세순환(말초순환)으로 구성된다.
- 국소의 혈액량이 감소하는 것을 허혈이라고 하며, 허혈 상태가 장시간 지속되면 국소부위로 산소나 영양소의 공급이 저하되기 때문에 혈관 내피세포의 손상, 경색, 퇴행성 병변이 발생한다.
- 국소로 흐르는 동맥혈의 공급이 증가하는 것을 충혈(hyperemia)이라 하고, 정맥으로 돌아오는 환류장애에 국소의 정맥혈이 증가하는 것을 울혈(congestion)이라고 한다.
- 국소의 조직 사이에 체액이 증가하는 상태를 부종(edema)이라고 하는데, 고혈압이나 저단백혈증 또는 림프환류의 장애가 원인이 된다.
- 혈관용량에 비해 순환혈액량이 급격하게 감소하면 혈압이 저하되어 혈액순환 부전이 발생하는데 이 저혈압 상태를 쇼크라고 한다. 쇼크 상태가 지속되면 전신의 혈관내피세포 손상이 비가역적으로 바뀌어 말초순환장애에 의한 다장기부전으로 사망한다.
- 혈관 내에서의 혈액응고를 혈전(thrombus)이라고 하는데, 응고능력이 커져서 혈전형성이 진행되는 병적 혈전형성을 혈전증(thrombosis)이라고 한다.
- 혈관의 폐쇄로 발생하는 국소적 조직괴사를 경색(infarct)이라고 하는데 동맥의 분지나 문합지가 없는 종동맥(끝동맥, end artery) 구조를 이루는 조직에서는 색전증(embolism)에 의해 경색이 쉽게 발생한다.
- 죽상동맥경화증(atherosclerosis)은 고지혈증, 고혈압, 당뇨병, 흡연 등의 발병 위험인자에 의해 혈관내피세포에 장애가 발생하는 것이 원인이 되는데, 혈관내막에 발생하는 비후와 죽종이 혈전형성의 장소가 된다.
- 혈류가 방해를 받으면 가까운 곳의 혈관을 우회하는 측부순환(collateral circulation)에 의해 혈류가 확보되는데, 간경변일 때는 복벽피하정맥이나 식도정맥으로 문맥혈이 환류(backflow)한다.

REVIEW TEST

01. 혈액순환에 대한 설명으로 올바른 것은?

① 모세혈관의 혈액을 세동맥으로 보낸다.
② 혈액은 정맥을 통해 심장에서 모세혈관으로 보낸다.
③ 세동맥이 모여 대동맥을 형성하며 심장으로 혈액을 운반한다.
④ 정맥과 세정맥은 산소가 풍부한 혈액을 기관 및 조직의 세포에 전달한다.
⑤ 모세혈관은 온몸의 조직과 기관에 가지를 가진 그물로 영양소와 노폐물의 교환을 한다.

02. 국소에 동맥혈의 공급이 증가하는 순환장애는?

① 허혈 ② 충혈 ③ 울혈
④ 출혈 ⑤ 부종

03. 혈관 내에서 형성된 혈액응고가 형성된 병태를 무엇이라 하는가?

① 쇼크 ② 출혈 ③ 혈우병
④ 혈전증 ⑤ 동맥경화증

04. 혈관의 폐쇄로 발생하는 국소적 조직괴사를 무엇이라 하는가?

① 허혈 ② 울혈 ③ 부종
④ 경색 ⑤ 쇼크

05. 혈류가 방해를 받으면 가까운 곳의 혈관을 우회하여 혈류를 확보하는 것을 무엇이라 하는가?

① 체순환 ② 폐순환 ③ 측부순환
④ 미세순환 ⑤ 림프순환

정답

01. ⑤ 02. ② 03. ④ 04. ④ 05. ③

O·R·A·L·P·A·T·H·O·L·O·G·Y

Chapter

03 세포손상과 세포반응

≫ 학습목표

01. 자극이나 손상에 대한 능동적인 반응(진행성 병변)의 종류와 정의를 설명할 수 있다.
02. 세포손상에 의한 변화를 열거할 수 있다.
03. 괴사와 괴저, 괴사와 세포자멸사의 차이를 설명할 수 있다.

생체에 다양한 자극이나 손상이 가해졌을 때는 퇴행성 변화를 보이거나 세포나 조직이 증식하거나 손상에 의해 소실된 조직이 수복되도록 작용한다. 자극이나 손상에 대한 이들의 능동적인 반응을 진행성 병변 또는 활동성 병변이라고 한다.

1 세포손상(Cell injury)

생체는 체외에서 단백질, 지방, 당 등의 원료를 섭취해서 체내에서 가공하여 에너지나 세포성분을 생산함으로써 항상성(homeostasis)을 유지하고 있다. 또 신경전달, 소화, 단백질 생산 등의 세포활동에는 주로 당과 산소를 이용해 만드는 ATP(Adenosine Tri-Phosphate, 아데노신 3인산)가 화학에너지원으로서 필요하기 때문에 ATP의 감소나 소실은 곧 생명의 위기를 의미한다.

1. 세포손상 인자

세포손상 인자에는 물리적, 화학적, 생물적 외인과 유전자이상 등의 내인이 있다.

저산소나 미토콘드리아(사립체, mitochondria)의 기능을 방해하는 화학물질은 ATP 생산을 감소시키며 활성산소, 강산이나 고열 등은 세포에 직접 손상을 준다. 또 방사선이나 바이러스 등은 유전자이상을 초래하고 산소활성을 저하시킴으로써 정상적인 물질대사를 방해한다.

2. 세포손상의 정도

세포손상의 정도는 원인의 종류, 강도, 양, 또는 세포의 종류에 따라 달라진다. 세포의 종류에 따라 저산소에 대한 내성은 다르지만 ATP의 생산이 중지되면 세포는 죽음에 이른다. ATP의 부족은 세포 내의 물질수송을 방해하고 세포 내의 물질축적(변성), 세포용적의 감소(위축), 괴사 등을 일으킨다. 이런 변화를 총칭해서 퇴행성 병변이라고 한다.

또 이러한 환경 하에서 세포에는 적응현상인 증식, 비대, 화생 등의 진행성 병변도 나타난다(그림 Ⅰ-3-1).

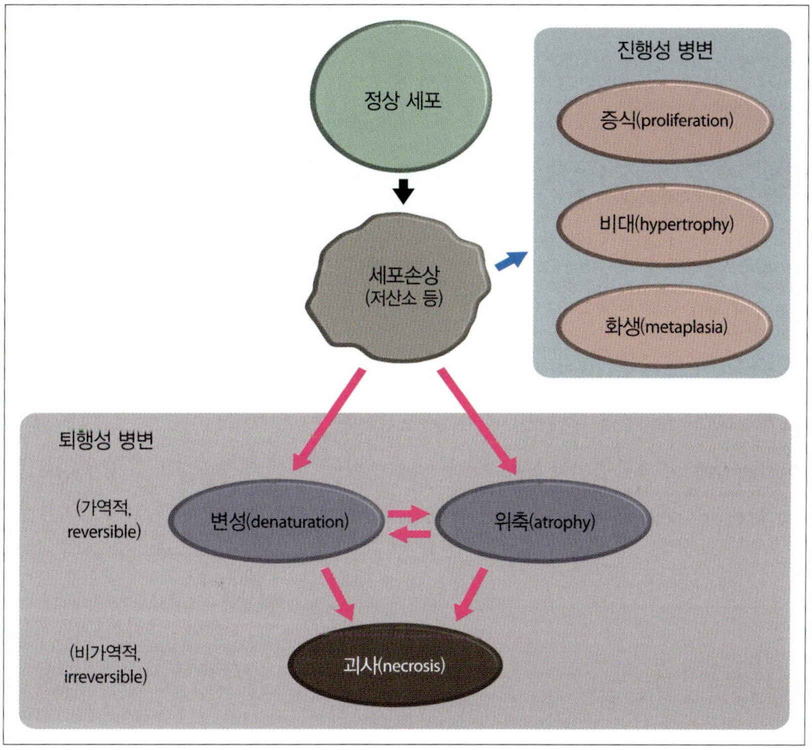

[그림 Ⅰ-3-1] **세포손상에 의한 영향**

저산소 등으로 세포가 손상되어도 그 정도에 따라 영향은 다르게 나타난다. 변성이나 위축 등의 퇴행성 변화(regressive change)가 발생하고 최악의 경우에는 괴사(necrosis)가 발생한다.

Tip

ATP(Adenosine Tri-Phosphate, 아데노신 3인산)

염기와 당(뉴클레오시드)의 화합물에 3개의 인산이 결합한 뉴클레오티드로, 생체 내의 에너지원이다.

미토콘드리아(사립체, Mitochondria)

산소를 사용해 전자전달계에서 ATP를 생산(산화적 인산화)하는 세포내소기관(intracellular organelle) 중 하나이다.

대사(Metabolism)

생명을 유지하기 위해 생체 내에서 이루어지는 물질의 합성이나 분해 등의 화학반응을 말한다.

2 비대(Hypertrophy)와 증식(Proliferation)

조직이나 장기가 고유의 구조를 유지하면서 정상 이상으로 용적을 늘리는 것을 비대(hypertrophy)라고 한다. 이 중에서 조직이나 장기를 구성하는 각각의 세포가 수를 늘리지 않고 단순하게 용적을 늘리는 경우를 단순비대라고 한다. 반면, 조직이나 장기를 구성하는 세포가 수를 늘림으로써 조직이나 장기의 용적을 늘리는 경우를 증식(proliferation; 과형성)이라고 한다. 이들은 단독으로 발생하는 경우도 있지만 보통은 혼재되어 발생한다.

또 실질조직은 오히려 위축되어 있지만 섬유성 결합조직이나 지방 등의 간질조직(interstitial tissue)이 증가해 조직이나 장기의 용적이 늘어나는 것을 가성비대(거짓비대, pseudohypertrophy)라고 하며, 진성비대(true hypertrophy; 비대나 증식)와 구별한다(그림 I-3-2). 비대는 그 성립 양상에 따라 다음과 같이 분류된다.

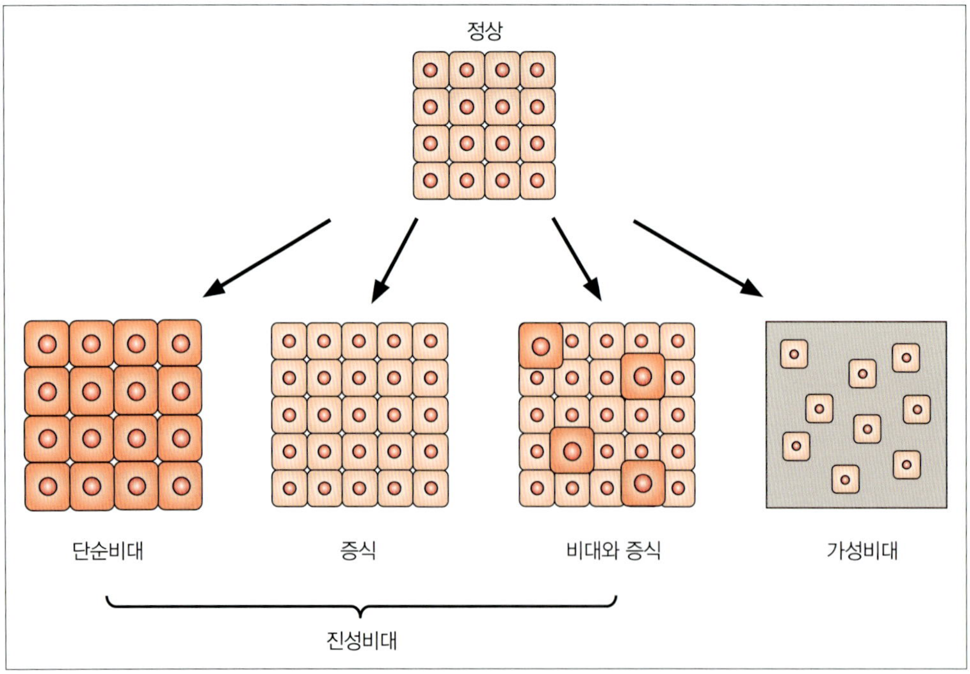

[그림 I-3-2] 비대와 증식(과형성)의 개념

1. 생리적 비대(Physiologic hypertrophy)

조직이나 장기에 지나친 부하가 지속적으로 작용할 경우 거기에 적응하기 위해 생리적 반응으로 발생하는 비대이다. 근육조직에서 많이 나타나며 스포츠나 육체노동의 결과, 골격근(skeletal muscle)이나 심근(myocardium)에 비대가 나타난다(작업성 비대, work hypertrophy). 임신으로 나타는 유선(mammary gland)이나 자궁의 비대도 생리적 비대에 속한다. 생리적 비대는 부하가 걸리지 않게 되면 가역적으로 본래의 크기로 돌아간다.

Tip

운동선수 심장(Athletic heart)

마라톤이나 크로스컨트리 스키 등 매일 1시간 이상의 내구성 운동을 지속하면 부하에 대응해 심박출량이 증가하고 좌심실의 내강 확대나 벽의 비대가 나타남과 동시에 심박수가 감소한다. 이 경우 운동 강도가 저하되면 가역적으로 본래대로 돌아간다.

2. 병적 비대(Pathologic hypertrophy)

병적인 원인으로 발생하는 비대를 말하는데, 순환기나 호흡기 질환으로 인해 심장에 과도한 부하가 가해진 결과 발생하는 심장비대(cardiomegaly)와 신장이나 부신처럼 쌍을 이루고 있는 장기의 한쪽이 적출되었을 때 남은 쪽 장기가 기능을 보충하기 위해 비대해지는 보상성 비대(compensatory hypertrophy) 등이 있다.

또한 치은이나 구강점막이 만성적인 기계적 자극이나 염증성 자극으로 비대해지거나 증식되는 경우가 있다(그림 I-3-3).

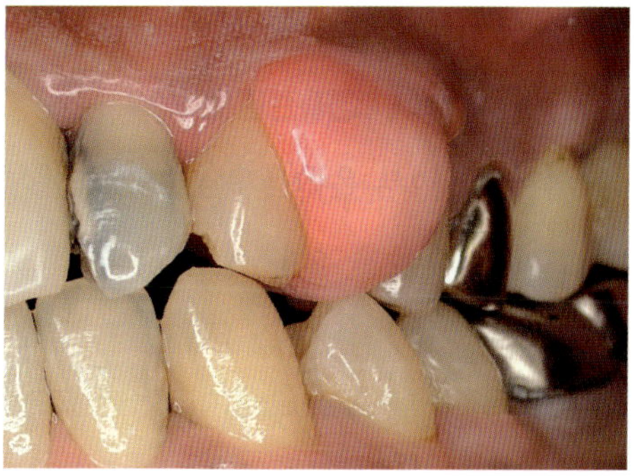

[그림 I-3-3] **섬유성 치은종**

만성적인 염증반응이나 기계적인 자극에 대해 치은이 반응성으로 증식하여 치은종(epulis) 형태를 보이는 경우가 있다.

3 화생(Metaplasia)

어떤 분화(성숙)된 세포나 조직이 다른 분화된 세포나 조직으로 변화하는 것을 화생(metaplasia)이라고 한다. 화생도 다양한 자극에 대한 일종의 능동적인 적응반응으로 생각할 수 있다. 화생에 의해 변화하는 범위는 동일한 배엽계 조직 사이뿐이며, 상피세포에서 간엽세포로의 화생 또는 간엽세포에서 상피세포로의 화생은 일어나지 않는다.

1. 상피(Epithelium)의 화생

1) 편평상피화생(Squamous metaplasia) (그림 I-3-4)

원주상피(columnar epithelium), 선상피(샘상피, glandular epithelium), 섬모상피(ciliated epithelium), 이행상피(transitional epithelium)가 염증 등의 만성 자극에 대해 편평상피(squamous epithelium)로 변화하는 것으로, 타액선의 도관 상피세포나 상악동 점막을 뒤덮은 위중층섬모원주상피(ciliated pscudostratified columnar epithelium)의 편평상피화생이 있다.

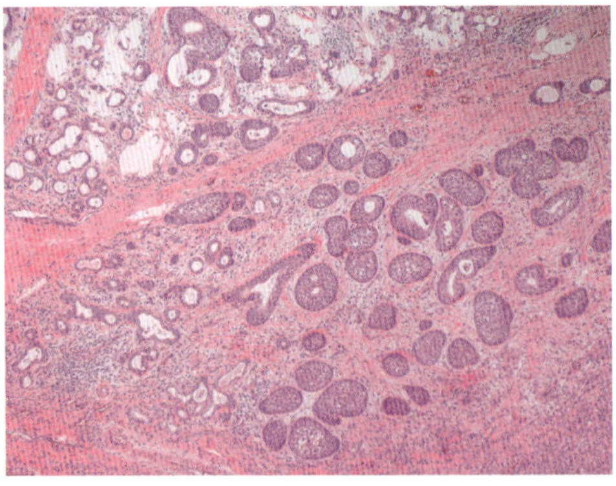

[그림 I-3-4] **구개선의 편평상피화생**

구개선에 광범위한 편평상피화생(squamous metaplasia)이 관찰된다.

2) 장상피화생(Intestinal metaplasia)

위점막상피가 소장형의 상피로 변화하는 것으로 만성 위염에서 많이 나타난다. 위점막에 배상세포(술잔세포, goblet cell)나 호산성 과립세포(paneth cell)가 나타난다. 위암 발생과의 관계로 주목을 받고 있다.

Tip

호산성 과립세포(Paneth cell)

소장의 음와(움, crypt)에 존재하는 호산성 과립이 들어있는 세포로, 디펜신(defensin) 등의 항균물질을 분비함으로써 미생물에 대한 방어기전에 관여한다.

2. 간엽조직(Mesenchyme)의 화생

본래 뼈가 형성되지 않는 섬유성 결합조직(fibrous connective tissue)이나 반흔조직(흉터조직, scar tissue)에서 섬유모세포가 골모세포(osteoblast)로 화생하여 뼈를 형성하는 경우가 있다.

4 위축(Atrophy)

위축이란 정상적으로 발달한 장기나 조직의 용적이 감소하는 병변이다.

위축은 다음과 같이 두 가지로 분류된다(그림 I-3-5).

① 단순위축(simple atrophy) : 세포용적이 축소된다.

② 수적위축(numerieal atrophy) : 세포수가 감소된다.

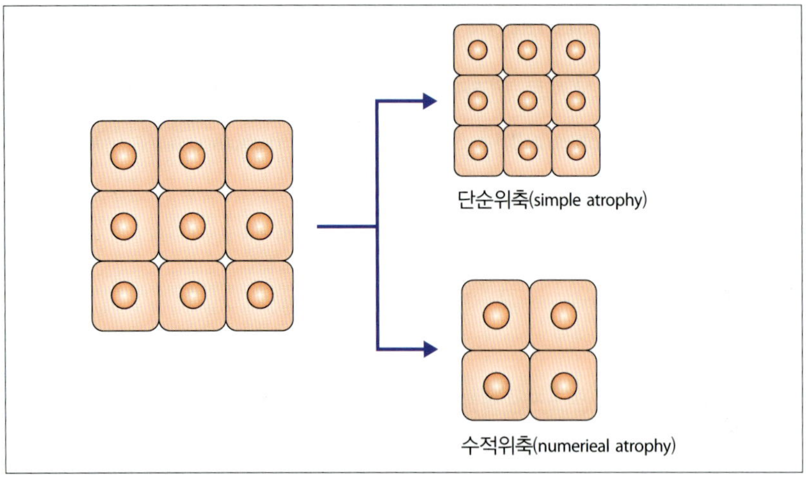

[그림 I-3-5] **단순위축과 수적위축**

단순위축은 각각의 세포용적이 축소되어 장기가 작아지는 것이고, 수적위축은 세포수가 줄어 장기가 작아지는 것이다.

원인별로는 다음 네 가지의 위축이 있다.

① **생리적 위축**(physiologic atrophy)

나이가 들면서 발생하는 위축으로, 사춘기 이후 흉선의 축소나 노화에 의한 골량의 감소, 대뇌의 축소 등이 있다.

② **무위위축**(inactive atrophy)

기능하지 않는 장기나 조직이 축소되는 것으로, 누워있는 환자나 훈련을 중단한 선수의 손발 근육이 가늘어지는 경우이다. 또 신경절단에 의한 근육의 위축(신경성 위축)이 있다.

③ **압박위축**(pressure atrophy)

물리적인 압박으로 인해 장기나 조직이 축소되는 것으로, 코르셋이나 허리띠로 장시간 압박하면 간은 함몰된다. 또 결석으로 요관이 폐쇄되면 수신증(hydronephrosis)이 발생한다.

④ 기아위축(inanition atrophy)

영양장애성 위축이라고도 하며, 영양부족으로 몸이 야윈다.

Tip

수신증(물콩팥증, Hydronephrosis)

요관이나 요도 등이 폐쇄되어 신장에 많은 소변이 저류함으로써 내압이 증가해 그 압력으로 신장 조직이 얇게 위축되는 질환이다.

갈색위축(Brown atrophy)

고령자의 심장이나 간이 위축될 때 리포푸신(lipofuscin) 침착에 의한 색소병변을 동반하는 것을 갈색위축이라고 한다.

5 세포사(Cell death)

1. 괴사(Necrosis)

세포나 조직의 불가역적인 기능정지를 괴사(necrosis)라고 한다. 괴사세포에서는 핵 염색질(chromatin)이 농축(핵농축)되어 핵붕괴가 일어나고, 결국에는 핵융해를 일으켜 핵이 염색되지 않는다. 세포질은 팽화되고 곧이어 세포막이 괴사되며 주위에는 염증반응이 일어난다. 괴사조직은 모양에 따라 응고괴사(coagulation necrosis)와 융해괴사(liquefactive necrosis)로 분류된다.

1) 응고괴사(Coagulation necrosis)

조직의 주성분인 단백질이 응고되어 회백색으로 보이며, 심근경색이나 신장경색 등의 빈혈성 경색에서 나타난다.

건락괴사(치즈괴사)는 육안으로 보면 노란 치즈 모양으로 보이는 응고괴사의 특수한 형태로, 결핵이나 매독 등의 육아종성 염증에서 나타난다.

2) 융해괴사(Liquefactive necrosis)

단백질 분해효소에 의해 조직이 용해되어 연화된 상태로 뇌연화증(encephalomalacia)이 여기에 해당되며, 뇌경색에서 나타난다. 또 세균감염으로 발생하는 농양에서는 세균이나 호중구에서 유래한 단백질 분해효소로 괴사조직이 융해되어 공동이 발생하고 고름이 저류하는 상태가 된다.

괴사조직에 2차적인 변화가 발생한 상태를 괴저(gangrene)라고 하는데, 괴저에는 괴사조직이 건조되는 건성괴저(dry gangrene; 미라화)와 부패균에 감염되어 괴사조직이 부패되는 습성괴저(moist gangrene)가 있다. 습성괴저에는 가스생산균에 감염된 가스괴저(gas gangrene)가 있는데 치수염에서도 나타나며 부패한 냄새가 심하게 난다.

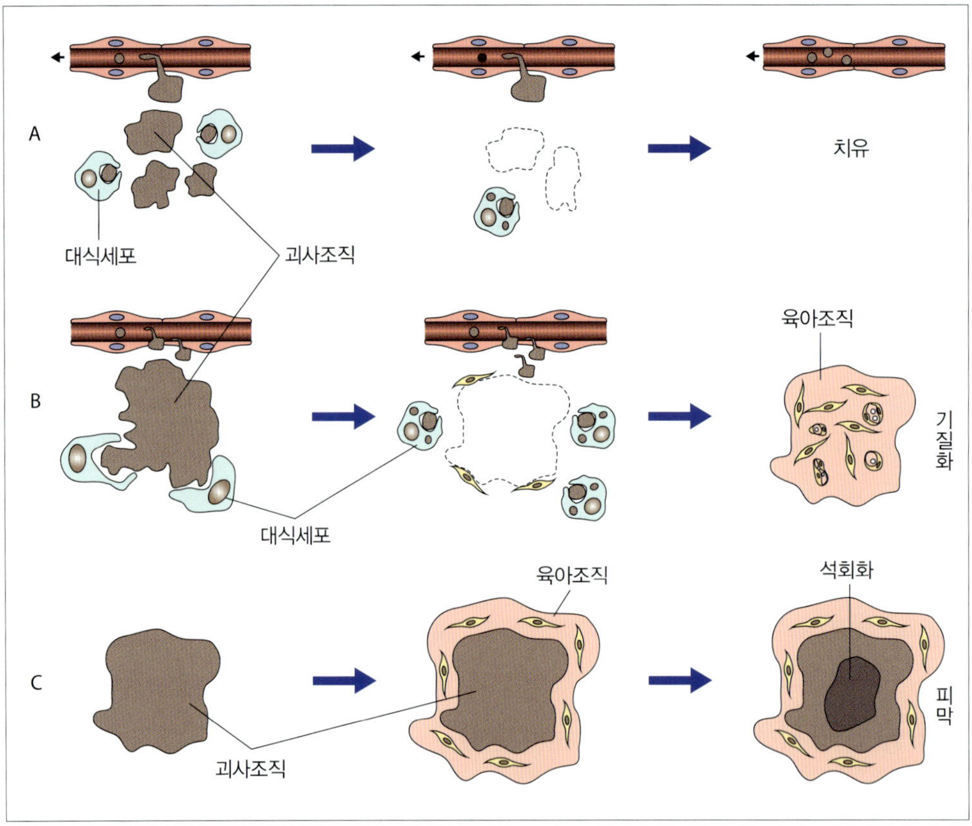

[그림 I-3-6] **괴사조직의 진행결과**

A : 소량의 괴사조직은 대식세포에 탐식되어 소실된다.

B : 대량의 괴사조직이 융해되면 탐식흡수 후에도 조직결손이 공동(cavity)으로 잔존해 낭이 생기는데 이것이 육아조직으로 대체되어 기질화된다.

C : 흡수되지 않은 괴사조직 주위에는 육아조직이 증식해서 섬유화되어 피막으로 형성된다.

3) 괴사조직(Sphacelus)의 진행결과

괴사조직은 생체에서는 이물질이기 때문에 다양한 방법으로 처리된다(그림 I-3-6). 괴사조직이 소량이라면 융해된 조직은 대식세포(macrophage)에 의해 탐식되어 소실된다. 그러나 괴사조직이 큰 경우에는 육아조직으로 대체되어 기질화되지만 공동(cavity)이 잔존해서 낭(cyst)이 되는 경우도 있다.

건락괴사나 탐식이 어려운 경우에는 육아조직이 괴사조직 주위를 둘러싸며 피막을 형성한다. 이러한 괴사조직에는 석회변성이 많이 일어난다.

Tip

개체의 죽음(전신사)

불가역적으로 심장, 폐, 뇌 등의 전신기능이 정지되는 변화로 괴사와는 구별된다. 죽음의 정의는 어려운데 뇌사나 심장사 등의 개념이 있다.

낭(Cyst)

조직 속에 병적으로 형성된 빈 공간으로 액체 또는 점성의 반유동체 물질이 들어 있으며, 대부분은 내강이 상피로 덮여 있다.

2. 세포자멸사(Apoptosis)

손상성 인자로 일어나는 세포의 파괴인 괴사와 달리 유전적으로 프로그램화된 기전에 의한 세포사를 세포자멸사(apoptosis)라고 한다. 세포의 자살이라고 할 수 있는 이런 변화는 성상 노중에 나타나는 흉선의 소실이나 항상적인 세포의 신진대사 등의 생리적 현상이나 방사선으로 유전자가 손상된 세포를 배제해서 암화(canceration)시킴으로써 생체를 방어하는 시스템에서도 볼 수 있다.

형태적으로도 괴사에 의한 세포사와는 달리 핵 내의 DNA가 작은 단편으로 나뉘는 것이 특징이다. 세포막으로 둘러싸인 상태에서 세포질도 핵 단편과 함께 단편화되고, 세포자멸사 소체가 되어 곧바로 대식세포 등에 탐식 처리되어 염증반응이 일어나지 않는다.

핵심포인트

- 자극이나 손상에 대해 세포나 조직이 증식하거나 손상으로 소실된 조직을 수복시키는 능동적인 반응을 진행성 병변 또는 활동성 병변이라고 한다.
- 진행성 병변에는 비대(hypertrophy)와 증식(proliferation, 과형성), 화생(metaplasia), 재생(regeneration)과 수복(repair), 이물질 처리 등이 포함된다.
- 조직이나 장기가 고유의 구조를 유지하면서 정상 이상으로 용적을 늘리는 것을 비대라고 하며, 생리적 비대(physiologic hypertrophy), 병적 비대(pathologic hypertrophy), 특발성 비대(idiopathic hypertrophy)가 있다.
- 어떤 분화(성숙)된 세포나 조직이 다른 세포나 조직으로 변화하는 것을 화생이라고 하며, 편평상피화생(squamous metaplasia), 장상피화생(intestinal metaplasia) 등이 있다.
- 손상을 입은 세포에는 변성(denaturation), 위축(atrophy), 괴사(necrosis) 등의 퇴행성 병변이 발생한다.
- 위축이란 정상적으로 발달한 장기나 조직의 용적이 감소하는 병변으로, 세포용적이 축소되는 단순위축과 세포수가 감소되는 수적위축이 있다. 또 원인에 따라 생리적 위축, 무위위축, 압박위축, 기아위축으로 분류된다.
- 세포나 조직의 불가역적인 기능정지를 괴사라고 하며, 조직의 모양에 따라 응고괴사와 융해괴사로 분류된다.
- 손상성 인자로 일어나는 세포의 파괴인 괴사와 달리 유전적으로 프로그램화된 기전에 의한 세포사를 세포자멸사라고 한다.

REVIEW TEST

01. 정상적으로 발달한 장기나 조직의 용적이 감소하는 병변은?

① 변성 ② 위축 ③ 괴사
④ 화생 ⑤ 세포자멸사

02. 분화된 세포가 다른 분화된 세포나 조직으로 변화하는 것은?

① 변성 ② 위축 ③ 괴사
④ 화생 ⑤ 세포자멸사

03. 염증 등에 의한 만성 자극에 대한 변화로 섬모원주상피가 편평한 상피모양을 띄게 되는 것을 무엇이라 하는가?

① 비대 ② 증식 ③ 장상피화생
④ 간엽조직화생 ⑤ 편평상피화생

04. 세포의 생리적 현상 중 프로그램화된 기전에 의한 세포사를 무엇이라 하는가?

① 괴저 ② 융해괴사 ③ 건락괴사
④ 응고괴사 ⑤ 세포자멸사

05. 나이가 들면서 발생하는 위축으로 장기나 조직의 용적이 감소하는 병변을 무엇이라 하는가?

① 기아위축 ② 압박위축 ③ 갈색위축
④ 무위위축 ⑤ 생리적 위축

정답

01. ② 02. ④ 03. ⑤ 04. ⑤ 05. ⑤

O·R·A·L·P·A·T·H·O·L·O·G·Y

Chapter

04 염증과 수복

학습목표

01. 염증의 5대 증상을 설명할 수 있다.
02. 염증의 원인을 열거할 수 있다.
03. 삼출액에 대하여 설명할 수 있다.
04. 급성 염증에 관여하는 세포에 대하여 설명할 수 있다.
05. 급성 · 만성 염증을 구분할 수 있다.
06. 누공을 설명할 수 있다.
07. 염증의 전신적 증상에 대하여 설명할 수 있다.
08. 상처치유와 재생의 기본적인 개념을 설명할 수 있다.
09. 다양한 이물질에 대한 생체의 처리법에 대하여 설명할 수 있다.
10. 육아조직에 대하여 설명할 수 있다.
11. 1차 · 2차 상처 치유과정을 설명할 수 있다.
12. 치조골염(건성발치와)에 대하여 설명할 수 있다.
13. 발치창의 치유과정을 설명할 수 있다.

3. 염증에 관여하는 세포와 화학적 매개체

염증이 발생했을 때 나타나는 일련의 변화는 염증 부위에 모여든 세포와 이들 세포에서 방출된 화학적 매개체(chemical mediator)에 의해 일어난다.

1) 염증에 관여하는 세포 (표 I-4-3)

염증(inflammation)에 관여하는 세포는 혈액 속을 순환하는 세포[백혈구(leucocyte), 혈소판(platelet)]와 조직 내에 분포하는 세포[대식세포(macrophage), 혈관내피세포(vascular endothelial cell), 섬유모세포(fibroblast)]로 분류된다. 그중에서 염증의 주된 역할을 하는 백혈구, 대식세포, 비만세포를 염증세포라 하고, 염증세포가 모인 상태를 염증성 세포침윤이라고 한다. 백혈구에는 호중구(neutrophil), 호산구(eosinophil), 호염기구(basophil), 단핵구(monocyte), 림프구(lymphocyte), 형질세포(plasma cell) 등이 포함된다. 또 혈관내피세포나 섬유모세포도 염증에 중요한 역할을 한다.

2) 화학적 매개체

염증에 관여하는 세포에서 방출되는 화학적 매개체가 염증반응을 조절한다. 이러한 화학적 매개체에는 혈관확장이나 혈관투과성 항진작용이 있는 히스타민(histamine), 발열에 관여하는 인터류킨-1(IL-1)이나 종양괴사인자(TNF) 등의 사이토카인(cytokine), 백혈구 유주작용이 있는 보체(complement)나 류코트리엔(leukotriene), 통증에 관여하는 프로스타글란딘(prostaglandin), 조직손상을 일으키는 리소좀효소(lysosomal enzyme)나 자유라디칼(자유기, free radical) 등이 있다.

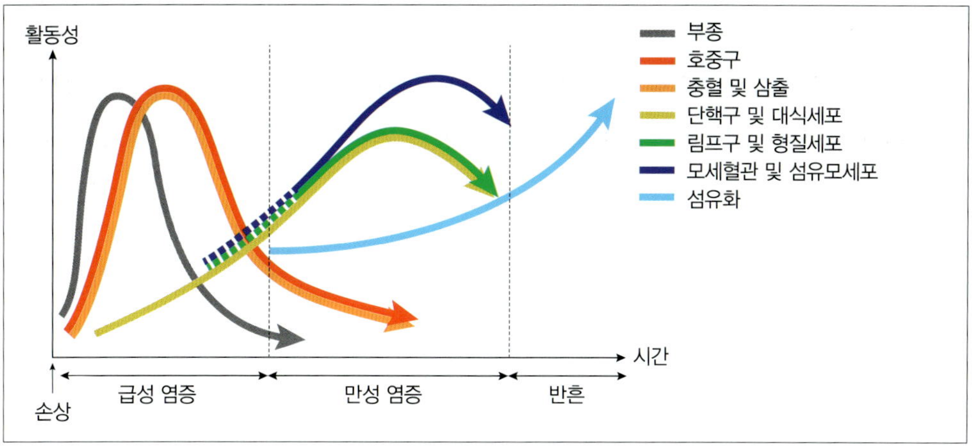

[그림 I-4-2] 손상 후의 시간경과에 따른 염증의 특징

[표 I-4-4] 급성 염증과 만성 염증의 특징

	급성 염증	만성 염증
지속시간	짧다(몇 시간~며칠)	길다(며칠~수년)
진행속도	빠르다	느리다
증상	심하다	뚜렷하지 않다
손상 부위의 변화	삼출액에 의한 부종이 나타난다	혈관신생이나 섬유화가 나타난다
관련 염증세포	호중구, 단핵구	대식세포, 림프구, 형질세포

3) 조직변화에 따른 분류

손상 부위에 발생하는 염증의 조직변화에 따라 변질성 염증, 삼출성 염증 및 육아종성염증으로 분류된다.

(1) 변질성 염증

손상 부위의 조직에 뚜렷한 변성이나 괴사가 발생하고, 삼출이나 섬유화는 거의 보이지 않는 염증이다.

(2) 삼출성 염증

삼출이 뚜렷한 염증으로, 많은 급성 염증이나 염증의 급성기에 나타난다. 삼출액(effusion)의 성질에 따라 다음과 같이 세분화된다.

① 장액성 염증(serous inflammation)

혈장단백질이 적고 수분 함량이 많지만 백혈구 성분이 적은 것이 특징이다. 염증 부위에 옅은 황색의 투명한 액체를 함유하기도 하는데, 대표적인 예로는 화상이나 벌레에 물린 상처의 수포(물집) 등이 있다.

② 카타르성 염증(catarrhal inflammation)

비강(nasal cavity)이나 기관지 등의 점막에서 다량의 장액이 삼출되는 경우로, 대표적인 예로는 알레르기비염(allergic rhinitis)과 콜레라(cholera)가 있다.

③ 섬유소성 염증(fibrinous inflammation)

혈관투과성의 증가로 인해 섬유소(fibrin)를 다량으로 함유하는 삼출액이 폐포나 체강 및 점막 표층을 뒤덮고 위막(거짓막)을 형성한다. 대표적인 예로 대엽성폐렴(lobar pneumonia), 디프테리아(diphtheria), 위막성대장염(pseudomembranous enterocolitis), 심장막염(pericarditis) 등이 있다.

④ 화농성 염증(purulent inflammation)

다수의 호중구(neutrophil)나 변성된 호중구를 포함한 황록색의 불투명한 삼출액(고름)이 보이는데, 화농균(pyogenic bacterium ; 포도구균, Staphylococcus), 연쇄구균(Streptococcus)의 감염 시에 나타난다. 조직 내의 호중구가 침윤되는 패턴에 따라 다음과 같이 세 가지 유형으로 분류된다.

가. 농양(고름집, abscess)

다수의 변성된 호중구가 조직 내에 국한해서 모이고 그 중심부가 융해괴사를 일으켜 고름이 고이는 상태를 말한다(그림 I-4-3). 농양과 체표, 또는 농양과 체강을 연결하는 통로를 누관(fistulous tract)이라고 하며 그 출구를 누공(fistula)이라고 한다.

대표적인 예로 간농양(hepatic abscess), 치근단농양(periapical abscess), 치은농양(gingival abscess)이 있다.

나. 봉와직염(phlegmon)

변성된 호중구가 피부밑과 점막밑의 조직병변에 미만성으로 넓게 퍼진 상태를 말한다(그림 I-4-3). 소성 결합조직에서 일어나는 경우가 많으며 대표적인 예로 충수염(appendicitis), 복막염(peritonitis)이 있다.

다. 축농(empyema)

부비강이나 흉강 등의 체강에 고름이 고여 있는 상태를 말한다.

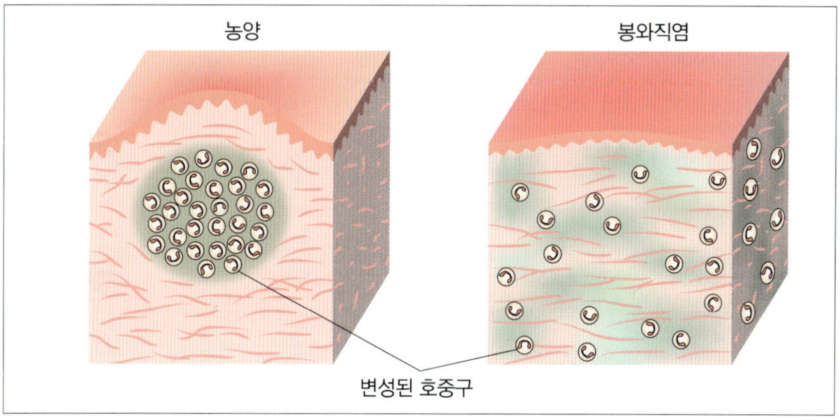

[그림 I-4-3] 농양과 봉와직염

⑤ 출혈성 염증(hemorrhagic inflammation)

다수의 적혈구를 포함한 삼출액이 중심이 된다. 극심한 염증에 의한 출혈이 원인이 되어 일어나는데, 대표적인 예로 인플루엔자폐렴(influenzal pneumonia), 페스트(pest), 출혈성대장염(hemorrhagic colitis)이 있다.

⑥ 괴저성 염증(gangrenous inflammation)

염증으로 괴사된 조직이 부패균의 감염을 동반하는 경우를 말한다. 국소는 부패하고 연화되어 악취를 풍긴다. 대표적인 예로 괴사성폐렴(necropneumonia)과 괴저성구내염(gangrenous stomatitis)이 있다.

(3) 육아종성 염증

주로 만성 염증에서 나타나고 림프구나 대식세포의 침윤과 모세혈관이나 섬유 성분의 증식을 특징으로 하는 염증이다. 육아종성 염증(granulomatous inflammation)은 증식성 염증의 일종으로 대식세포에서 유래한 유상피세포나 다핵거대세포가 나타나는 육아종(granuloma; 육아조직의 결절상 병변)의 형성을 특징으로 한다. 육아종성 염증에서는 감염된 병원미생물에 따라 각각 특징적인 조직상을 보이는 육아종(granuloma)이 형성된다.

육아종성 염증이 관찰되는 대표적인 질환에는 결핵, 매독, 한센병 등이 있다.

결핵(tuberculosis)은 결핵균(*Mycobacterium tuberculosis*)에 의한 감염병으로 기도를 거쳐 감염된다. 주로 폐에 결핵결절(tubercle)이라는 육아종을 형성하지만, 경부림프절(cervical lymph node), 소화관, 중추신경, 뼈나 관절에도 형성된다.

결핵결절(그림 I-4-4)의 중심부에는 응고괴사가 보이고, 유백색의 치즈와 비슷하다고 해서 건락괴사(치즈괴사)라고 한다. 그 주위에는 유상피세포가 증식하고 다핵거대세포(multinuclear giant cell)인 랑그한스거대세포(Langhans giant cell)가 보이며 그 바깥쪽은 림프구가 둘러싸고 있다.

매독(syphilis)은 매독균(Treponema pallidum)에 의한 감염병으로, 상당수는 성적 접촉으로 감염되는데, 이것을 후천성 매독이라고 한다. 매독 환자의 모체에서 태반을 통해 태아가 감염(수직감염)되는 것을 선천성 매독(congenital syphilis)이라고 한다. 후천성 매독의 병기는 제1기에서 제3기로 분류된다. 제1기(감염 3주 후)에서는 매독균의 침입부인 귀두나 외음부의 초기 경결과 서혜림프절(inguinal node) 종대가 보인다. 제2기(감염 3개월 후)에는 매독균이 혈액을 통해 전신으로 퍼져 피부에 매독진(syphilid)을 형성한다. 제3기(감염 3년 후)가 되면 고무종(gumma)이라는 결핵결절 모양의 육아종이 간이나 대동맥에 형성된다.

한센병(나병, Hansen's disease)은 나균에 의한 감염병으로 만성 전염성 질환이다. 감염경로는 명확하게 밝혀지지 않았으나 손상된 피부 혹은 상기도를 통해 나균이 침입하는 것으로 알려져 있다. 육아종이 피부나 말초신경에 형성된다.

Tip

유상피세포(Epithelioid cell)

활성화된 대식세포가 상피모양 세포로 변화한 것이다. 육아종성 염증에서는 유상피세포끼리만 융합하여 다핵거대세포(multinuclear giant cell)를 형성한다.

허친슨 3징후(Hutchinson's triad)

선천성 매독에 걸린 유아에게는 허친슨 3징후(실질성 각막염, 허친슨치아, 내이성난청)가 나타난다.

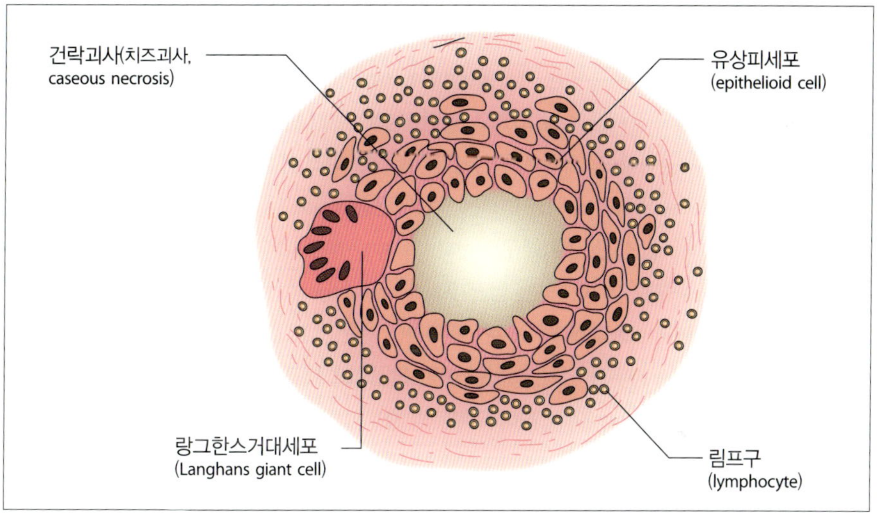

[그림 I-4-4] **결핵결절**(tubercle)

6. 염증의 결과

염증은 유해물질의 특성이나 생체의 저항력(면역)에 따라 최종적으로 치유, 만성화, 죽음 중 하나로 나타나게 된다.

치유에는 유해물질이 제거되어 본래의 조직이 재생되는 완전 치유(complete cure), 반흔이나 피막을 동반하는 불완전 치유(incomplete cure)가 있다.

손상 부위에서 유해물질이 제거되면 림프구, 형질세포, 대식세포와 함께 모세혈관이나 섬유모세포가 증식하여 육아조직(granulation tissue)이 형성된다(그림 I-4-1-⑤). 수복 과정이 진행되면 육아조직 내에서 섬유모세포가 생산하는 교원섬유가 증가(섬유화)하여 반흔(scar)이라는 치밀한 섬유성 조직으로 대체된다(그림 Ⅰ-4-1-⑥). 또 뼈처럼 재생능력이 높은 장기에서는 육아조직에서 본래의 조직이 재생된다. 유해물질이 잔존하거나 반복적으로 작용하는 경우 염증은 만성화된다. 또 염증으로 생명유지에 중요한 장기가 손상되거나 생체가 쇠약해지는 경우에는 죽음에 이르게 된다.

Clinical Point **장관 내의 세균 이야기**

무균 상태에서 태어난 아기에게는 생후 얼마 지나지 않아 구강 내나 장내에 다양한 세균이 정착하며 이 상태는 평생 지속된다. 생체 내에 살고 있는 세균을 상재균(resident flora)이라 하며, 이 중에서 장내에 정착해서 살고 있는 세균을 장내세균(enteric bacterium)이라고 한다. 장내에는 100종류 이상, 100조(兆)의 장세균이 살고 있고, 성인 1명에 존재하는 장세균의 중량은 1kg 이상이며, 분변의 절반은 장세균이나 그 사체로 구성되어 있다. 또 여러 종류의 장세균은 상호 생존경쟁에 의한 제거와 공생으로 일정한 균형을 이루는 장내세균총(enteric bacterial flora)을 형성하여, 식이섬유의 소화흡수나 비타민 생산, 면역에 관여한다.

그러나 질병에 걸렸을 때 복용하는 항균제(antibacterial agent)는 장세균에도 작용하여 그 수를 감소시키거나 제거한다. 그 대신 늘 소수만 존재하던 세균이나 진균이 증식하기 시작해 장내세균총의 균형이 파괴되는 경우가 있다. 이처럼 어떤 원인으로 세균무리의 균형이 파괴되는 것을 균교대현상(microbial substitution)이라 하며 대부분의 경우 이상 증식한 병원균에 의해 장염(enteritis)이 발생한다.

2 재생(Regeneration)과 수복(Repair)

대부분의 손상된 조직은 염증반응을 거쳐 복구가 되고 조직이나 장기가 손상되었을 때 염증부위가 본래 그 부위를 구성하고 있던 세포나 조직에 의해 보충되는 것을 재생(regeneration)이라고 한다. 조직결손이 작은 범위이고 세포의 재생능력이 강한 경우에는 형태적으로나 기능적으로 원래대로 회복되는 완전재생(complete regeneration)이 일어나지만, 조직결손의 범위가 크고 세포의 재생능력이 떨어지는 경우에는 완전하게 회복되지 않고 육아조직(granulation tissue)이나 반흔조직(scar tissue)으로 수복되는 불완전재생(incomplete regeneration)이 일어난다.

1. 세포의 증식과 분화

조직이 손상되면 그 손상 부위를 향해 주위의 잔존조직에서 세포가 증식하여 원래 부위를 구성하던 세포로 분화된다. 세포의 증식 및 분화에는 증식인자 등 다양한 화학적 매개물질이 관여한다.

일반적으로 재생능력은 하등동물일수록 강하고 고등동물일수록 약하며, 어릴수록 강하고 나이가 들수록 약해진다. 또 분화도가 낮은 세포일수록 재생능력이 강하고 분화도가 높은 세포일수록 약해지는 경향이 있다.

몸을 구성하는 세포는 재생능력에 따라 다음의 세 그룹으로 나누어진다.

1) 재생능력이 강한 세포(불안정세포)

끊임없이 분열을 반복하는 세포로 표피, 점막상피, 골수 등을 구성하는 세포가 여기에 해당된다. 이들 세포는 불안정세포(labile cell)로 분류된다.

2) 재생능력이 약한 세포(안정세포)

평소에는 그다지 활발하게 분열하지 않지만 조직이나 세포에 어떤 자극이 가해졌을 때 활발한 증식능력을 나타내는 세포를 말하며, 간세포(hepatocyte), 섬유모세포(fibroblast), 골모세포(osteoblast), 혈관내피세포(vascular endothelial cell), 평활근세포(smooth muscle cell) 등이 여기에 해당된다. 간 절제나 골절 후에는 신속한 재생이 일어난다. 이들 세포는 안정세포(stable cell)로 분류된다.

3) 재생능력이 없는 세포(영구세포)

최종 분화를 해서 분열하지 않는 세포로 신경세포(nerve cell)나 심근세포(cardiac muscle cell) 등이 여기에 해당된다. 재생은 일어나지 않고 보통 괴사 부위는 육아조직(granulation tissue)으로 대체된다. 이들 세포는 영구세포(permanent cell)로 분류된다.

3 상처치유(Wound healing)

다양한 원인으로 장기나 조직에 손상이나 결손이 발생하는 것을 상처(wound)라고 한다. 신체는 상처를 입으면 다양한 반응을 일으켜 상처부위 혹은 조직을 원래의 상태로 수복(repair)하려고 하는데 이 과정을 상처치유(wound healing)라고 한다. 상처 부위에서는 조직의 분리(이개), 출혈, 상처 부위 조직의 변성 및 괴사, 조직손상에 대한 염증반응, 조직손상의 결과로 발생한 괴사물질이나 삼출물의 흡수, 육아조직의 증식이나 조직재생 등 치유를 위한 일련의 생체반응이 일어난다.

상처치유에 영향을 미치는 전신적 요인으로는 환자의 영양상태, 혈액순환 상태, 대사상태, 호르몬(글루코코르티코이드 등) 등이 있으며, 국소적 요인으로는 상처부위의 감염, 이물질 유입 여부, 상처의 크기나 형태 등이 있다.

1. 상처치유(수복)의 과정

상처치유는 다음과 같은 과정을 거쳐 일어난다.

혈액응고괴(혈병) 형성 → 육아조직 형성 → 세포 증식과 아교질 침착 → 반흔 형성 → 상처 수축 → 조직 강도 회복

- **손상 당일** : 조직이 손상되면서 혈관이 손상되어 출혈이 생기면 혈액의 응고기전이 활성화되어 상처 표면에 혈병을 형성한다. 혈병은 섬유소, 적혈구, 혈소판으로 이루어진다.
- **1일 후** : 수복되는 부위에서 급성 염증이 일어나며, 모세혈관으로부터 염증 부위로 호중구가 이동한다. 호중구는 탐식작용으로 괴사세포 찌꺼기와 침입한 균을 제거한다.
- **2~4일 후** : 호중구가 대식세포로 대체되며 대식세포는 조직복구의 중심세포로 상처부위의 세포외기질에 있는 찌꺼기, 섬유소, 이물질 등을 제거하고 혈관신생을 촉진하며 세포외기질의 축적을 촉진한다. 섬유모세포, 혈관내피세포가 증식하여 육아조직을 형성한다. 신생 육아조직은 절개부위를 점차 채워가는데 육아조직의 양은 손상조직의 크기와 염증 정도에 따라 달라진다. 상피세포는 계속 증식하여 두꺼운 표피층을 만든다.

- **2주** : 백혈구의 침윤, 부종, 생성된 혈관 등이 사라지고 상처부위의 교원질이 증가하면서 상처가 점차 하얗게 변한다. 혈관이 거의 없어 창백한 조직으로 섬유모세포, 교원질, 세포외기질 등으로 구성된 조직으로 대체된다. 절개부위에 있던 진피 부속기관(감각점, 모낭, 한선 등)은 한번 파괴되면 다시 재생되지 않는다.
- **1개월** : 반흔은 염증세포 침윤이 없는 간질조직으로 구성되며 정상적인 표피로 덮인다.

1) 육아조직(Granulation tissue) (그림 I-4-5)

상처를 입으면 상처부위가 바로 닫히는 것이 아니라 상처부위에서 새살이 올라와 상처가 닫히고 치유되는데, 이때 상처부위에서 새로 돋아나는 조직을 육아조직이라고 한다.

육아조직은 섬유모세포와 모세혈관이 중심을 이루는 유약한 결합조직으로, 상처의 치유나 이물질 처리에 중요한 역할을 한다. 육안으로 보면 빨갛고 부드러우며 표면은 과립상을 띤다. 육아조직 안에는 대식세포(macrophage), 호중구(neutrophil), 림프구(lymphocyte), 형질세포(plasma cell) 등의 염증세포(inflammatory cell)가 침윤해 있다.

육아조직은 시간이 경과함에 따라 섬유모세포가 생산하는 교원섬유(아교섬유, collagen fiber)의 비율이 증가하고, 섬유성 결합조직의 상태를 거쳐 최종적으로 모세혈관이 감소하고 대부분이 교원섬유만으로 구성되는 반흔조직(scar tissue)이 된다. 육아조직은 왕성한 증식능력을 가지며 상처부분으로 재빨리 진행되어 조직결손을 보전한다. 결손이 작고 재생능력이 높은 조직에서는 육아조직이 소량이므로 반흔조직이 거의 형성되지 않지만 결손이 크거나 재생능력이 낮은 조직에서는 대량의 반흔조직이 형성된다.

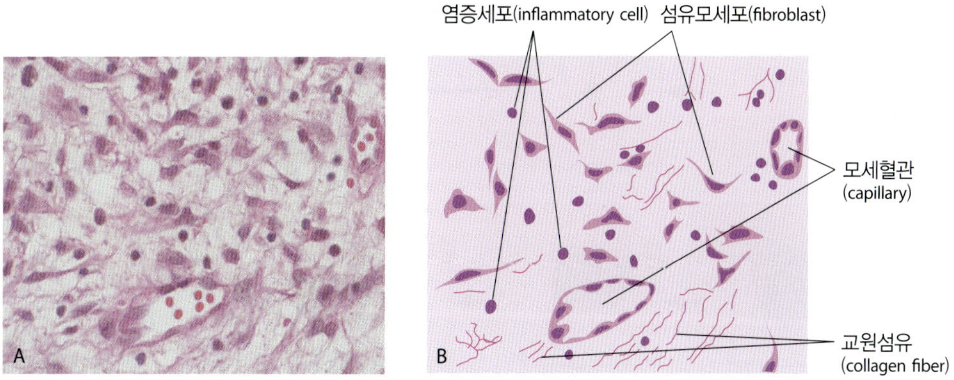

[그림 I-4-5] **육아조직**

A : 조직상 B : 모식도

2. 상처치유(수복)의 유형

피부나 점막의 상처가 치유되는 유형은 조직결손의 크기나 상처표면의 상태, 감염 여부에 따라 다른 치유 형식을 나타낸다(표 I-4-5, 그림 I-4-6).

1) 1차 치유

조직손상이 적고 감염이 없으며 상처표면이 밀착되어 있는 상태에서 일어나는 치유과정이다. 상처표면이 밀착되어 있기 때문에 육아조직의 형성이 적어 거의 반흔이 남지 않고 치유된다. 외과수술 시의 메스에 의한 피부절개가 전형적인 예이다.

[표 I-4-5] **1차 치유와 2차 치유의 비교**

	1차 치유	2차 치유
조직 손상 정도	조직손상이 경미함	세포나 조직손상이 심함
절단면의 연결 여부	상처의 양쪽 절단면이 봉합 등으로 연결이 가능	상처의 양쪽 절단면의 연결이 불가능
감염 위험 여부	감염 위험이 낮음	감염 위험이 높음
혈병 생성량	혈병이 소량 형성됨	혈병이 다량 형성됨
육아조직 형성 여부	육아조직이 거의 형성되지 않음	육아조직이 많이 형성됨
반흔조직 형성 여부	반흔조직이 거의 형성되지 않음	반흔조직이 크게 형성됨

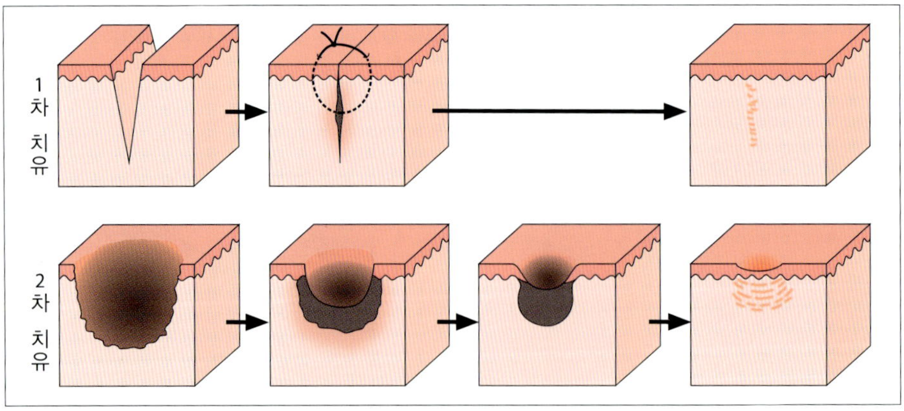

[그림 I-4-6] **1차 치유와 2차 치유**

1차 치유는 상처면이 밀착되어 있고 반흔조직이 매우 작게 형성되기 때문에 빠르게 치유된다.
2차 치유는 개방창(open wound)의 치유형식으로 치유에 시간이 걸리며 반흔형성도 뚜렷하다.

2) 2차 치유

조직손상이 크거나 감염을 동반한 경우에 일어나는 치유과정으로, 손상부위가 클 수록 제거되어야 할 괴사물질, 삼출물 등이 많으므로 염증반응이 심해지고 2차 염증에 의한 손상이 일어날 수 있다. 대량의 육아조직이 형성되어 큰 반흔이 남으며 상처 수축이 일어난다.

일반적으로 치유에 오랜 시간이 걸리며, 켈로이드(keloid)라고 불리는 종양 형태의 반흔이 형성되는 경우가 있다. 보통 발치창의 치유가 2차 치유 형식의 예이다.

3) 발치창의 치유과정 (그림 I-4-7)

보통 발치와는 개방창이 되기 때문에 발치창의 치유는 2차 치유의 형식을 나타낸다. 치유과정은 다음과 같다.

- 발치 직후에는 발치와 내에 출혈과 혈병(clot)이 보인다.
- 혈병은 세균의 감염을 막아준다.
- 응고된 혈액의 표면은 섬유소로 덮인다.
- 1일 후에는 발치와 내벽의 치은조직과 잔존 치주인대에서는 부종과 염증세포 침윤이 나타난다.
- 2~4일 경에는 발치와의 상처면에서 육아조직이 증식을 시작한다(기질화의 시작). 상처 가장자리의 치은상피도 증식하여 상처면을 덮기 시작한다(상피화의 시작).
- 발치 후 1~3주일 경에는 육아조직에 의해 혈병은 거의 대체되고(기질화 완료), 상처면은 재생상피로 뒤덮인다(상피화 완료).
- 발치와의 치조골 벽면에 골모세포와 파골세포가 나타나고 뼈재생(osteoanagenesis)이 시작된다.
- 발치 후 1~1.5개월 경에는 발치와가 신생골(new bone, 가골)로 채워진다.
- 발치 후 2~3개월 경에는 발치와 내의 신생골 개조가 완료되어 주위의 기존 뼈와의 경계를 거의 알 수 없게 된다.

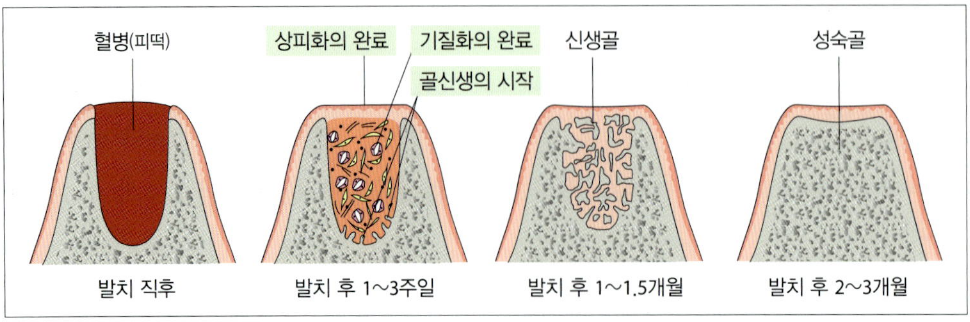

[그림 I-4-7] 발치와의 치유과정

4) 건성발치와(발치와골염, Dry socket)

건성발치와란 발치와의 치조골이 시간이 지나도 혈병으로 덮이지 않는 상태가 지속되는 것을 말하며, 원인은 세균감염이다. 위생상태가 좋지 않거나 경구용 피임약 복용 시, 흡연, 과도한 구강세척과 석션(suction)으로 인한 혈병(blood clot) 상실이 원인으로 고려된다(그림 I-4-8). 발치 후 2~3일에 통증을 호소하고, 환부는 심한 악취가 나며, 국소 림프절 종창도 관찰된다. 특히 하악에 매복된 제3대구치의 발치 후 호발한다.

치료는 통증 부위를 따뜻한 식염수로 세척하고 유지놀(eugenol)을 살짝 묻힌 요오드포름(iodoform) 거즈를 삽입하여 배농로를 만들어주고, 항생소염 요법을 실시한다.

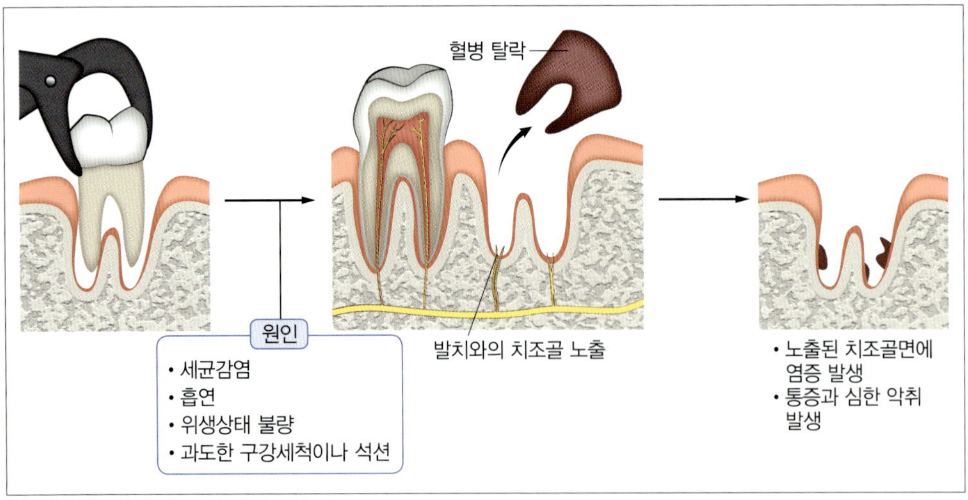

[그림 I-4-8] 건성발치와의 발생기전

4 이물질 처리

생체 밖에서 들어온 다양한 이물질(탄가루, 금속조각, 봉합사, 이식재료 등)이나 체내에서 생긴 이물질(괴사조직, 혈전, 혈종, 염증성 삼출물, 대사이상산물 등)은 비자기로 인식되어 이것을 처리하기 위해 다음과 같은 생체반응이 나타난다.

1. 흡수와 제거

미세한 이물질로 양이 많지 않을 때는 림프의 흐름을 타고 림프절에서 처리되거나 대식세포(macrophage)에 탐식되어 처리된다. 이물질이 커서 대식세포가 처리하지 못하는 경우에는 이물거대세포(foreign body giant cell)가 나타나 탐식, 흡수한다(그림 I-4-9).

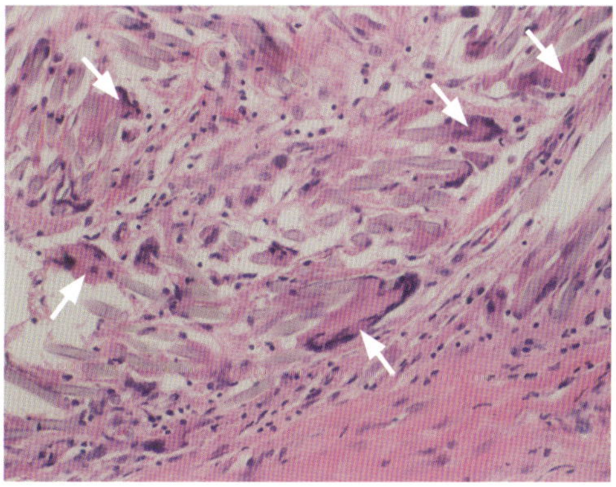

[그림 I-4-9] **이물거대세포**
봉합사를 탐식하는 다핵 이물거대세포(⇨)가 다수 보인다.

2. 기질화(Organization)

이물질에 대해 육아조직이 증식하여 서서히 이물질을 흡수, 대체하는 것을 기질화라고 하는데, 육아조직은 최종적으로 섬유성 결합조직에서 반흔조직이 된다.

주로 혈전이나 괴사병변 등 체내에 생긴 비교적 커다란 이물질의 처리에 관여한다.

3. 피막(Capsule)

금속조각이나 유리조각처럼 흡수되지 않는 이물질에 대해 육아조직이 주위를 둘러싸고 다시 섬유화시킴으로써 이물질을 뒤덮어 주위 조직에서 격리시키는 기전이다.

핵심포인트

- 염증이란 손상이나 자극에 대해 생체가 나타내는 반응으로 생체를 보호하는 기능이 있다.
- 염증의 원인으로는 생물학적 원인(감염), 물리적 손상, 화학적 손상, 면역학적 손상 등이 있다.
- 염증이 발생하면 국소적 증상(5대 징후)과 전신적 증상이 나타난다.

국소적 증상 (5대 징후)	발적	모세혈관 확장으로 인한 충혈
	종창	혈관투과성 항진으로 인한 삼출액 증가
	발열	모세혈관 확장으로 혈류가 증가함에 따른 열감
		삼출액 저류에 의한 조직압 상승과 화학적 매개체 방출
	통증	림프구의 일종으로 특히 바이러스 감염 세포나 종양세포 등을 제거
	기능장애	종창 및 통증과 연관된 변화
전신적 증상		전신발열, 백혈구 수 증가, 림프절 종대 등

- 염증의 과정에는 ① 조직의 변성 및 괴사(퇴행성 변화) → ② 순환장애와 삼출 → 증식성 변화(진행성 변화)의 기본적인 세 과정이 나타난다.
- 급성 염증의 특징은 순환장애와 혈장 성분 및 호중구의 삼출이다. 삼출이 두드러지는 염증에는 장액성 염증, 섬유소성 염증, 화농성 염증, 출혈성 염증 등이 있다.
- 만성 염증의 특징은 림프구, 형질세포, 대식세포의 침윤과 함께 모세혈관이나 섬유 성분의 증식이다. 대표적인 예로는 결핵이나 매독 등의 육아종성 염증이 있다.
- 조직이나 장기의 결손이 그 부위를 구성하고 있던 세포나 조직에 의해 보충되는 것을 재생(regeneration)이라고 한다.
- 몸을 구성하는 세포는 재생능력에 따라 재생능력이 강한 불안정세포(labile cell), 재생능력이 약한 안정세포(stable cell), 재생능력이 없는 영구세포(permanent cell)로 나뉜다.
- 육아조직(granulation tissue)은 섬유모세포(fibroblast)와 모세혈관(capillary)이 중심을 이루는 유약한 결합조직으로, 상처치유나 이물질 처리에 중요한 역할을 한다.
- 피부나 점막의 상처가 치유되는 형식은 결손조직의 크기나 감염 여부에 따라 1차 치유와 2차 치유로 나뉜다.
- 건성발치와는 발치와의 치조골이 시간이 지나도 혈병으로 덮이지 않는 상태가 지속되는 것을 말하며, 환부는 심한 악취가 나며, 국소림프절 종창도 관찰된다.
- 이물질은 종류, 크기, 양에 따라 흡수에 의해 제거되거나 육아조직으로 대체(기질화)되거나 섬유성 조직으로 둘러싸인다(격리).

REVIEW TEST

01. 염증에 대한 설명으로 가장 옳은 것은?

① 혈관투과성이 감소된다.
② 염증은 치유되기 어렵다.
③ 모세혈관의 확장에 의해 발적된다.
④ 미생물에 의한 감염은 화학적 원인이 된다.
⑤ 체온감소와 림프절 종창의 전신증상을 유발하기도 한다.

02. 다음 보기에 해당되는 염증세포는?

- 탐식작용
- 염증 초기관찰
- 화농성 병소
- 급성염증반응

① 호중구 ② 호산구 ③ 단핵구
④ 형질세포 ⑤ 섬유모세포

03. 다음 보기에 해당되는 염증세포는?

- 탐식세포
- 항원제시기능
- 단핵구가 분화

① 호중구 ② 호산구 ③ 림프구
④ 대식세포 ⑤ 다핵거대세포

04. 급성 염증부위로 가장 먼저 이동하여 탐식작용을 하는 세포는?

① 호산구　② 호중구　③ 형질세포
④ 비만세포　⑤ 대식세포

05. 급성염증에 대한 설명으로 가장 옳은 것은?

① 병변의 경과는 느리다.
② 증상의 정도는 약하다.
③ 조직복구가 특징적이다.
④ 삼출이 강하게 나타난다.
⑤ 주로 형질세포의 침윤이 나타난다.

06. 만성염증에 대한 설명으로 가장 옳은 것은?

① 화농성 염증
② 호중구 침윤
③ 삼출이 특징적
④ 빠른 병변의 진행
⑤ 결핵이나 매독 등의 육아종성 염증

07. 매독에 대한 설명으로 가장 옳은 것은?

① 급성 염증　② 삼출성 염증　③ 허친슨 삼징후
④ 폐에 결절을 형성　⑤ 나균에 의해 감염

08. 육아조직에 대한 설명으로 옳은 것은?

① 염증조직　② 상피세포　③ 삼출현상
④ 상처부위의 새살　⑤ 발적, 종창, 발열, 동증, 기능장애 나타님

09. 2차 치유과정에 대한 설명으로 옳은 것은?

① 혈병이 소량 형성
② 반흔조직(흉터) 형성
③ 감염의 위험성이 낮음
④ 손상 된 양쪽 끝이 서로 연결됨
⑤ 조직의 파괴와 결손이 거의 없음

10. 발치창의 치유과정에 대한 설명으로 가장 옳은 것은?

① 1차 치유형식을 나타낸다.
② 발치 직후에 혈액응고 된다.
③ 뼈는 4일 후 생성되기 시작한다.
④ 육아조직이 증식된 이후에 염증세포가 침윤한다.
⑤ 발치창은 혈병이 육아조직으로 대체된 후 상피조직으로 대체된다.

11. 발치창의 치유과정에서 나타나는 세포와 가장 거리가 먼 것은?

① 염증세포　② 상피세포　③ 신경세포
④ 조골세포　⑤ 파골세포

12. 발치와의 치조골이 시간이 지나도 혈병으로 덮이지 않아 세균이 감염되어 생기는 염증은?

① 축농　② 치수염　③ 봉와직염
④ 건성발치와　⑤ 치근단 농양

정답

01. ③ 02. ① 03. ④ 04. ② 05. ④ 06. ⑤ 07. ③ 08. ④ 09. ② 10. ② 11. ③ 12. ④

PART II

각론

O·R·A·L·P·A·T·H·O·L·O·G·Y

Chapter 01

구강면역질환

≫ 학습목표

01. 면역반응에 대하여 설명할 수 있다.
02. 항원 개념에 대하여 설명할 수 있다.
03. 면역반응에 관여하는 세포에 대하여 설명할 수 있다.
04. 면역의 종류에 대하여 설명할 수 있다.
05. 과민반응에 대하여 설명할 수 있다.
06. 베체트증후군에 대하여 설명할 수 있다.
07. 쇼그렌증후군에 대하여 설명할 수 있다.
08. 면역학적 구강질환을 열거할 수 있다.
09. 재발성 아프타궤양의 원인을 설명할 수 있다.
10. 재발성 아프타궤양의 임상증상을 설명할 수 있다.
11. 재발성 아프타가 나타나는 전신질환을 나열할 수 있다.
12. 편평태선에 대하여 설명할 수 있다.

1 면역반응 이상

1. 면역반응(Immune reaction)

면역이란 원래 '역(병)을 피한다'는 의미로, 어릴 적에 한번 홍역(마진)에 걸리면 그 후 두 번 다시 홍역에 걸리지 않거나 가벼운 증상으로 끝나는 현상을 말한다. 이 병원미생물을 제거하는 기능은 오늘날에는 병원미생물에 국한하지 않고 선천적으로 자신의 몸에 있는 것(자기, self)과 그렇지 않은 것(비자기, nonself)을 식별하여 비자기를 몸 밖으로 배제하는 생명유지의 기본적 반응으로 이해하게 되었는데, 이처럼 자기와 비자기의 반응을 면역반응이라고 한다.

1) 항원과 항체

병원미생물을 포함해 면역반응을 일으키는 비자기를 항원(antigen)이라고 한다. 병원미생물 이외에도 생체에는 무해한 난백이나 우유, 몸의 자기조직, 타인으로부터 이식받은 장기도 항원이 되어 각각 과민반응(allergy), 자가면역질환, 이식편거부반응(graft rejection)을 일으키는 원인이 되기도 한다.

항체(antibody)는 항원에 대응하여 생체에서 만들어지는 당단백질로, 면역글로불린(immunoglobulin, Ig)이라는 단백질로 이루어진다. 사람의 면역글로불린에는 IgG, IgM, IgA, IgD, IgE가 있으며, 각기 다음과 같은 역할을 한다.

① IgG : 혈청 속에서 가장 다량으로 존재하고 태반을 통과할 수 있어서 신생아의 감염방어에도 효과적이다.

② IgM : 분자량이 가장 크고 보체활성 능력이 가장 높으며 최초의 면역반응에서 생산된다.

③ IgA : 분비형의 면역글로불린으로 소화관 내나 유즙 내로 분비되어 점막면역에 효과적이다. 초유, 타액, 소화관의 점막외분비액 내에는 분비형 IgA가 존재한다.

④ IgD : B림프구 분화에 기여한다고 하지만 기능은 명확하지 않다.

⑤ IgE : I형 과민반응(allergy)에 관여한다.

형질세포에서 생산된 항체는 항원에 특이적으로 결합해 항원을 제거한다. 항체의 구조는 2개의 중쇄와 경쇄로 이루어지며, 중쇄와 경쇄의 아미노(N)말단에 항원에 특이적으로 결합하는 부위가 존재하는데, 이 아미노(N) 말단을 Fab라 하고 중쇄의 카복실(C) 말단을 Fc라고 한다(그림 Ⅱ-1-1).

항체 생산은 항원이 최초 침입할 때 보이는 1차 반응에서는 먼저 IgM 항체가 생산되고, 나중에 IgG 항체가 생산된다(그림 Ⅱ-1-2). 항원이 재침입할 때는 같은 항원에 특이적인 IgG 항체가 대량으로 생산되는 2차 반응이 나타난다. 이와 같이 면역반응에서는 첫 번째 항원의 침입으로 면역기억이 남게 되어 다음 번에 같은 항원이 침입했을 때는 단시간에 항원을 제거하여 질병이 일어나지 않게 한다. 그러나 기억된 항원 이외의 다른 항원은 제거할 수 없다.

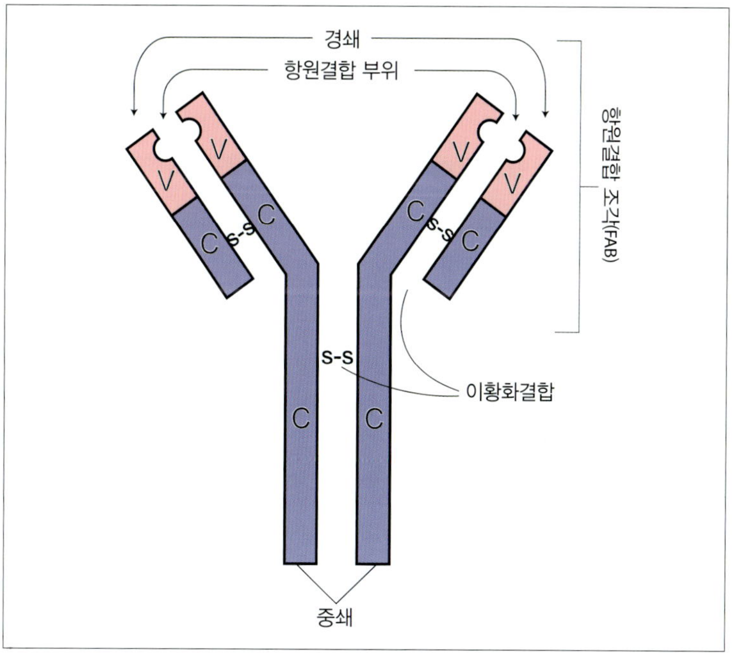

[그림 Ⅱ-1-1] 항체(IgG)의 일반적인 구조

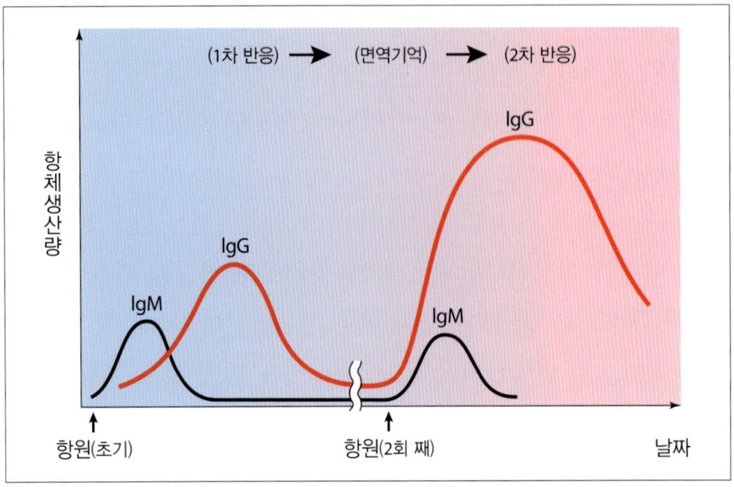

[그림 II-1-2] 항원에 대한 면역반응의 시간적 변화

2) 면역반응에 관여하는 세포

면역반응을 담당하는 세포에는 T세포(T림프구)와 B세포(B림프구)로 이루어진 림프구(lymphocyte), 대식세포(macrophage), 수지상세포(dendrite cell), 자연살해세포(natural killer cell) 등이 있으며, 이들을 면역담당세포라고 한다(표 II-1-1).

림프구는 면역반응에서 가장 중요한 역할을 하며 전체 백혈구 중 20~25%를 차지한다.

[표 II-1-1] 면역반응에 관여하는 세포

종류		기능
B세포		골수에서 만들어지고 형질세포로 성숙 및 분화하여 항체를 생산해서 체액성 면역의 중심 역할을 한다.
T세포	보조T세포	세포 표면에 CD4분자를 발현하고, 사이토카인(cytokine)을 방출하여 체액성 면역과 세포성 면역을 조절한다.
	살해T세포	세포 표면에 CD8분자를 발현하고 항원에 직접 접촉해서 항원을 제거한다.
자연살해세포		림프구의 일종으로 특히 바이러스 감염 세포나 종양세포 등을 제거한다.
항원제시세포 (대식세포, 수지상세포)		항원을 탐식해서 림프구가 인식하기 쉬운 형태로 처리하여 세포 표면에 제시한다. 항원제시세포에 의해 제시된 처리 항원은 T세포나 B세포에 의해 인식된다.

3) 면역반응의 기전

생체는 체액성 면역과 세포성 면역기전에 의해 보호되고 있다(그림 Ⅱ-1-3).

(1) 체액성 면역(Humoral immunity)

항체가 항원과 결합하여 일어나는 면역반응으로 B세포에서 분화한 형질세포가 생산한 항체가 병원체를 제거한다.

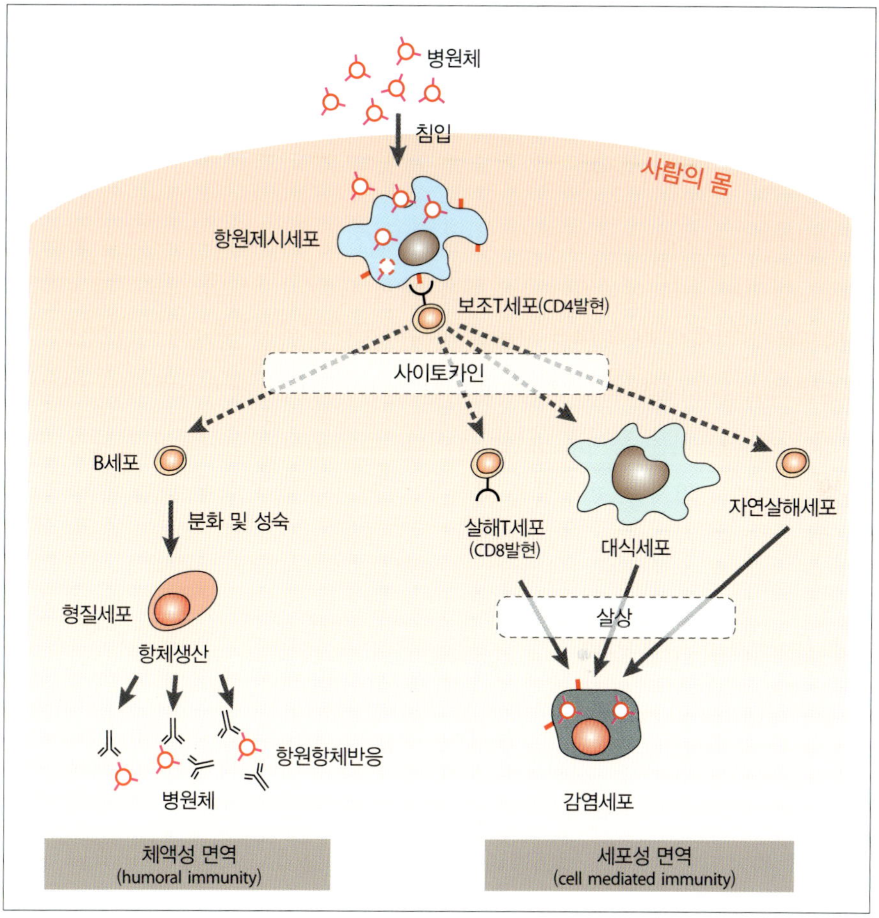

[그림 Ⅱ-1-3] 체액성 면역과 세포성 면역

(2) 세포성 면역(Cell mediated immunity)

항체는 관여하지 않고 T세포가 중심을 이루는 면역반응으로, 살해T세포(세포독성T 세포)나 대식세포, 자연살해세포 등의 세포가 직접적으로 항원(결핵균이나 바이러스에 감염된 세포 등)을 제거하는 면역반응이다.

가령, 사람 몸에 침입한 병원체(항원)는 대식세포나 수지상세포 등의 항원제시세포에 탐식되어 처리된 후에 이들 세포 표면에 제시되어 보조T세포(helper T cell)나 B세포에 의해 인식된다. 병원체를 인식한 보조T세포는 사이토카인(cytokine)을 방출하고 체액성 면역과 세포성 면역을 조절한다.

4) 면역의 분류

(1) 선천면역과 획득면역

선천면역(innate immunity; 자연면역)이란 개체가 태어날 때부터 가지고 있는 면역기전으로, 병원체 등의 이물질이 침입했을 때 발생하는 생체의 비특이적 방어반응이다. 미생물의 침입을 막기 위한 첫번째 방어반응으로 감염 초기에 작용한다.

획득면역(acquired immunity; 후천면역)이란 선천면역으로 제거되지 않는 미생물을 제거하기 위해 작용하는 특이적 방어반응이다. 림프구가 활성화되고 항체가 만들어질 때까지 시간은 걸리지만, 미생물을 제거할 수 있는 효율이 높아 감염 방어에 매우 효과적이다.

(2) 능동면역과 수동면역

능동면역(active immunity)이란 백신을 예방접종하여 면역을 획득하는 것(중화항체를 유도 하는 것)을 말하며, 면역세포가 활성화되려면 시간이 걸린다. 수동면역(passive immunity)은 항원이 아닌 항체나 림프구를 받아 작용하는 면역으로 항체가 분해되고 림프구가 죽게되면 면역이 사라진다. 태아가 태반을 통해 항체를 받거나 신생아가 모유를 통해서 항체를 받는 경우, 항체주사를 맞는 경우가 여기에 해당된다.

2. 과민반응(Allergy)

본래 면역반응은 병원미생물 등을 제거해 생체에 유리하게 작용하지만 면역반응이 생체에 질병을 일으키는 경우를 과민반응(allergy)이라고 한다. 과민반응은 그 발생기전에 따라 I~IV형으로 분류된다(표 II-1-2).

1) I 형 과민반응(Anaphylactic type)

IgE항체가 관여하는 과민반응으로 항원이 생체에 침입해 몇 분에서 몇 시간 내에 증상이 일어나기 때문에 즉시형 과민반응이라고도 한다.

꽃가루, 진드기, 음식물 등의 항원에 대해 만들어진 IgE항체는 항체의 Fc 부분을 통해 비만세포(mast cell)나 호염기구(basophil)의 세포 표면에 결합한다. 같은 항원과 다시 만나 이들 세포 표면의 항원 특이적인 IgE항체와 결합하면 세포는 히스타민 같은 화학적 매개체(chemical mediator)를 함유한 과립을 방출한다. 방출된 화학적 매개체에 의해 혈관투과성 항진, 평활근 수축, 점액분비 항진 등의 증상이 일어난다.

I형 과민반응에는 기관지천식, 꽃가루병, 두드러기, 아토피성 피부염, 음식물이나 약제에 대한 과민반응 등이 있으며, 종종 호흡곤란이나 쇼크 등의 극심한 전신증상을 동반하는 아나필락시스쇼크(anaphylactic shock)를 일으킨다.

2) II 형 과민반응(Cytotoxic type)

적혈구나 혈소판 등의 세포를 항원으로 해서 만들어진 IgG항체가 이들 세포를 손상하는 과민반응이다. 세포에 특이적으로 결합한 IgG항체는 보체(complement)를 활성화시켜 세포를 손상(보체의존성 세포손상)하거나 항체의 Fc 부분에 대식세포(macrophage)나 자연살해세포(natural killer cell)를 결합시켜 세포를 손상한다(항체의존성 세포매개성 세포손상).

II형 과민반응에는 ABO형 부적합 수혈에 의한 용혈성 빈혈, Rh형 부적합 임신에 의한 신생아 용혈성 빈혈, 특발성 혈소판감소성 자반병, 천포창 등이 있다.

3) III형 과민반응(Immune complex type)

항원과 IgG항체가 결합한 면역복합체가 다양한 조직(신장, 심장, 혈관, 관절 등)에 침착해 조직을 손상시키는 과민반응이다. 이러한 종류의 과민반응을 자가면역질환이라고 한다.

[표 II-1-2] **과민반응의 발생기전**

		과민반응의 발생기전	항원	질환
I형	체액성 면역	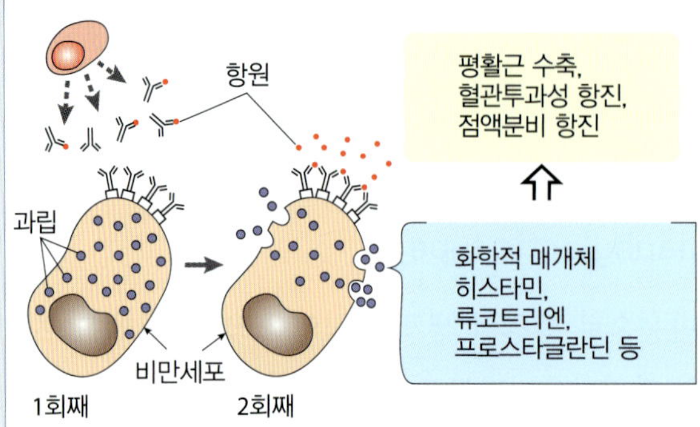	꽃가루, 진드기, 밀가루, 우유, 달걀, 약물 등	기관지천식, 꽃가루병, 아토피성 피부염, 아나필락시스 쇼크
II형	체액성 면역	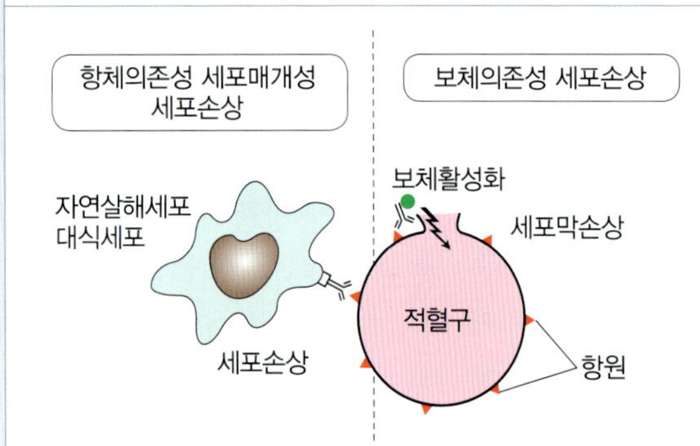	세균, 적혈구, 혈소판, 기저막 등	용혈성 빈혈, 특발성 혈소판 감소성 자반병, 천포창
III형	체액성 면역	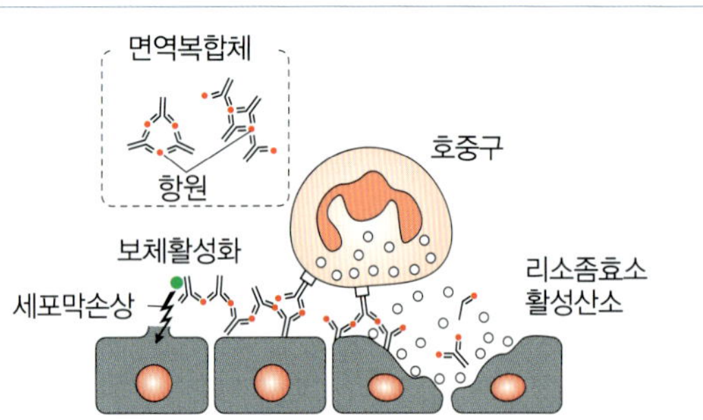	세균 성분, 핵산, 면역 글로불린 등	자가면역질환
IV형	세포성 면역	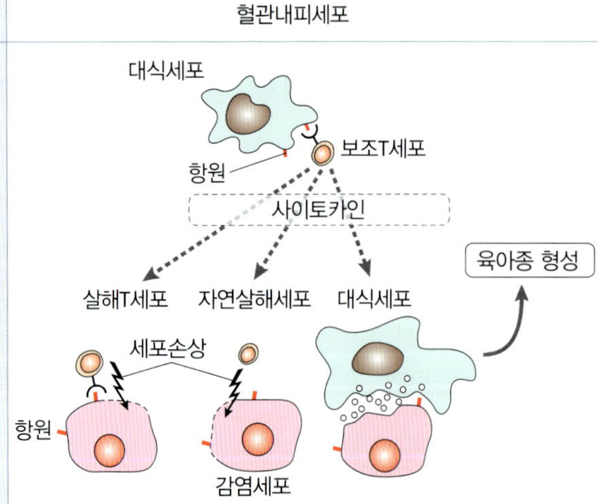	결핵균이나 바이러스에 감염된 세포, 이식세포, 종양세포 등	육아종(결핵결절), 접촉성 피부염, 이식편 거부 반응

면역복합체에 포함되는 IgG항체가 Fc 부분에 결합한 호중구(neutrophil)를 활성화하고 리소좀효소(lysosomal enzyme)나 자유라디칼(free radical; 활성산소)을 방출시키거나 보체(complement)를 활성화시킴으로써 면역복합체가 침착된 조직이 손상된다.

III형 과민반응에는 아르투스반응(arthus reaction; 항원에 감작된 동물의 피하에 동일한 항원을 접종하면 같은 부위에 염증반응이 일어남), 용혈연쇄구균(용혈사슬알균, hemolytic streptococcus) 감염 후의 사구체신염(토리콩팥염, glomerulonephritis), 전신홍반루푸스(systemic lupus erythematosus, SLE), 만성 류마티스관절염, 혈청병 등이 있다.

4) IV형 과민반응(Cell-mediated type)

항체는 관여하지 않고 T세포를 통한 세포성 면역(cell mediated immunity)에 의해 조직이 손상되는 과민반응이다. 항원이 생체에 침입한 후 1~2일 후에 발병하기 때문에 지연형 과민반응라고도 한다.

발병에는 항원을 인식한 보조T세포가 방출하는 사이토카인(cytokine)에 의해, 대식세포(macrophage)나 자연살해세포(natural killer cell) 외에 항원을 인식한 살해T세포가 활성화되어 표적세포를 파괴한다. IV형 과민반응에서는 간혹 활성화된 대식세포가 유상피세포나 다핵거대세포가 되어 육아종(granuloma)을 형성하는 경우가 있는데, 그 대표적인 예가 결핵결절이다.

IV형 과민반응에는 결핵증, 투베르쿨린반응, 접촉성 피부염, 이식편거부반응이 있다.

3. 자가면역질환(Autoimmune disease)

면역반응은 본래 비자기를 제거하는 기전이지만, 병적 상태에서는 자기조직에 대해 면역반응이 일어나 자기조직에 손상이 일어나는데, 이것을 자가면역질환이라고한다. 자가면역질환에서는 혈액 속에 자기조직에 대한 자가항체가 나타난다.

전신홍반루푸스(systemic lupus erythematosus), 만성 류마티스관절염(chronic rheumatoid arthritis), 쇼그렌증후군(sjögren syndrome), 베체트증후군(Behcet's syndrome) 등이 자가면역질환에 속한다.

이러한 자가면역질환들은 구강에도 영향을 미쳐, 점막 궤양, 구강건조증, 수포, 미란 등의 증상을 나타낸다.

1) 전신홍반루푸스(Systemic lupus erythematosus)

전신홍반루푸스는 핵 성분에 대한 자가항체의 생산을 특징으로 한다. 환자의 약 90%는 여성이며, 20~30대에서 많이 발생한다. 임상증상으로는 얼굴피부의 나비모양홍반, 신장염(nephritis; 지속성 단백뇨), 장막염(serositis), 관절염(arthritis) 등 전신 장기에 다양한 증상이 나타난다.

2) 만성 류마티스관절염(Chronic rheumatoid arthritis)

만성 류마티스관절염은 IgG에 대한 자가항체(류마티스 인자로 불림)의 생산을 특징으로 한다. 환자의 75%는 여성이며 30~50대에서 많이 발생한다. 임상증상은 관절의 종창, 통증, 발적, 피하결절(류마티스결절)이며 중증이 되면 관절이 변형되어 움직일 수 없게 된다.

3) 쇼그렌증후군(Sjögren syndrome)

쇼그렌증후군은 안구건조증(xeroma)에 의한 건조성 각결막염(dryeyes)과 구강건조증(xerostomia) 등의 건조증상을 특징으로 하는 증후군으로, 타액선 및 누선을 비롯한 전신의 외분비선에 계통적인 조직손상(tissue damage)을 일으키는 원인불명의 자가면역질환이다. 병변에서는 보조 T림프구와 B림프구의 침윤이 관찰된다(그림 II-1-4).

다른 자가면역질환을 동반하지 않는 경우를 원발성(1차성) 쇼그렌증후군, 류마티스관절염이나 전신홍반루푸스 같은 다른 자가면역질환을 동반하는 경우를 속발성(2차성) 쇼그렌증후군으로 구분하는데 속발성 쇼그렌증후군이 약 50%로 많이 나타난다. 성별로는 남녀 1 : 15의 비율로 여성에게 많이 발생하고 호발연령은 40~60대의 갱년기 전후이다.

구강건조증에 의한 점막의 통증, 점조한 느낌 등의 불쾌증상이나 미각이상 외에 이하선과 악하선의 종창, 치아우식 및 치주질환의 다발, 구강캔디다증(oral candidasis), 평활설, 균열설(고랑혀, furrowed tongue), 구강점막의 발적 등이 나타난다(그림 II-1-4A).

구강건조증, 안구건조증 및 류마티스관절염이나 다른 자가면역질환 증상 중 적어도 2개의 증상이 존재하거나 타액선 도관 주위에 현저한 림프구 침윤, 도관 확장, 간질(사이질)의 섬유화가 관찰되는 조직소견을 보이거나(그림 II-1-4B), 혈액검사에서 항-쇼그렌증후군A(SS-A) 항체와 항-쇼그렌증후군B(SS-B) 항체와 함께 가벼운 빈혈, 백혈구 수 감소, 적혈구침강속도 증가와 혈청 내 면역글로불린의 증가가 관찰되면 확정진단한다.

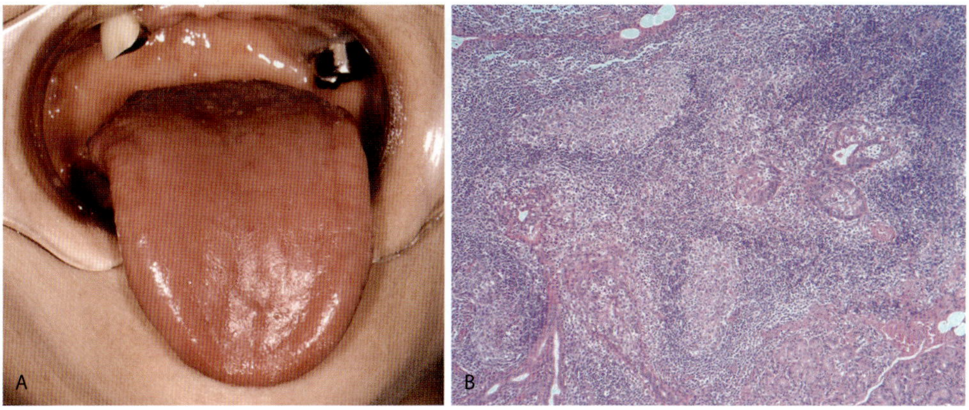

[그림 II-1-4] **쇼그렌증후군(구순선)**

A : 구강 사진
B : 조직상. 소엽 내에 고도의 림프구 침윤이 보이고, 선조직의 파괴, 도관의 확장, 간질의 섬유화가 보인다.

4) 베체트증후군(Behcet's syndrome)

베체트증후군은 구강점막의 경계가 분명한 궤양(아프타), 외음부 궤양, 피부병변, 홍채염에서부터 포도막염 등 안구의 염증성 병변이 함께 나타나는 자가면역질환이다(그림 II-1-5). 환자의 구강점막에 자가항체가 존재하고 성별 차이는 없으며 평균 호발연령은 30세이다. 환자에 따라서는 일부 증상만 나타나는 경우도 있다. 회복과 재발을 반복하고 중추신경, 순환기, 소화관이 침습되기도 한다.

치료는 전신 및 부분적으로 스테로이드가 사용되거나, 면역억제제가 사용되기도 한다.

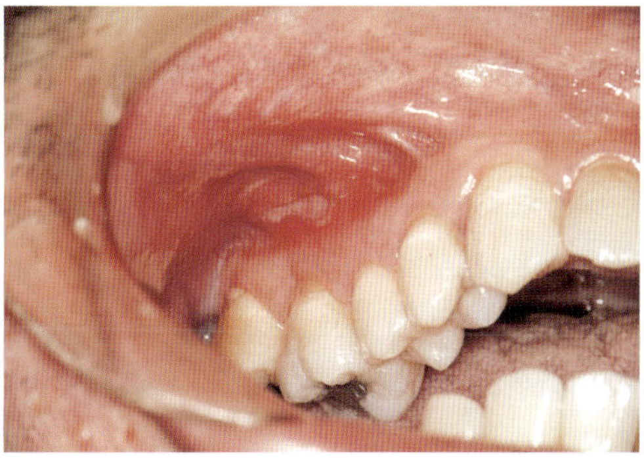

[그림 II-1-5] **베체트증후군**

4. 면역결핍증(Immunodeficiency disease)

면역기전에 결함이 있어 면역반응이 저하되어 있는 상태를 면역결핍증이라 하며, 감염에 대한 저항력이 저하된다. 면역결핍증은 선천성과 후천성으로 나뉜다.

1) 선천성 면역결핍증

선천성 면역결핍증은 선천적으로 면역기전에 이상이 있는 것을 말하는데 복합면역결핍증, 탐식세포기능이상증, 보체성분결손증 등이 있다.

2) 후천성 면역결핍증

후천성 면역결핍증은 악성 종양, 자가면역질환, 면역억제제 투여자, 바이러스 감염, 영양실조 등의 후천적인 요인에 의해 면역결핍증이 발생하는 것을 말한다. 여기에서는 사람면역결핍바이러스(Human Immunodeficiency Virus; HIV)에 감염되어 발병하는 후천성 면역결핍증후군(Aquired Immunodeficiency Syndrome; AIDS)을 예로 들 수 있다.

5. 이식면역

1) 이식편거부반응(Graft rejection)

기능이 상실된 장기를 다른 개체의 건강한 장기와 교환하는 치료를 이식이라 하며, 4가지 형태가 있다. 이식편거부반응이란 이식받은 장기에 대한 숙주의 면역반응을 말한다.

① **이종이식** : 종속이 다른 동물의 기관이나 조직 등을 이식하는 것으로 돼지의 장기를 사람에게 이식하는 경우

② **동종이계이식** : 동일한 종속의, 유전자 구성이 다른 개체끼리의 이식으로 일반적으로 이루어지는 신장이식이나 심장이식의 경우

③ **동종동계이식** : 동일한 종속의, 유전자 구성이 같은 개체끼리의 이식으로 일란성 쌍생아 사이에서 이식하는 경우

④ **자가이식** : 자기 조직을 다른 부위에 이식하는 것으로 자기의 장골(ilium)을 악골의 결손부에 이식하는 경우

자가이식된 피부나 뼈는 자기의 다른 부위에서 생착하지만 이종이식이나 동종이계 이식에서는 유전자 구성이 다른 비자기조직에 대한 면역반응, 즉 이식편거부반응이 일어난다.

2) 이식편대숙주반응(Graft versus host reaction)

골수이식으로 골수 제공자의 림프구가 숙주에 침입하면 보통은 이식편거부반응으로 제거된다. 하지만 숙주의 면역기능이 저하되어 이식편거부반응이 일어나지 않는 경우에는 골수 제공자의 림프구가 숙주의 조직을 손상하는데, 이러한 병태를 이식편대숙주병(graft versus host disease, GVHD)이라고 한다. 골수 제공자의 림프구는 숙주의 장관, 간, 피부를 손상하여 발열, 발진, 황달, 설사 등의 증상을 일으킨다.

2 면역학적 구강질환

다양한 면역학적 질환이 구강에 나타나는데(표 II-1-3), 면역체계가 자신의 세포와 조직을 항원으로 인식하여 조직을 파괴하는 과정에서 발생한다.

[표 II-1-3] **구강영역에 영향을 미치는 면역학적 질환**

질환명	구강증상
베체트증후군	아프타성 궤양
쇼그렌증후군	구강건조증
재발성 아프타성 구내염	아프타성 궤양
구강편평태선	구강점막의 미란, 수포, 백반, 만성 박리성 치은염
천포창	점막궤양, 수포
유사천포창	점막궤양, 수포

1. 재발성 아프타구내염 (Recurrent aphthous stomatitis; RAS) (그림 II-1-6)

아프타(aphtha)란 백색 위막(거짓막)으로 둘러싸인 작은 원형의 궤양으로 주위가 붉은색을 띤다. 재발성 아프타구내염은 구강점막의 여러 부분에 아프타성 구내염이 반복적으로 발생하는 것으로, 원인이 밝혀지지 않은 경우가 많지만 외상이 가장 중요한 촉진인자이며, 구강 내의 방사선 필름 위치, 국소마취 등의 치과 치료과정 중이나 치료과정 후에 구강점막에 가해진 손상 때문에 나타날 수도 있다. 스트레스 또한 촉진인자이며 그 밖에도 비타민, 무기질 등의 결핍, 월경 등의 다양한 인자가 관여하는 것으로 추정된다.

재발성 아프타는 베체트병(Behcet's disease)의 주요 병변 중 하나이며, HIV 감염병, 크론병(Cronhn's disease), 궤양성 대장염, 주기성 호중구감소증 등 특정한 전신질환과 관련되어 나타나기도 한다.

아프타구내염은 소아프타성 궤양, 대아프타성 궤양, 포진성 궤양의 3가지 형태로 나뉜다.

1) 소아프타성 궤양(Minor aphthous ulcers)

대부분의 재발성 아프타구내염은 소아프타성 궤양이며, 임상소견에서는 1cm 이하 크기의 궤양이 나타난다. 궤양이 형성된 부위에서 작열감과 쓰라림이 나타나며 통증이 심하다. 궤양은 한 번에 다섯 개 이하로 나타나고 얕은 분화구 형태이며, 구강 내 전방부위에 호발한다. 치유는 10~14일 내에 종결되며 반흔이 남지 않는다.

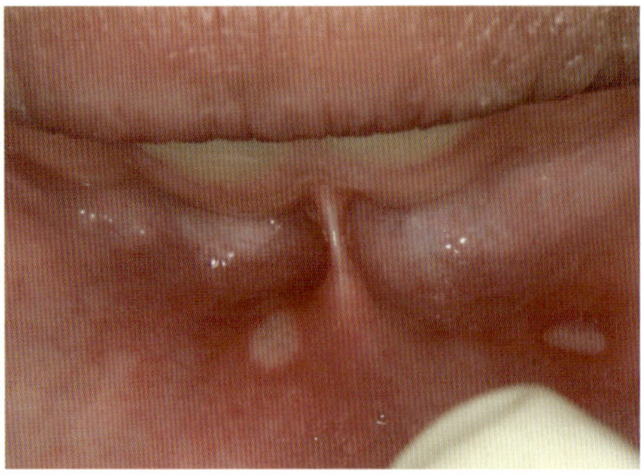

[그림 II-1-6] **재발성 아프타구내염**
구순에 나타난 재발성 아프타구내염

2) 대아프타성 궤양(Major aphthous ulcers)

대아프타성 궤양은 구순점막과 연구개 위에 나타나는 표면 궤양으로, 1개 또는 2개가 나타나며, 구강 내 후방 부위에 호발한다.

극심한 통증과 발음, 저작장애 등을 초래하고 몇 주에서 몇 달까지 지속되며 반흔을 남긴다.

3) 포진성 아프타궤양(Herpetiform aphthous ulcers)

포진성 아프타궤양은 선(샘, gland)을 포함하거나 각화점막에서 발생하는 드문 형태로 수포 모양의 궤양이며 성인에게서만 발생한다. 궤양은 구강에 넓게 분포하고 1~2mm 크기의 작고, 얕은 분화구 모양이며 장기간 잔존하는데 단순포진 감염으로 오진되는 경우가 많다.

2. 구강편평태선(Oral lichen planus) (그림 II-1-7)

피부질환인 편평태선은 구강점막에도 나타난다. 발생률은 전체 인구의 약 1~2% 정도로 발생빈도가 높지 않으며 특히 중년 여성에게 많이 발생한다.

협점막에 양측성으로 발생하는 경우가 많으며 구순, 치은, 혀에도 발생한다. 자발통(spontaneous pain)이나 접촉통(aphalgesia)을 호소하기도 한다.

구강편평태선은 미란, 수포, 백반 등의 다양한 육안소견을 보인다. 특징적으로 가장 빈도가 높은 것은 망상형으로, 미란성으로 빨갛게 보이는 병소를 배경으로 선 모양의 백색 병소가 그물코 또는 레이스 모양으로 나타나는데 이를 위캄선조(wickhams striae)라고 한다. 치은에 생긴 구강편평태선은 만성 박리성 치은염의 형태를 나타내는 경우도 있다.

예전에는 편평상피암의 발병과 인과관계가 있어 전암성 병변으로 간주되었지만 현재는 과학적 근거가 미약하다고 판단되고 있다. 원인 또한 분명하지 않지만 체액성 면역(humoral immunity)뿐만 아니라 명확하게 세포성 면역(cell mediated immunity)이 관련된 병태이다. 구강에서는 금속 등의 치과재료에 대한 알레르기 반응 또는 스트레스에 의해 병태가 악화되는 경우도 보고되고 있다.

조직학적으로는 상피 바로 아래에 림프구의 띠 모양 침윤이나 기저세포의 수포

(hydropic) 변성 또는 파괴가 관찰된다. 림프구는 주로 T림프구(T세포)로 이루어지고 기저세포의 장애는 세포성 면역의 결과로 발생한다. 세포장애가 진행되면 상피 밑에 수포가 형성되거나 상피각이 소실되거나 톱니모양을 나타내기도 한다.

Tip

편평태선(Lichen planus)의 명칭

홍백의 반점 모양 병소가 확산되는 모습이 암석이나 고목나무에 기생하는 선태류와 비슷하다는 점에서 유래한 명칭이다.

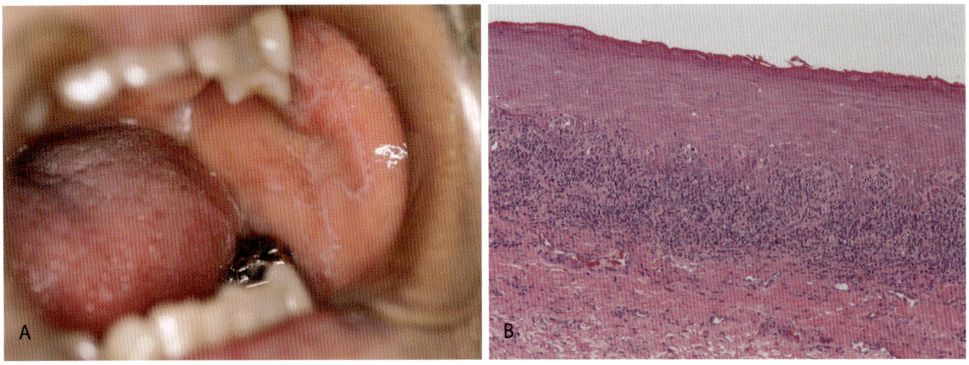

[그림 II-1-7] **구강편평태선**

A : 육안상(협점막) B : 조직상

상피 바로 아래의 결합조직에 띠 모양의 림프구 침윤이 보인다.

3. 천포창(Pemphigus)

피부의 수포성 질환인 천포창(그림 II-1-8)은 심상성(보통), 증식성, 낙엽성으로 분류되는데, 특히 심상성 천포창은 구강점막에 생기고 발생빈도가 높은 초기 증상이다. 젊은층에서 발병하고 남녀차이는 없다. 상피의 극세포(prickle cell)끼리 접착하는 장치인 결합체(desmosome)의 단백질이 천포창의 항원이 되고, 그것에 대한 자가항체가 자가면역 질환이다. 이 자가항체에 의해 상피내 극세포층의 접착이 훼손되고 극융해(acantholysis)가 발생함으로써 상피 내에 수포가 형성된다. 수포는 협점막, 혀, 구순, 구개에 생기고 식사 등의 기계적 자극으로 쉽게 파열되어 궤양을 형성한다.

전신적으로 스테로이드 투여 요법이 이루어지는데, 파열 부위가 감염되면 중증의 피부염이 발생하므로 피부의 감염예방이 중요한 대증요법이 되며, 예후가 불량하다. 수포 주위에서 정상적으로 보이는 점막이나 피부도 문지르면 쉽게 박리되어 수포가 생기는 소견[니콜스키 현상(Nikolsky sign)]이 다른 수포성 질환과의 감별점이다.

조직학적으로는 극융해(acantholysis)에 의해 기저세포의 위쪽에 상피내 수포가 형성되어 있고 수포 안에는 융해된 극세포의 덩어리가 유리되어 있다. 이 유리된 세포는 정크세포(tzanck cell)라고 한다.

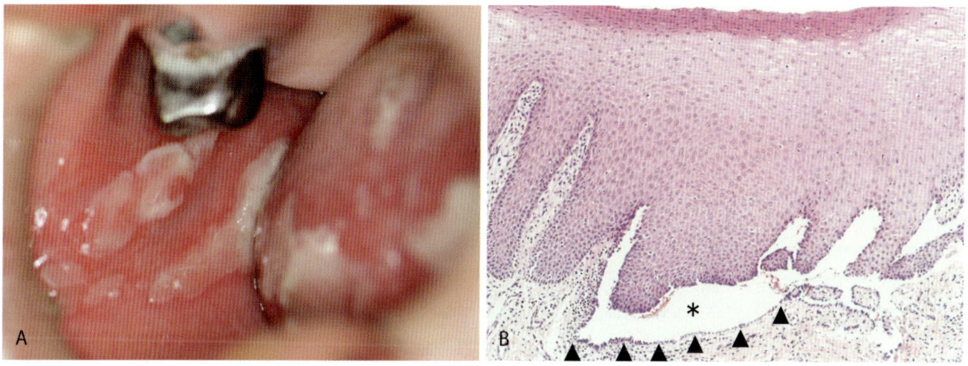

[그림 II-1-8] **천포창**

A : 심상성 천포창. 협점막과 혀에 수포가 형성되어 있다.
B : 조직상. 상피 내에 수포(*)가 형성되어 있다. 수포바닥 부분의 상피하결합조직의 표면에는 기저세포(▶)가 남아 있다.

Tip

극융해(Acantholysis)

편평상피세포의 세포사이 접착, 특히 결합체(desmosome)가 파괴됨에 따라 상피세포에서 상호 간의 접착이 상실되어 분산되는 상태를 말한다. 접착이 상실된 세포간극에 수포(상피내 수포)가 형성된다.

4. 유사천포창(Pemphigoid) (그림 II-1-9)

유사천포창은 자가면역성 수포증 중에서 가장 발생빈도가 높고, 60세 이상의 여성에게 많이 발생한다. 점막상피와 점막하결합조직을 결합시키는 기저막 구성 단백질에 대해 자가항체가 형성되는 자가면역질환으로, 이 부위가 훼손되기 때문에 상피 밑에 수포가 형성된다. 천포창은 상피 내에 수포가 형성되는 반면, 유사천포창은 상피 밑에 수포가 형성되기 때문에 천포창보다 수포가 잘 파열되지 않는다. 유사천포창은 난치성이지만 스테로이드 요법으로 조절할 수 있는 경우가 많아 만성적인 경과를 거친다.

구강에서는 구개, 혀, 볼 등에 많이 발생하며, 눈의 결막에 발생하면 수포가 반흔이 되므로 실명하기도 한다.

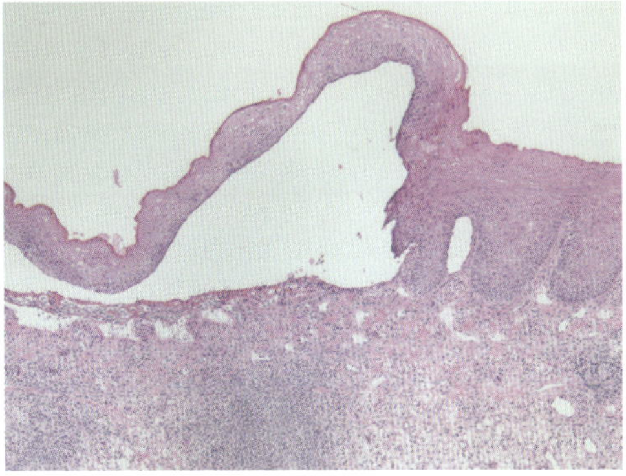

[그림 II-1-9] 유사천포창(조직상)
상피와 상피하결합조직 사이에 수포가 형성되어 있다.

핵심포인트

- 면역반응은 본래 생체를 지키는 기전이지만, 면역반응이상이 일어나면 질병이 발생한다.
- 면역반응에 관여하는 세포에는 T림프구(T세포)와 B림프구(B세포)로 이루어진 림프구, 대식세포, 수지상세포, 자연살해세포 등이 있으며, 이들을 면역담당세포라고 한다.
- 항원에 대한 면역반응에는 B림프구에서 분화한 형질세포가 생산한 항체가 중심을 이루는 체액성 면역과 T림프구가 중심인 세포성 면역이 있으며, 이 두 가지의 면역기전에 의해 생체는 보호되고 있다.
- 면역반응이 생체에 질병을 일으키는 경우를 과민반응이라 하며, 발생기전에 따라 I~IV형으로 분류된다.
- 자기조직에 대한 면역반응이 일어나 자가항체가 자기조직을 손상하는 질병을 자가면역질환이라고 하며, 전신홍반루푸스, 만성 류마티스관절염, 쇼그렌증후군, 베체트증후군 등이 있다.
- 면역기전의 결함으로 면역반응이 저하된 상태를 면역결핍증이라고 하는데, 후천성 면역결핍증후군(AIDS)에서는 감염저항력이 현저하게 저하되어 기회감염이 일어난다.
- 장기이식에 대해 면역반응이 일어나는 것을 이식편거부반응이라고 하며, 이식편의 림프구가 숙주조직을 손상시키는 것을 이식편대숙주반응이라고 한다.
- 면역학적 구강질환은 면역체계가 자신의 세포와 조직을 항원으로 인식하여 조직을 파괴하는 과정에서 발생한다.

종류		원인	호발연령 또는 성별	임상소견
베체트증후군		자가면역질환	30대	구강점막의 경계가 분명한 궤양(아프타), 외음부 궤양, 피부병변, 안구의 염증성 병변이 나타남
쇼그렌증후군		자가면역질환	40~60대 여성	건조성 각결막염과 구강건조증 등의 건조증상을 특징으로 함
재발성 아프타 구내염	소아프타성	면역학적 원인	젊은층	1cm 이하의 궤양이 형성된 부위에서 작열감과 쓰라림이 나타나며 통증이 심함
	대아프타성	면역학적 원인		극심한 통증과 발음, 저작장애를 초래, 반흔(흉터)을 남김
	포진성 아프타궤양	면역학적 원인	성인	수포 모양의 궤양으로, 구강에 넓게 분포하고 얕은 분화구 모양으로 장기간 잔존
구강편평태선		면역학적 원인	중년 여성	미란, 수포, 백반 등의 다양한 육안소견을 나타냄
천포창		자가면역질환	젊은층	협점막, 혀, 구순, 구개에 형성된 수포는 식사 등의 기계적 자극에 쉽게 파열되어 궤양을 형성
유사천포창		자가면역질환	60세 이상 여성	구개, 혀, 볼 등의 구강에 수포가 형성되며, 천포창보다는 수포가 잘 파열되지 않음

REVIEW TEST

01. 항체(antibody)의 종류 중에서 혈청 속에서 가장 다량으로 존재하고 태반을 통과하는 것은 무엇인가?

① IgG ② IgM ③ IgA
④ IgD ⑤ IgE

02. 면역의 분류에 대한 설명으로 옳은 것은?

① 선천면역이란 개체가 태어난 이후에 획득하는 면역기전이다.
② 획득면역이란 모체의 면역의 일부를 태반을 통과해서 획득하는 면역기전이다.
③ 능동면역이란 모유를 통해 항체를 받거나 항체주사를 맞는 것이 해당된다.
④ 수동면역이란 백신을 예방접종하여 면역을 획득하는 것이다.
⑤ 후천면역이란 선천면역으로 제거되지 않은 항원(미생물 등)을 제거하기 위해 작용하는 특이적 방어반응이다.

03. 과민반응(allergy)에 대한 설명으로 옳은 것은?

① 과민반응이란 면역반응이 부족한 경우에 생체에 질병을 일으키는 경우를 말한다.
② 제1형 과민반응은 즉시형 과민반응으로 극심한 경우 아나필락시스쇼크를 일으킨다.
③ 제2형 과민반응은 세포를 자가면역질환이라고 하며 만성 류마티스관절염이 해당된다.
④ 제3형 과민반응은 항원에 의해 만들어진 IgG항체가 세포를 손상하는 것이다.
⑤ 제4형 과민반응은 B세포에 의한 체액성 면역으로 즉시적으로 반응이 나타난다.

04. **다음 중 면역학적 질환이 구강영역에 미치는 영향으로 옳은 것은?**

① 베체트증후군 – 아프타성궤양
② 쇼그렌증후군 – 구강점막의 미란
③ 구강편평태선 – 점막궤양
④ 재발성 아프타구내염 – 백반과 홍반
⑤ 천포창 – 만성 박리성 치은염

05. **40대~60대 여성에게 호발하는 자가면역질환으로 안구건조증과 구강건조증을 특징으로 하며, 이하선의 종창이나 구강캔디다증을 동반하는 질환은 무엇인가?**

① 천포창
② 편평태선
③ 쇼그렌증후군
④ 류마티스관절염
⑤ 재발성 아프타성궤양

06. **재발성 아프타구내염에 대한 설명으로 옳은 것은?**

① 전암병소의 하나로 간주된다.
② 바이러스 감염에 의해 발생된다.
③ 항생제 처치를 통해 완치될 수 있다.
④ 대부분의 재발성 아프타구내염은 통증을 동반하지 않는다.
⑤ 재발성 아프타성궤양은 베체트증후군의 주요 병변 중 하나이다.

07. **재발성 아프타구내염의 가장 큰 임상적 특징은?**

① 통증 ② 위막형성 ③ 치은박리
④ 발적 ⑤ 출혈

08. 구강편평태선에 대한 설명으로 옳은 것은?

① 젊은 남성에게 호발하는 질환이다.
② 접촉성으로 주변 조직으로 전파된다.
③ 수포를 형성하거나 궤양 형성이 특징이다.
④ 구강 내 불편감이 전혀 느껴지지 않아서 질환의 진단과 발견이 어렵다.
⑤ 구강 내 특징적인 양상은 선 모양의 백색 병소가 레이스 모양으로 나타난다.

정답

01. ① 02. ⑤ 03. ② 04. ① 05. ③ 06. ⑤ 07. ① 08. ⑤

O·R·A·L·P·A·T·H·O·L·O·G·Y

Chapter 02

구강점막질환

학습목표

01. 감염질환을 분류하고 분류에 따라 열거할 수 있다.
02. 구강 결핵에 대하여 설명할 수 있다.
03. 방선균증에 대하여 설명할 수 있다.
04. 구강 매독에 대하여 설명할 수 있다.
05. 구순포진의 원인에 대하여 설명할 수 있다.
06. 구순포진의 임상증상에 대하여 설명할 수 있다.
07. 수두-대상포진에 대하여 설명할 수 있다.
08. 캔디다증의 원인에 대하여 설명할 수 있다.
09. 캔디다증의 임상증상에 대하여 설명할 수 있다.

1 구강점막의 특징

구강은 식도로 이어지는 소화관의 입구를 말하며 점막으로 덮여 있다. 구강점막상피는 중층편평상피(stratified squamous epithelium)로 이루어져 있고, 상피하 섬유성 결합조직(fibrillar connective tissue)은 점막고유층이라고 한다. 피부도 중층편평상피로 덮여 있으며, 구강점막질환 중에는 피부질환과 동시에 발병하는 것도 있다.

구강점막은 치은, 경구개, 연구개, 혀, 구강저, 볼, 구순 등 부위마다 상피의 두께, 상피각의 형상, 각화양식 및 점막고유층의 교원섬유 밀도 등이 다르다. 설하면, 구강저 및 구순의 점막상피는 일반적으로 얇고 비각화되어 있으며 치은, 경구개 및 설배 부분에서는 비교적 두꺼우며 착각화를 나타낸다(그림 II–2–1).

각 부위의 저작기능에 따른 적응이라고도 생각되는 구강점막의 부위 차이는 점막에 염증이나 종양 등의 병소가 생긴 경우에도 색조나 모양의 육안상이나 조직상이 부위별로 다르게 나타난다. 구강점막 병소에서는 흰색, 붉은색, 검은색 등 색조의 변화에 특색이 있는 경우가 많은데, 특히 흰색 병소에서는 점막상피의 두께와 각화의 양식이나 정도가 병소의 색조와 관계가 있고 병소가 생긴 부위에 따라 차이가 나타난다.

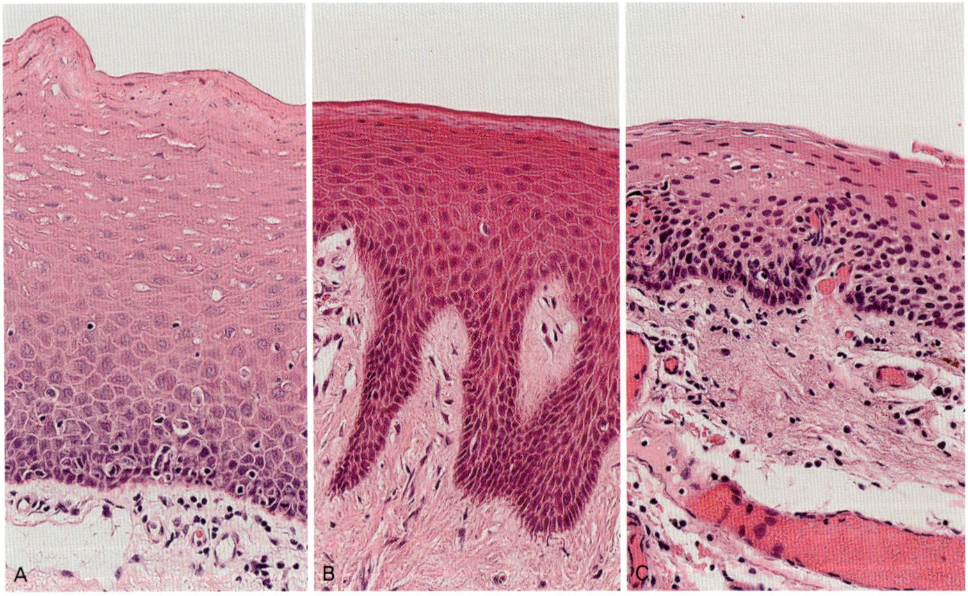

[그림 II–2–1] **구강점막의 부위 차이**

A : 협점막 B : 치은 C : 구강저

구강점막은 부위에 따라 상피층의 두께, 상피각(능), 각화도 및 점막고유층의 교원섬유 밀도 등이 다르다.

2 멜라닌색소 침착(Melanin Pigmentation)

일반적으로 멜라닌색소 침착에는 국소성인 경우와 전신성 질환과 관련이 있는 것이 있다. 전신성 질환과 관련이 있는 멜라닌색소 침착에는 애디슨병(Addison's disease), 포이츠-예거증후군(Peutz-Jeghers Syndrome)(그림 Ⅱ-2-2), 폰레클링하우젠병(von Recklinghausen's disease), 맥쿤-알브라이트증후군(McCune-Albright Syndrome) 등이 있다.

치은에는 생리적으로 띠 모양의 멜라닌이 광범위하게 침착되는 경우가 있으며 단발성으로 나타나는 유형은 구순, 협점막에서 많이 볼 수 있다.

치은에 광범위하게 발생하는 멜라닌색소 침착은 흡연자에게 많이 나타나는 경향이 있다(그림 Ⅱ-2-3). 아직까지 그 원인은 밝혀지지 않았지만 남배 성분에 의한 멜라닌색소 생산의 항진이나 멜라닌색소의 생산을 억제하는 비타민 C의 감소, 또는 혈류장애에 의한 멜라닌색소의 자정작용 저하 등을 생각할 수 있다.

멜라닌색소는 상피 안에 존재하는 멜라닌세포(melanocyte)에 의해 생산된다. 호르몬이나 자외선 등의 자극으로 멜라닌색소의 생산이 항진되어 점막상피나 상피하 결합조직 내에 멜라닌이 침착된다.

경과 관찰을 하는 경우가 많지만 심미적인 이유로 절제를 하거나 레이저 조사를 하는 경우도 있다. 감별진단에는 치과재료의 매립에 의한 검은 자국(그림 Ⅱ-2-4), 멜라닌세포에서 유래한 색소성 모반 및 악성 흑색종 등의 종양성 병소가 있다.

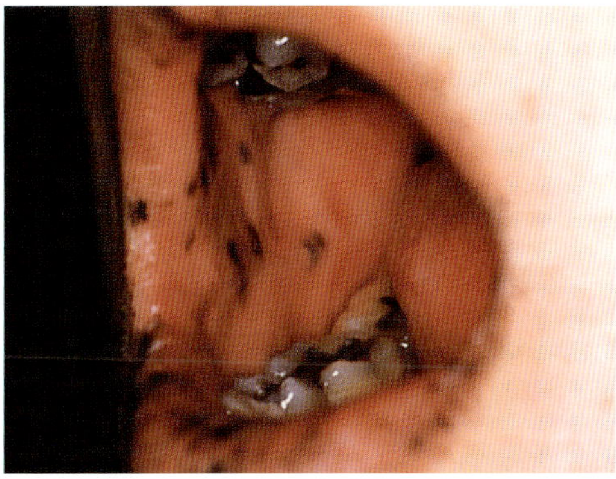

[그림 Ⅱ-2-2] 포이츠-예거증후군

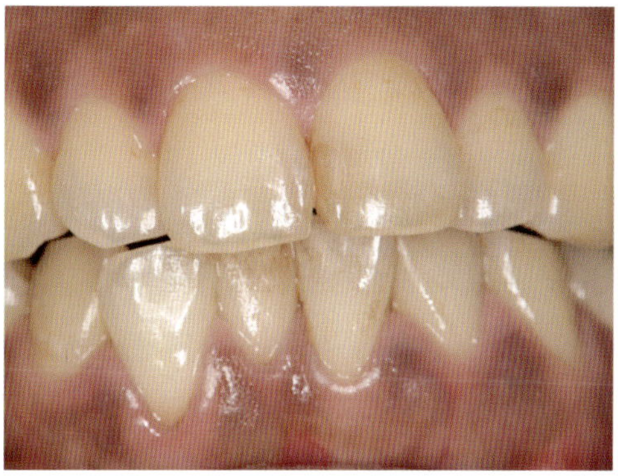

[그림 Ⅱ-2-3] 멜라닌색소 침착
흡연자의 치은

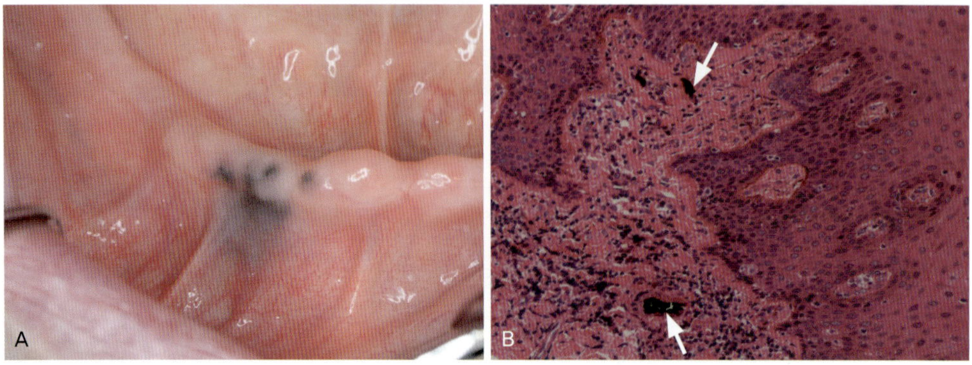

[그림 II-2-4] **금속재료의 매립에 의한 검은 자국**

A : 육안상 B : 조직상. 상피하의 결합조직 내에 금속조각(⇨)이 보인다.

3 감염성 구강질환

감염질환이란 세균(bacterium), 바이러스(virus), 진균(fungus), 원충(protozoa) 등의 병원미생물이 세포나 조직을 손상시킴으로써 발생되는 질환을 말한다.

구강에는 수많은 미생물이 존재하며 이들은 정상적인 구강미생물총(oral microbial flora)을 형성하고 있다. 그런데 타액이 감소하거나 항생제를 투여하는 등 면역체계에 변화가 생기면 정상적인 구강미생물총이 영향을 받아 병원성이 없는 미생물도 질병을 일으키게 된다(기회감염).

구강에 감염성 질환을 일으키는 병원미생물에는 세균, 진균, 바이러스 등이 있으며, 이 병원미생물은 혈류를 타고 구강에 병소를 형성하거나 폐에 감염을 유발하여 가래를 통해 구강에 전파되어 병소를 형성하기도 한다. 따라서 구강은 감염성 질환의 원발부위일 수도 있고 전신감염이 파급되어 이차적으로 변화가 나타나는 속발부위일 수도 있다.

여기서는 가장 흔히 발생하며 특징적인 구강병소를 일으키는 감염성 질환에 대하여 살펴보기로 한다(표 II-2-1). 치과위생사는 구강의 감염성 질환을 자주 접하게 되므로 임상소견과 감염관리의 중요성을 반드시 숙지하여야 한다.

[표 II-2-1] **구강영역에 영향을 미치는 대표적 감염질환**

원인		질환명		구강증상
바이러스	단순헤르페스 바이러스	원발성 포진성 치은구내염		수포, 얕은 궤양, 통증
		재발성 단순포진(구순포진)		구강점막의 미란, 수포
	수두대상포진 바이러스	수두		수포, 궤양
		대상포진		궤양, 턱과 얼굴의 통증, 편측성의 띠모양
	콕사키 바이러스	수족구병		반점을 동반하는 소수포 형성, 통증
		포진성 구협염		소수포, 인후통, 연하통
	파라믹소 바이러스	홍역		구강점막의 코플릭반점
		유행성 이하선염		타액선 종창
	사람유두종 바이러스	심상성 사마귀		구강점막의 유두종
		첨규콘딜로마		구강점막의 종괴
세균	결핵균	결핵		구강점막의 궤양
	매독균	매독	제1기	경성하감(굳은궤양)
			제2기	점막반
			제3기	고무종
	방선균	방선균증		병소의 경결화, 다발성 농양 형성
진균	캔디다균	캔디다증	위막성	백색 병소 형성
			홍반성	구강점막의 홍반
			위축성	점막의 발적과 종창, 작열감
			만성 증식성	백색병소 형성
		구순구각염		구각부의 염증
		정중능형설염		혀에 사각형 또는 마름모형의 붉은 영역 형성

1. 바이러스 감염(Viral infection)

바이러스가 인체에 침입하면 세포가 융해되거나 파괴되며, 종양화되는 경우도 있다. 바이러스에 감염된 병소에는 림프구 침윤이나 세포자멸사 유도가 나타나며, 호중구 침윤이 나타나지 않는 비화농성 염증이 발생한다.

1) 단순포진바이러스(Herpes simplex virus Ⅰ형, HSV-Ⅰ) 감염

포진바이러스의 종류는 아홉 가지가 있으며, 감염양상에 따라 신경형(HSV-1, HSV-2, VZV), 림프형(CMV, HHV-6, HHV-7), 감마형(EBV, HHV-8)으로 분류된다.

일반적으로 허리 위쪽의 감염은 HSV-1에 의해 일어나고, 허리 아래 쪽의 감염은 HSV-2에 의해 일어난다. 가장 흔한 감염 부위는 구강점막과 성기점막, 눈점막이다.

(1) 원발성 포진성 치은구내염 (그림 Ⅱ-2-5)

단순포진바이러스의 흔한 원발성 감염으로 원인균은 대개 1형이지만 간혹 제2형일 수도 있다. 소아에게서 많이 발생하고, 약 1주일의 잠복기간을 거친 후 구강점막에 작은 수포가 다수 나타난다. 수포는 터져서 붉은색으로 둘러싸이고 가장자리가 매끈한 얕은 궤양으로 나타나며, 통증이 있어 음식 섭취가 어려워진다.

증상이 나타나고 1~2주일이 지나면 자연 치유된다.

(2) 재발성 단순포진 (그림 Ⅱ-2-6)

구강점막의 HSV-I의 초기 감염에서는 구순, 혀 등에 국소성의 작은 수포 덩어리가 생기며, 이것을 구순포진(herpes labialis)이라고도 한다. 전구증상은 불쾌감, 발열, 인두통 등으로 시작해서 구강점막에 작은 수포나 미란이 다발한다. 초기 감염에서는 대부분 무증상(불현성) 감염으로 끝나지만 유아나 면역저하상태에서는 증상이 나타나는 경우가 있다. 재발성 단순포진은 성인에게 많이 나타나고, 대부분은 초기 감염 후에 잠복되어 있던 바이러스가 삼차신경절(trigeminal ganglia)을 따라 재활성화된다. 스트레스나 감기 등을 계기로 재활성화되어 구순 주변에 작은 수포가 형성되고, 작은 수포는 이내 미란이나 괴사딱지를 형성한 후 1주일 정도 지나 치유된다.

단순포진바이러스 감염이 손가락에 발생한 경우를 포진성 표저(헤르페스생인손, herpetic whitlow)라고 한다. 치과의사나 치과위생사의 손가락이 감염되면 발적, 부종, 수포, 궤양 및 동통이 나타나므로 주의를 요한다.

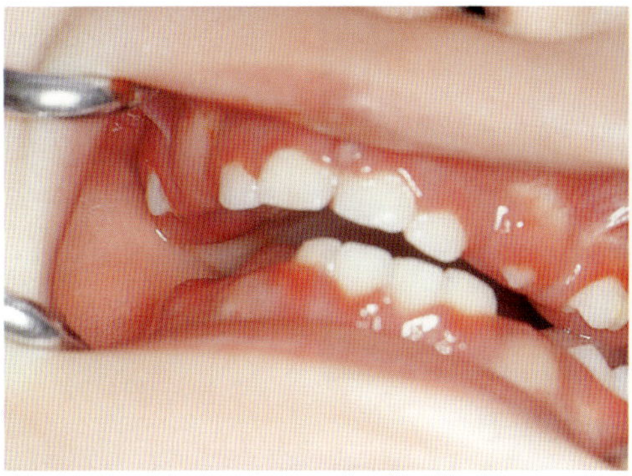

[그림 II-2-5] **포진성 치은구내염**
치은에 나타난 작은 수포

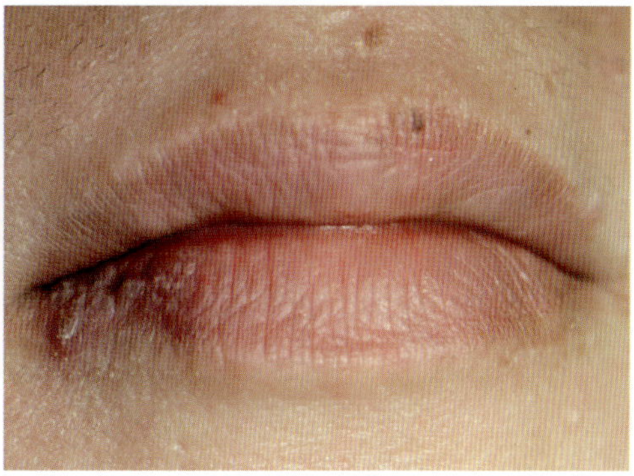

[그림 II-2-6] **재발성 단순포진**
구순에 나타난 수포

2) 수두대상포진바이러스(Varicella-Zoster Virus; VZV) 감염

VZV의 일차감염은 소아에게서 흔히 나타나는 수두이고, 잠복 감염되어 있던 VZV가 고령기의 면역력 저하 등으로 감각신경을 따라 재활성화되는 것이 대상포진(띠헤르페스)이다.

(1) 수두(Chicken pox)

수두는 소수의 수포성 병소가 혀, 협점막, 치은, 구개, 구인두 등의 구강점막에 나타나는데, 수포는 조기에 파열되어 아프타성 궤양의 병소와 유사한 작은 궤양성 병소를 형성한다. 피부의 수포는 표피세포의 부종과 진피의 염증으로서 괴사딱지(eschar)가 형성되어 낫게 되며, 반흔(흉터)을 남기기도 한다.

(2) 대상포진(Herpes zoster)

대상포진(그림 II-2-7)이 삼차신경절을 침범하면 대개 2~4일간 전구기간을 가지는데 감염된 신경을 따라 욱신거리며 아프거나 이상감각을 나타낸다. 극심한 통증을 동반하며 편측성의 띠 모양으로 포진(작은 수포가 모여 있는 것)을 형성한다. 삼차신경의 상악과 하악 분지에 이환된 대상포진은 구강내 궤양과 종종 턱과 얼굴의 통증을 유발한다. 치유 후에도 통증이 남는 경우가 있으며, 귀 주위로 이환된 경우에는 난청이나 말초성 신경마비를 일으키기도 한다.

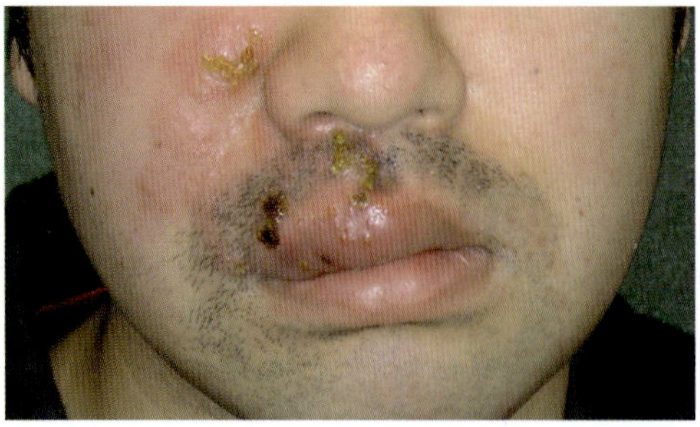

[그림 II-2-7] **대상포진**

우측 얼굴의 삼차신경 지배영역에 나타난 대상포진

3) 콕사키바이러스(Coxsackie virus) 감염

(1) 수족구병(Hand-Foot-Mouth Disease)

단일 바이러스에 의한 질환이 아닌 콕사키바이러스 A군이나 엔테로바이러스(enterovirus) 등에 의한 소아의 발진성 질환이다. 구강점막이나 손과 발(손바닥, 손등, 발바닥)에 다발성 반점(붉은 색의 고리)을 동반하는 2~3mm의 작은 수포를 형성하고 약간의 압통을 동반하기도 한다. 수포는 터지지 않고 며칠이면 소실된다. 바이러스의 전염성은 강하기 때문에 비말, 경구를 통해 감염되고 같은 시설 안이나 여름철 수영장에서 유행하는 경우가 많다. 치료는 수분보충이나 증상에 대한 대증요법 외에 특별한 치료는 하지 않는다.

(2) 포진성 구협염(Herpangina)

Herpangina는 '수포형성'을 의미하는 'herpes'와 '인후염'을 의미하는 'angina'에서 유래된 것으로 수족구병과 같은 콕사키바이러스 A군의 10종류 중 어느 하나의 항원을 가진 바이러스가 분리되는 경우가 많다. 여름감기와 같은 증상을 보이고 소아에게 많이 발생한다. 비말 및 직접적인 접촉감염으로 수일 동안 잠복한 후 구강과 인두 뒤쪽에 경계가 뚜렷한 작은 수포가 형성되고 인후통이나 연하통이 발생하며 전신적으로 발열이 나타난다. 수족구병에 준해서 대응한다. 치료는 수분보충이나 증상에 대한 대증요법 외에 특별한 치료는 하지 않는다.

4) 파라믹소바이러스(Paramyxovirus) 감염

(1) 홍역(Measles)

홍역바이러스(measles virus)의 비말감염으로 일어나는 소아기의 발진성 질환으로 전염성이 매우 높으며 호흡기를 통해 감염된다. 코플릭반점(Kopliks spots)(그림 II-2-8)은 홍역의 초기징후로 피부 발진에 앞서 구강점막에 나타나는 병소를 말한다. 10일 전후의 잠복기간 후 발열이나 감기증상에 이어 발병한다. 양측성으로 주로 구치 부분의 교합선에 해당하는 협점막에 작은 반점이 나타나며 그 주위가 붉어진다. 그 외에 하순 등의 구강점막에도 나타난다.

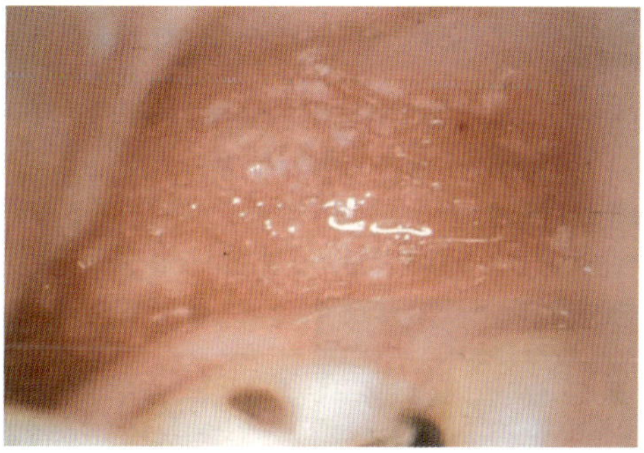

[그림 II-2-8] **코플릭반점**

(2) 유행성 이하선염(Mumps)

멈프스바이러스(mumps virus) 감염에 의해 발생하고 양측 이하선(paroticl grand)에 종창을 일으키기 때문에 소위 볼거리라고 한다. 호흡기를 통해 전염되어 미약한 발열, 권태, 식욕부진 등과 함께 급성으로 나타나는 타액성 종창으로 대부분 이하선이 감염된다. 90%가 15세 이전에 발병하며, 특히 봄, 겨울에 많이 발생한다. 화농성 삼출액(purulent exudate)이 없고 보통 양측성으로 나타난다.

잠복기간은 2~3주로 발열이나 전신권태감 및 저작 시 이하선 부위의 통증이 발생한다. 급성 이하선염으로 발병하는 경우가 많지만 악하선에 발생하는 경우도 있다.

합병증으로는 고환과 난소의 성선염이 있는데, 사춘기 이후에 중증도의 염증이 발생하면 불임이 되는 경우가 있다. 또 중추신경의 감염으로 뇌수막염(encephalomeningitis)이 발생하여 뇌신경마비가 나타나는 경우도 있다.

5) 사람유두종바이러스(Human papilloma virus, HPV) 감염

HPV는 구강-구강, 구강-피부, 구강-성기의 경로를 통해 전파될 수 있으며, 약 70여 종 중에 단지 몇 개의 종만 실제적으로 구강 증상을 유발한다. HPV의 아형(subtype)은 고위험군과 저위험군으로 분류된다. 저위험군(HPV11)은 점막피부조직에 양성의 증식성 병소를 야기하지만 고위험군(HPV16, HPV18, HPV31, HPV33, HPV35)은 자궁경부와 항문, 성기 부위의 편평세포암종의 발생에 관여한다.

구강영역에서는 편평유두종(squamous papilloma, HPV6, HPV11), 심상성 사마귀(verruca vulgaris, HPV2, HPV4), 첨규콘딜로마(condyloma acuminatum, HPV6, HPV11) 등이 HPV와 관련이 있고, 약 20%는 구개인두암과도 관련이 있다.

2. 세균 감염(Bacterial infection)

세균은 체내에 침입하면 정착하여 증식하면서 조직변성이나 괴사, 염증을 일으킨다. 특히 호중구 침윤을 특징으로 하는 화농성 염증을 일으켜 농양이 많이 발생한다.

1) 결핵(Tuberculosis)

결핵균(*Mycobacterium tuberculosis*)에 의한 만성 육아종성 감염질환이다. 결핵균은 통상 폐에 침범하나 인체의 어느 장기나 조직에서도 병소를 만들 수 있다.

결핵병변을 가진 환자의 기침이나 재채기를 통해 공기 중에 배출된 감염성 비말을 흡입함으로써 감염된다. 결핵의 소견은 주로 폐에서 관찰할 수 있으며 감염 시기 및 방법에 따라 원발성 및 속발성으로 분류된다. 만약 감염이 저지되지 못하면 림프성, 혈액성으로 여러 장기에 파급되는데 이렇게 파종된 광범위한 감염을 속립결핵(miliary tuberculosis)이라고 한다.

결핵에 의한 구강병소는 드물게 나타나는데 구강결핵은 1차적으로 폐가 감염된 후 객담을 통해 2차적으로 전파된다. 구강결핵은 혀(설배면)와 구개에서 가장 호발하며, 구개, 구순, 협점막, 치은 등의 구강점막에 궤양이 나타날 수 있다(그림 II-2-9).

또한, 드물지만 골조직에서 골수염으로 나타나기도 한다.

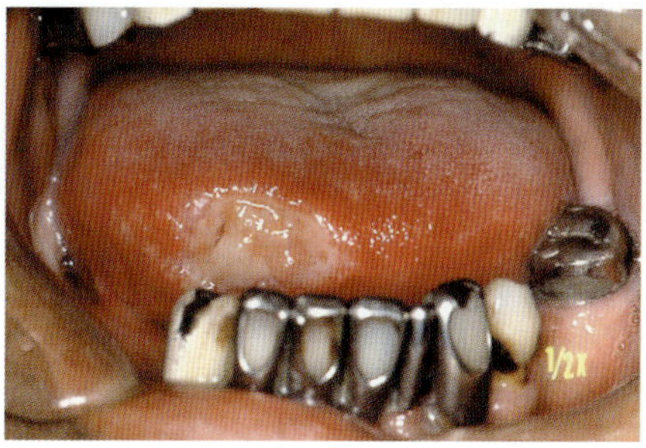

[그림 II-2-9] 결핵 환자의 구강

2) 매독(Syphilis)

매독의 원인균은 *Treponema pallidum*으로, 가늘고 연약한 혐기성(무산소성) 나선균(스피로헤타, *Spirochaeta*)이다. 이 균은 비누, 소독약, 저온 및 건조 상태에서 오래 살지 못한다. 성적 접촉이 주요 전파경로이고, 임신 중 활동성 매독이 있는 경우 태반을 통해 태아에게 전염되어 선천성 매독을 일으킨다.

매독은 다음과 같이 세 가지 단계로 진행된다.

① 제1기 : 평균 3주의 잠복기 후 경성하감(굳은궤양, chancre)이 생기고(그림 II-2-10), 국소림프절에 압통 없이 종창이 생긴다. 이 경성하감은 치료하지 않아도 약 4주 후에 소실된다.

② 제2기 : 평균 6~8주 후 피부발진이 나타나고, 구강에는 점막반(mucous patch)이 나타나는데 점막 표층이 회백색의 막층으로 덮이고 중심부가 짓무른 염증성 병소를 보인다. 매독성 점막반은 전염성이 가장 높고, 증상은 수일에서 일년 이상 지속되기도 한다.

③ 제3기 : 최초 감염 후 적절히 치료하지 않은 경우 수년 또는 수십년 후에도 나타난다. 국소적 파괴 병소로 고무종(gumma)(그림 II-2-11)이 형성되고, 종종 백반증이 함께 나타난다.

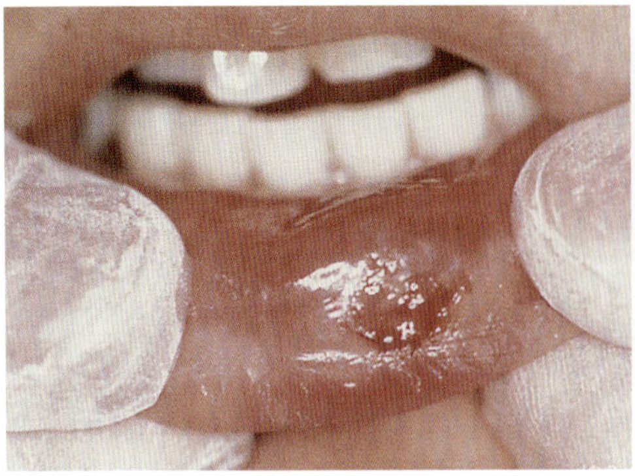

[그림 II-2-10] 매독성 궤양

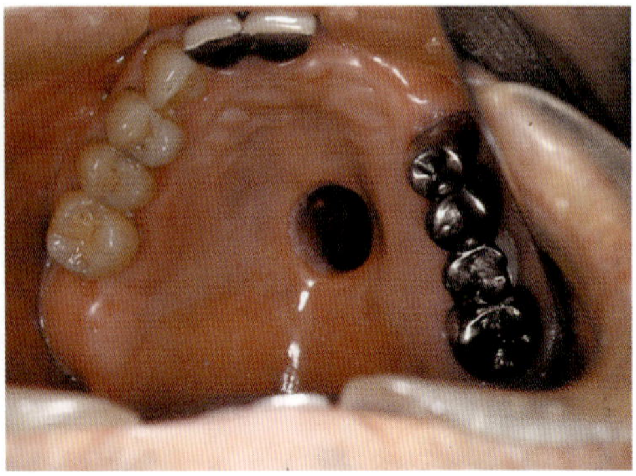

[그림 II-2-11] 고무종에 의한 구강 천공

Tip

선천성 매독

감염된 임산부로부터 태아에게 감염되는 것이다. 감염시기에 따라 여러 가지 증상이 나타날 수 있는데 임신 초기 감염 시에는 골연골염, 골막염, 비염 등이 나타나고, 임신 말기에 감염 시에는 치아, 눈, 제8뇌신경, 내장, 피부점막에 병소가 나타난다. 치아 변형은 나선균 혈증에 동반되는 형성부전증에 의해 야기되는데, 전후 폭경이 증가하고 절단연의 폭이 좁아지며, 절단연이 파이는 허친슨 절치(Hutchinson's incisor)가 나타난다. 제1대구치는 여러 개의 작고 미성숙한 교두(cusp)를 가진 작은 치관을 갖게 되는데 이를 상실대구치(mulberry molar)라고 한다.

3. 진균 감염(Fungal infection)

진균은 일반적으로 곰팡이라고 하며, 감염력이 약해서 상재균으로 보이는 것이 많다. 생체의 저항력이 약해지면 감염을 일으킨다.

1) 캔디다증(모닐리아증, Moniliasia, Candidiasis)

캔디다증은 진균(곰팡이)인 캔디다균(*Candida albicans*)의 감염으로 발생하는 병태로, 숙주의 저항력이 저하되면 감염되는 기회감염(opportunistic infection)으로 알려져 있다(그림 II-2-12). 구강 내에는 상재균으로서 캔디다균이 존재하는데, AIDS나 악성 종양(malignant tumor)에 의해 면역기능이 저하된 경우, 고령자나 유아처럼 숙주의 저항력이 약한 경우, 구강위생이 불량하거나 타액분비량이 감소된 경우 또는 스트레스 등에 의해 증식한다. 혀, 협점막이나 구개가 호발부위이며, 백반이나 홍반을 형성하고 통증(작열감)을 유발하는 경우가 있다.

캔디다증은 임상소견에 따라 아래와 같이 분류할 수 있다.

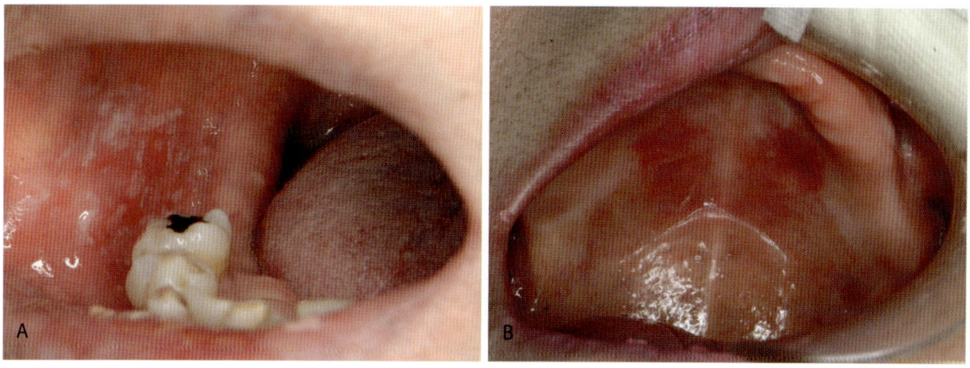

[그림 II-2-12] **캔디다증**

A : 스테로이드제의 전신투여로 나타난 구강캔디다증

B : 비위생적인 의치 장착으로 나타난 캔디다균에 의한 홍반

(1) 위막성 캔디다증(Pseudomembranous candidiasis)

백색병소가 두꺼워진 경우에는 핀셋으로 잡으면 위막 모양으로 쉽게 박리되고, 위막 아래는 홍반성을 띤다. 설배부에서는 면봉채취법(swab)에 의해 양성으로 판정되지 않을 정도의 적은 캔디다균의 증식으로도 작열감(화끈감)을 호소하기도 한다.

(2) 홍반성 캔디다증(Erythematous candidiasis)

구강점막에 홍반이 나타나는 캔디다증으로 사상유두가 소실되어 심한 통증과 작열감을 느낀다. 캔디다균(그림 II-2-13)은 조직학적으로는 구강점막상피의 표층(주로 각화층)에 PAS염색으로 확인할 수 있다. 분지 또는 직선 모양의 균사와 내생포자(아포, spore)가 구별된다.

치료는 전신상태의 개선과 함께 구강청결, 항진균세의 국소 및 전신직 투여가 효과적이다.

(3) 위축성 캔디다증(Atrophic candidiasis)

장기간 장착한 의치로 인해 상하에 생기는 염증으로 구개에 홍반성 캔디다증이 나타난다. 기계적 자극, 음식물찌꺼기의 정체, 세균의 번식 등으로 점막이 붉게 부어오르고 통증이나 작열감을 호소하여, 의치성 구내염(denture stomatitis)이라고도 한다. 의치성 구내염에서는 캔디다균이 높은 비율로 검출된다. 캔디다균은 의치에 쉽게 부착하기 때문에 의치와 접촉하는 점막에는 의치의 청결 불량으로 의치성 구내염이나 만성 염증이 발생한다. 치료는 구강위생상태의 개선과 함께 항진균제가 많이 이용된다.

(4) 만성 증식성 캔디다증(캔디다백반증, Choronic hyperplastic candidiasis)

백색 병소로 벗겨지지 않는 점이 위막성 캔디다증과 구별된다. 병소는 협점막에 호발하고 표면상피의 이상각화층에 균사가 증식을 일으키며 암종으로 발전할 수 있다.

(5) 구순구각염(구석입술염, Angular cheilitis)

감염성일 경우 캔디다균이 원인이며, 무치악 환자에서 의치를 장착하지 않거나 부적절한 의치가 원인이 된다. 양쪽 입꼬리에 타액이 모여 그 부위의 피부가 습한 상태가 되어 감염성 조건을 제공한다.

(6) 정중능형설염(Median rhomboid glossitis)

캔디다증은 혀에 국소적으로 발병하는 병태이고, 정중능형설염(그림 II-2-14)은 혀등 정중앙부에 주위와 경계가 명료하게 구별되는 사각형 또는 마름모형의 붉은 영역을 형성한다. 조직학적으로는 설유두(lingual papilla)가 소실되어 점막상피가 약간 두꺼워지고 과각화증이 나타난다. 비교적 발생빈도가 높으며 성인 남성에게 많이 발생한다. 보통 대증요법으로 치료하면서 경과를 관찰한다.

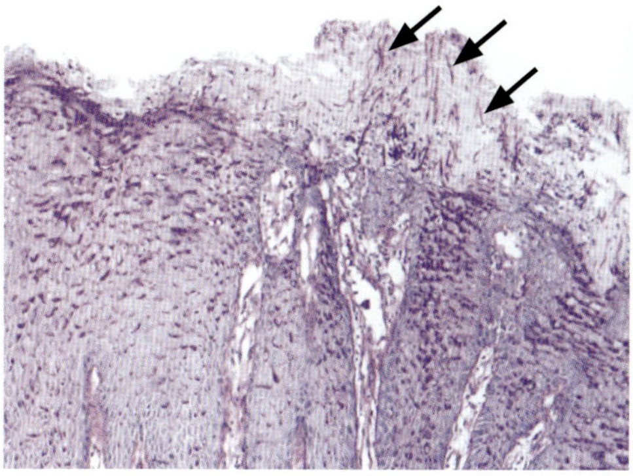

[그림 II-2-13] 캔디다균(PAS염색)

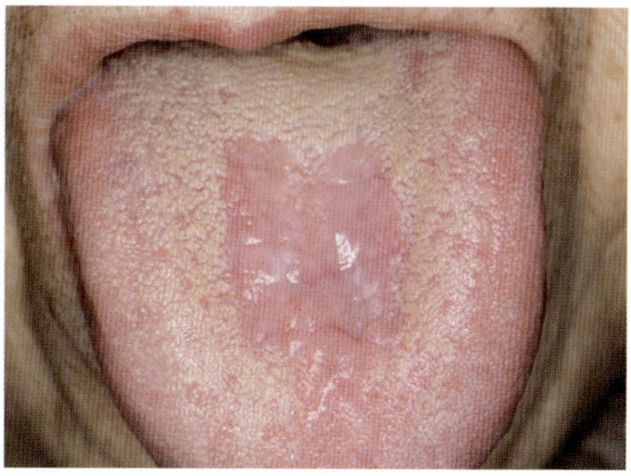

[그림 II-2-14] 정중능형설염

Tip

PAS 염색(Periodic Acid-Schiff stain)

당류를 적자색으로 물들게 하는 염색법이다. 글리코겐, 점액물질, 캔디다균(그림 II-2-13)을 비롯한 진균 등의 증명에 이용된다.

Clinical Point

의치성 구내염의 대응

비위생적인 의치나 부적합 의치에 의한 상처로 구내염이 발생하는 경우가 있는데 이것을 의치성 구내염(denture stomatitis)이라고 한다. 구내염이 발생하면 치과나 이비인후과, 내과 등에서 간단하게 구내용 스테로이드 연고를 처방받게 된다. 하지만 의치성 구내염의 발병에는 캔디다균이 관여하고 있는 경우가 많다. 구내용 스테로이드 연고는 염증이나 면역반응을 지나치게 억제하기 때문에 구내염의 치유를 촉진하는 약이며, 캔디다균을 제거하는 약은 아니다.

따라서 자기방어반응인 염증이나 면역을 억제하기 때문에 캔디다균을 증식시키고 증상을 악화시킬 수가 있다. 그러므로 의치성 구내염일 때는 항진균제가 효과적인 경우가 많으므로 구내용 스테로이드연고는 신중하게 처방해야 한다. 또한 의치를 장착하는 환자에게 나타나는 구각염도 캔디다균의 증식이 관여하고 있는 경우가 많으므로 같은 대응을 해야 한다.

의치성 구내염이 나타난 환자에게는 의치를 청결하게 유지하도록 지도하면서 동시에 다른 병원에서 잘못된 판단으로 구내용 스테로이드 연고를 처방받고 있다면 사용을 중지하도록 지도해야 한다.

4 기타 구강점막질환

1. 혀질환

1) 모설(Trichoglossia)

모설은 설배(혀등) 표면의 유곽유두(circumvallate papilla) 앞쪽의 정중앙부에 발생하는데 사상유두(filiform papilla)가 각화 항진으로 연장되어 설배 표면에 털이 생긴 것처럼 보이는 병소로, 대부분의 경우 갈색에서 흑갈색을 띠기 때문에 흑모설(black hairy tongue)이라고 한다(그림 II-2-15). 연장된 유두사이공간에 설태가 부착된 병태이다.

원인으로는 항균제 등 약물 복용에 의한 균교대현상(microbial substitution)으로 색소생산 세균이 우세해 발생하는 것으로 생각되지만 약제에 의한 만성 자극, 구강위생 불량, 구강건조나 전신질환의 변화 등 다양한 인자가 관여하고 있다. 중장년의 남성에게 많이 발생하는 경향이 있다. 특별한 자각증상이 없으며 치료는 구강 내 위생상태를 개선하는 것이다.

조직학적으로는 혀점막 사상유두의 각화 항진과 연장에 의해 털 모양 형태를 나타내고 있으며, 유두 사이에는 각질이나 세균덩어리가 축적되어 있는 것이 보인다. 상피는 반응성의 과형성을 나타내고 점막고유층 내에는 미만성의 염증성 세포침윤이 보인다.

2) 지도상설(Mappy tongue)

지도상설(그림 II-2-16)은 설배(혀등부분)나 설연부(혀가장자리부분)에 발생하는 국한성 설염으로 홍반 모양을 나타내는데 홍반 부분이 융합되면 부정형으로 지도와 같은 형태를 나타내기 때문에 이렇게 명명되었다.

병소는 비교적 빠르게 형상이 변화되기 때문에 이동성 홍반설염, 양성 이동성 설염이라고도 한다. 원인은 밝혀지지 않았으며 젊은 층에 많이 발생하는 경향이 있고, 성인여성에게 많이 발생한다. 재발 경향이 있으며 균열설과 합병되는 경우가 있다. 통증이나 작열감 등 자각증상을 동반하는 경우는 대증요법이 필요하지만 자연적으로 소실되는 경우가 많다.

3) 균열설(Furrowed tongue)

균열설(그림 II-2-17)은 설배 점막에 다수의 균열이 있는 상태이며 균열의 깊이는 수 mm 정도이다. 균열된 부분은 자정작용(self cleansing)이 저하되기 때문에 발적이나 미란으로 통증이 발생한다. 안면신경마비, 육아종성 구순염과 균열설의 3대 징후가 합병된 병태는 멜커슨 로젠탈증후군(Melkersson-Rosenthal syndrome)이라고 한다. 조직학적으로는 국소성 점막염으로 사상유두가 소실되고 상피 내에 미세농양이 형성된다.

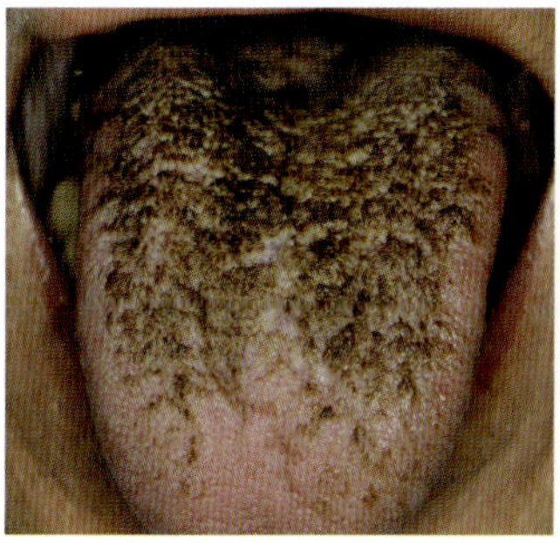

[그림 II-2-15] 흑모설

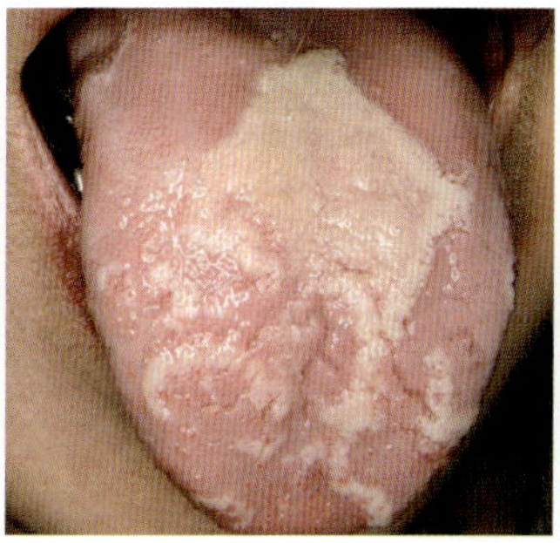

[그림 II-2-16] 지도상설

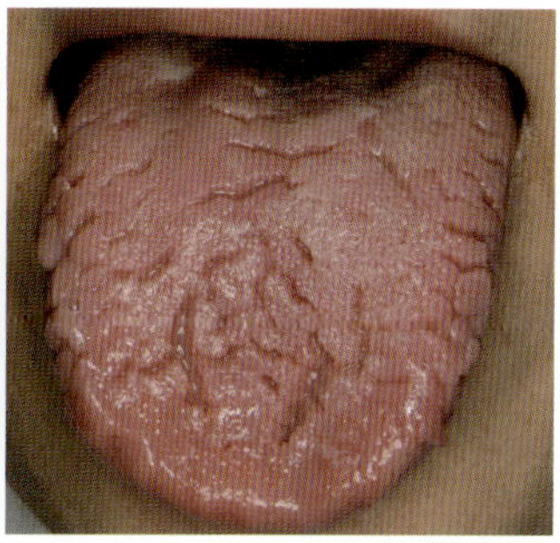

[그림 II-2-17] 균열설

4) 위축설염(Atrophic glossitis)

위축설염(그림 II-2-18)은 혀점막의 유두가 위축되어 혀 전체가 미끄럽고 광택이 있으며 통증과 미각장애가 발생하는 병태이다. 철결핍성 빈혈, 악성 빈혈(거대적모구빈혈), 쇼그렌증후군(Sjögren's syndrome) 등에 동반되는데, 철결핍성 빈혈에 동반되는 경우는 플럼머빈슨증후군(Plummer-Vinson syndrome), 악성 빈혈에 동반되는 경우는 헌터설염 등이 관련 질환이다.

헌터설염(Hunter's glossitis)은 혀점막이 위축되는데 혀의 크기가 변화하는 것은 아니다. 과거에는 치료가 불가능한 병으로 알려져 악성 빈혈로 불렸으나 그 실체는 비타민 B_{12} 결핍에 의한 빈혈(anemia)이다. 악성 빈혈에서는 위점막의 위축(위축위염이나 자가면역이상)으로 위점막에서 생산되는 내인자가 결핍되기 때문에 비타민 B_{12}의 흡수부전이 일어난다. 악성 빈혈에서의 위축은 혀점막에 머물지 않고 구순이나 협점막 등의 구강점막에도 나타나고, 작열감이나 빈혈증상인 권태감, 쇠약, 두통, 얕은 호흡 등을 호소하는 환자도 많다. 또 위암 등으로 위 전체를 적출한 경우에도 동일한 빈혈증상을 초래하는 경우가 있다.

2. 포다이스과립(Fordyce's granule)

포다이스과립(그림 II-2-19)은 이소성의 피지선(sebaceous gland)을 말한다. 보통은 구강점막에 피지선을 포함한 피부부속기는 보이지 않지만 점막상피에 피지선이 잘못 들어감으로 인해 발생한다. 협점막이나 하순에 과립상의 황색반이 생기는데, 유아기에는 두드러지지 않지만 청년기 이후에 눈에 띄게 나타난다. 출현빈도가 높고 남성에게 많이 발생하지만 병적인 의의는 없다.

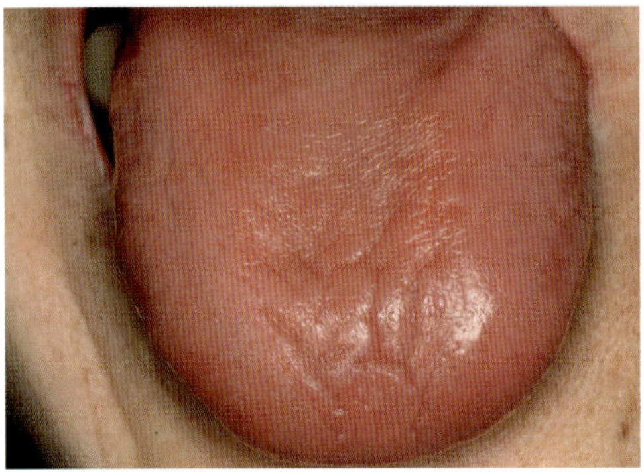

[그림 II-2-18] **위축설염**

쇼그렌증후군에 동반되어 나타난 위축설염

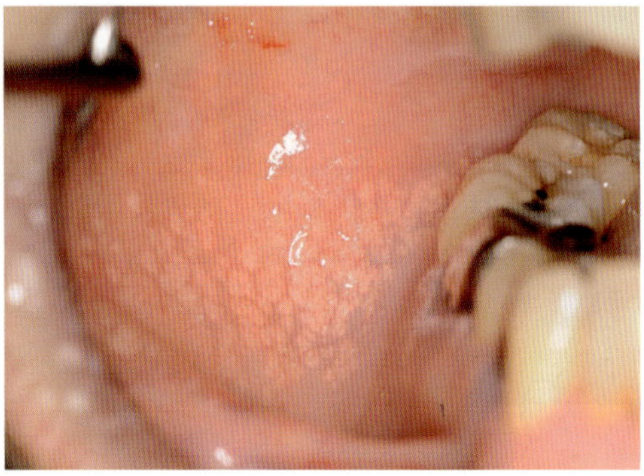

[그림 II-2-19] **포다이스과립(반)**

핵심포인트

- 구강에 감염성 질환을 일으키는 병원미생물에는 세균, 진균, 바이러스 등이 있다.

종류		원인		임상소견
원발성 포진성 치은구내염		바이러스	단순포진바이러스 (Herpes Simplex virus)	수포, 얕은 궤양, 통증
재발성 단순포진 (구순포진)				구강점막의 미란, 수포
수두			수두대상포진바이러스 (Varicella-Zoster virus)	수포, 궤양
대상포진				궤양, 턱과 얼굴의 통증
수족구병			콕사키바이러스 (Coxsackie virus)	반점을 동반하는 소수포 형성, 통증
포진성 구협염				소수포, 인후통, 연하통
홍역			파라믹소바이러스 (Paramyxovirus)	구강점막의 코플릭반점
유행성 이하선염				타액선 종창
심상성 사마귀			사람유두종바이러스 (Human papilloma virus)	구강점막의 유두종
첨규콘딜로마				구강점막의 종괴
결핵		세균	결핵균(*Mycobacterium tuberculosis*)	구강점막의 궤양
매독	제1기		매독균 (*Treponema pallidum*)	경성하감(굳은궤양)
	제2기			점막반
	제3기			고무종
방선균증			방선균(*Actinomyces*)	병소의 경결화, 다발성 농양 형성
캔디다증	위막성	진균	캔디다균 (*Candida albicans*)	백반 형성
	홍반성			구강점막의 홍반
	위축성			점막의 발적과 종창, 작열감
	만성 증식성			백색 병소 형성
구순구각염				구각부의 염증
정중능형설염				혀에 사각형 또는 마름모형의 붉은 영역 형성

REVIEW TEST

01. 애디슨병, 포이츠-예거증후군, 폰레클링하우젠병, 맥큔-알브라이트증후군의 공통적인 구강점막의 임상적 증상은 무엇인가?

① 백반증 ② 흑모설 ③ 멜라닌색소 침착
④ 궤양 ⑤ 홍반

02. 바이러스에 의한 구강영역의 감염성 질환으로 구순 및 구강점막에 수포 형성, 얕은 궤양, 통증을 동반하는 질환은 무엇인가?

① 단순포진 ② 캔디다증 ③ 매독
④ 결핵 ⑤ 후천성 면역결핍증후군

03. 소아기에 수두를 경험한 뒤 바이러스의 일부가 신경절에 잠복하여 성인기에 면역력 저하 등으로 재활성화 되는 것으로, 편측성의 띠 모양으로 포진을 평성하며 극심한 통증을 동반하는 것은?

① 단순포진 ② 아프타성궤양 ③ 캔디다증
④ 대상포진 ⑤ 방선균증

04. 구강매독에 대한 설명으로 옳은 것은?

① 구강 내 캔디다증을 동반한다.
② 구강 내 치아의 수가 적을 수 있다.
③ 후천매독은 비말감염으로 전파된다.
④ 선천매독은 태반을 통해 태아에게 전염될 수 있다.
⑤ 구치의 치관에 특징적인 교두상이 보이는 허친슨치아가 나타난다.

05. 구강결핵에 대한 설명으로 옳은 것은?

① 급성질환으로 짧은 잠복기를 가진다.
② 결핵환자는 치과치료에 제한을 받지 않는다.
③ 구강결핵은 박리성 치은염과 유두치은 소실을 동반한다.
④ 결핵균은 주로 폐에 침범하므로 구강 내에는 영향을 거의 미치지 않는다.
⑤ 결핵은 결핵환자의 기침이나 재채기를 통해 배출된 감염성 비말을 흡입하여 감염된다.

06. 바이러스에 의한 구강점막질환에 대한 설명으로 옳은 것은?

① 수족구병은 헤르페스바이러스에 의한 감염질환이다.
② 유행성 이하선염은 전염성이 없으므로 일상생활이 가능하다.
③ 사람유두종바이러스는 피부를 통한 접촉감염만으로 전파된다.
④ 포진성 구협염은 경구감염으로 손, 발, 구강점막에 소수포를 형성한다.
⑤ 홍역은 소아기의 발진성 질환으로 초기징후로 코플릭반점 형성이 특징이다.

07. 구강캔디다증에 대한 설명으로 옳은 것은?

① 젊은 연령에게서만 호발한다.
② 바이러스에 의한 감염질환이다.
③ 구강점막이 발적되는 것이 특징이다.
④ 면역력과 관련이 없이 외상으로 발생된다.
⑤ 후천성 면역결핍증이나 악성 종양과 연관이 있다.

08. 구강캔디다증의 분류에 대한 설명으로 옳은 것은?

① 홍반성 캔디다증 – 점막손상이 동반되고 출혈이 잦아서 구강점막이 발적된다.
② 만성 증식성 캔디다증 – 병소부위는 쉽게 박리되고 아래는 홍반상이 나타난다.
③ 위막성 캔디다증 – 두껍게 형성된 백색병소는 문질러도 제거되지 않고 굳어져 있다.
④ 위축성 캔디다증 – 장기간 사용하는 의치로 인하여 구개에 홍반성 변화가 나타난다.
⑤ 구순구각염 – 입술과 혀에 수포를 형성하는 것이 특징이고 극심한 통증이 동반된다.

정답

01. ③ 02. ① 03. ④ 04. ④ 05. ⑤ 06. ⑤ 07. ⑤ 08. ④

O·R·A·L·P·A·T·H·O·L·O·G·Y

Chapter

03 치아의 손상과 착색

≫ 학습목표

01. 치아의 기계적 손상의 종류를 열거할 수 있다.
02. 교모에 대하여 설명할 수 있다.
03. 마모에 대하여 설명할 수 있다.
04. 침식에 대하여 설명할 수 있다.
05. 굴곡파절에 대하여 설명할 수 있다.

맹출 후의 치아에는 우식이나 치주질환으로 대표되는 세균에 의한 질환이 발생하지만, 세균 이외의 물리적 · 화학적 원인에 의해 치아에 다양한 손상이 발생하기도 한다.

1 물리적 손상

치아의 물리적 손상은 치질이 치아나 치아 이외의 단단한 물질과 접촉해서 서서히 표층에서 닳아 없어지는 만성적인 손상과 한 번의 접촉으로 커다란 힘이 가해져 급격하게 치질이 파손되는 급성 손상(치아파절)으로 구분할 수 있다.

만성적인 원인으로 치질이 손상되는 병변은 치아와 치아가 접촉함으로써 일어나는 교모과 그 이외의 원인으로 일어나는 마모로 구별된다.

1. 교모(Attrition)

교모란 교합이나 저작 등의 물리적(기계적) 자극으로 일어나는 표재성 치질의 결손이다.

치아와 치아의 접촉관계가 정상이라면 교모증은 치아가 접촉하는 빈도가 높은 부위, 즉 절치(incisor)의 절단연(incisal edge), 구치(molar)의 교합면(occlusal surface), 인접면(proximate surface)에서 많이 발생한다(그림 II-3-1, II-3-2).

교모는 절단결절(mamelon)이 사라지고 교두가 편평해지는 것으로 생리적 교모는 섬유질이 풍부한 음식물 섭취에 의해 발생되고 이갈이, 씹는 담배, 마모성 미세먼지에 의해 촉진된다.

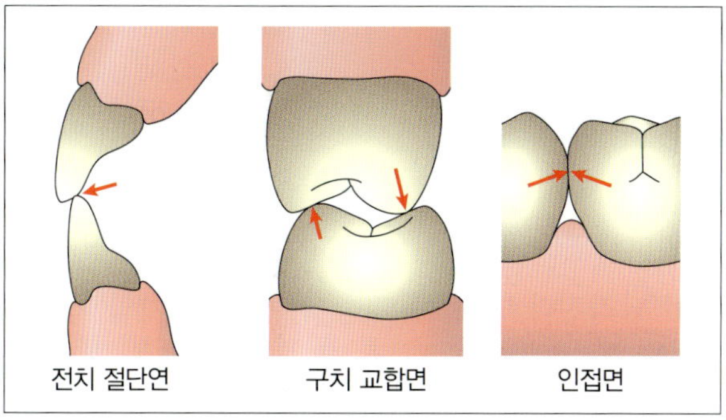

[그림 II-3-1] **교모의 호발부위**

교모는 치아와 치아가 접촉해서 닳아 없어지는 현상으로 절단연, 교합면, 인접면 등에서 일어나기 쉽다(→).

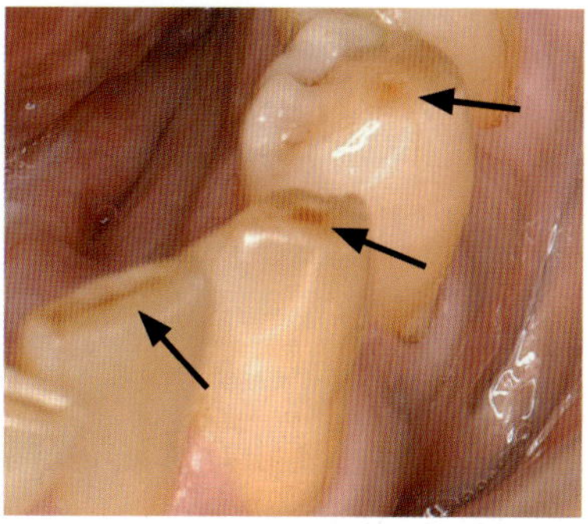

[그림 II-3-2] **교모**(attrition)

절단연이나 교두에 교모(→)가 보이고 상아질이 약간 노출되어 있다.

치아는 단단한 정도가 다양한 음식물을 절단해서 잘게 부수어 소화의 제1단계를 남낭한다. 따라서 평생 치아의 표층이 서서히 닳아 없어지는 것을 피할 수 없기 때문에 교모는 연령의 증가와 함께 진행된다. 그러나 부정교합(malocclusion), 이갈이(bruxism), 음식물의 성질 등이 교모의 발생과 관련이 있다. 즉 부정교합이 있으면 특정 치아에서 교모가 진행되며, 비정상적인 힘으로 씹는 습관이나 평소 단단한 음식을 먹는 습관이 있다면 치질은 빨리 마모된다.

교모로 치질이 마모되면 치질이나 치수에서 경화상아질이 나타나거나 치수충혈 등의 변화가 나타난다. 이런 변화는 마모에서도 동일하게 나타난다.

Tip

이갈이(Bruxism)

무의식적으로 치아와 치아를 강하게 갈거나(grinding) 악물거나(clenching) 또는 치아와 치아를 자주 맞부딪치는(tapping) 현상을 말한다. 이갈이의 증상과 징후는 다양하여 법랑질 표면에 보이는 마모면, 치아의 생리적 마모속도, 저작근의 비대, 근육긴장도 증가, 근육의 압통, 근육의 피로, 뺨 깨물기, 턱관절 통증, 치아의 이동, 차가운 것에 대한 치아신경의 예민감 등이 나타난다. 이갈이의 원인은 스트레스, 불안, 적대감 및 활동증가, 정신적으로 허약한 상태, 경련성 질환에 기인한다.

치료는 교합조정을 해주고 보호장치로 스프린트(splint)를 장착하게 한다.

2. 마모(Abrasion) (그림 II-3-3)

마모는 교합이나 저작 이외의 물리적, 만성적인 자극에 의해 치질의 표층이 손상되는 질환으로 치은퇴축(gingival recession)이 있는 치경부에 V자 홈 모양으로 나타난다.

치아와 치아 접촉 외의 기계적인 원인이라면 어떤 원인으로 발생해도 마모라고 부르기 때문에 생활습관에 따라 발생상황이 달라진다. 칫솔에 의한 견치, 소구치의 치경부 결손은 대표적인 마모의 예이다. 또 국소의치의 클래스프(clasp)나 금관악기 연주에 의한 손상, 파이프담배에 의한 손상 등도 마모에 포함된다.

치료는 환자에게 원인과 교정방법을 알려주어 예방할 수 있도록 지도하고 결손부를 수복하는 것이다.

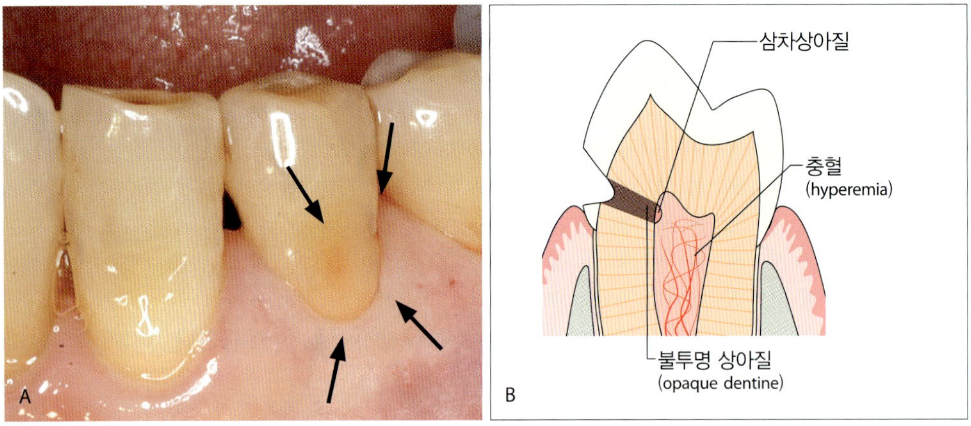

[그림 II-3-3] **마모증**(abrasion)

A : 소구치의 치경 부분에 커다란 쐐기모양 결손(→)이 보이고 상아질이 노출되어 있다.
B : 모식도

3. 굴곡파절(Abfraction) (그림 II-3-4)

교합력으로 치경부의 치질이 쐐기모양으로 파괴되는 현상을 마모와 구별해서 굴곡파절(abfraction)이라고 하는데, 치경부분의 쐐기모양 결손의 원인 중 하나이다. 글래스아이오노머나 복잡레진으로 수복될 수 있지만, 교합압에 의해 수복물이 탈락되는 경우도 있으므로 교합조정을 해야 한다.

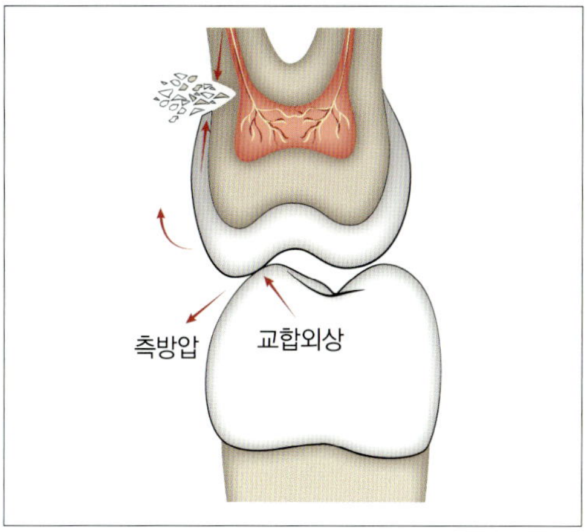

[그림 II-3-4] **굴곡파절**(abfraction)

4. 외상성 치아(Traumatic tooth)

넘어짐이나 구타 등에 의한 강한 힘이 급격하게 작용하면 치아에는 다양한 파손이나 균열 등의 급성 외상이 발생한다. 이러한 급성 치아외상을 치아파절(fracture of tooth)이라고 한다.

커다란 우식이나 수복물이 있는 치아에서는 물리적 강도가 감소되어 있기 때문에 비교적 약한 힘으로도 파절이 일어나는데 이것을 병적 치아파절이라고 한다. 한편, 건강한 치아에 급격한 외력이 작용해서 일어나는 경우는 외상성 치아파절(그림 II-3-5)이라고 한다. 치아파절의 정도나 상태는 작용하는 외상의 크기나 방향에 따라 달라지고 치수나 치주조직에 대한 영향도 달라진다. 상아질까지 도달해 있는 결손을 방치하면 만성 손상과 같은 변화가 발생한다. 또 치수까지 도달하는 결손이나 균열이 생기면 세균이 침입하기 때문에 치수나 치근 주위에 염증을 초래하기도 한다.

치아에는 손상이 없고 치조골과 치근의 결합이 외적인 힘에 의해 단절되어 치아가 치조와(dental socket)에서 빠져 나오는 것을 탈구(dislocation)라고 하는데, 탈구는 완전탈구(complete dislocation)와 불완전탈구(incomplete dislocation)로 나뉜다. 완전탈구는 치근과 치조골을 결합시키는 치주인대가 완전히 끊어져서 치아가 치조골 내에서 빠져나온 상태를 말하며 불완전탈구는 치주인대가 일부라도 잔존해 있어 치아가 치조골 내에 머물러 있지만 크게 동요하는 상태를 말한다.

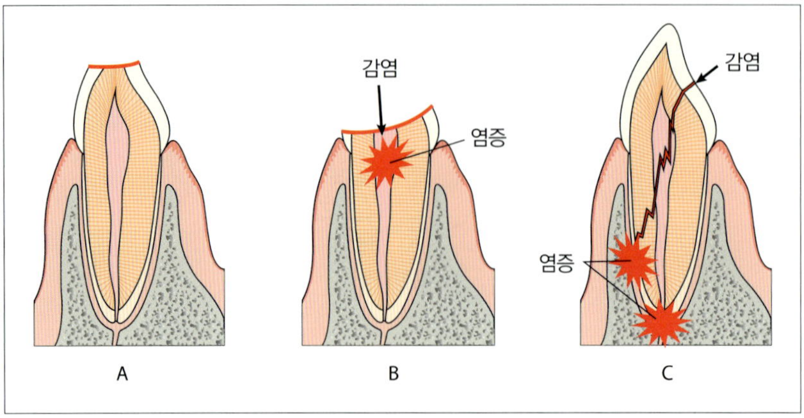

[그림 II-3-5] 외상성 치아파절

A : 상아질까지 손상된 경우는 치수에는 감염이 발생하지 않지만, 방치하면 교모나 마모와 같이 상아질지각과민증을 초래한다.

B : 치수까지 손상이 미친 외상에서는 세균감염으로 치수에 염증을 초래하기 때문에 치수에 대한 처치가 필요하다.

C : 치아파절로 치근까지 손상된 외상에서는 치주조직도 감염될 위험이 있다.

5. 물리적 손상의 영향

교모나 마모가 중증이 되면 치수나 상아질에 영향을 미친다(표 II-3-1).

상아질이 노출되어 상아세관(dentinal tubule)이 외부에 노출되면 자극이 치수에 전해져 통증(상아질지각과민증, dentin hyperesthesia)이나 치수충혈(pulp hyperemia)이 발생한다(그림 II-3-6).

상아세관 내에 자라고 있는 상아질모세포돌기(process of odontoblast)가 변성되어 지방이나 공기가 저류하면 사로(dead tracts)라고 불리는 불투명한 상아질이 나타난다. 또 여기에 타액 속의 칼슘 등 무기질이 침착하면 경화상아질이 된다.

상아질모세포(odontoblast)는 자극을 받아 활성화되면 새롭게 상아질(삼차상아질)을 형성하여 치수를 보호하려 한다.

[표 II-3-1] 만성 표재성 상아질결손에 의한 영향

치수	상아질지각과민증
	치수충혈
상아질	사로(dead tracts), 경화상아질
	삼차상아질(수복상아질) 형성

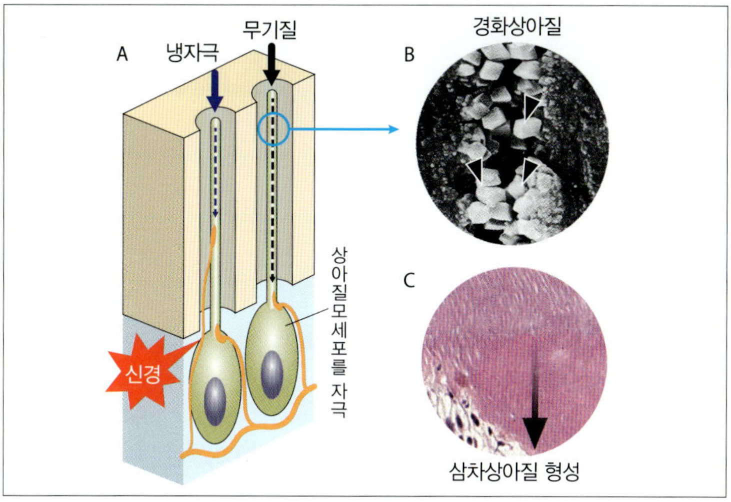

[그림 II-3-6] **만성적 치질 교모 · 마모에 의한 영향**

A : 교모나 마모로 상아세관이 노출되면 냉수 등의 자극으로 일과성 통증이 나타난다 (상아질지각과민증).

B : 노출된 상아세관에 칼슘 등의 결정(▶)이 침착하여 경화상아질이 나타난다.

C : 상아질모세포가 계속해서 자극을 받으면 삼차상아질을 형성해서 얇아진 상아질을 보충하려는 현상이 나타난다.

Tip

상아질지각과민증(Dentin hyperesthesia)

어떤 원인으로 상아질이 노출되었을 때 다양한 자극, 특히 냉자극(차가운 물 등)에 의해 통증이 일어나는 상태를 말한다.

경화상아질(Sclerotic dentine)

상아세관(dentinal tubule)에 무기질 결정이 침착하면 상아질의 경도가 증가하기 때문에 경화상아질이라고 한다.

삼차상아질(수복상아질, Tertiary dentin)

다양한 자극으로 새롭게 형성된 상아질을 말한다.

2 화학적 손상

1. 침식(Erosion)

산의 탈회작용(decalcification)으로 치아 표면에 손상이 발생하여 법랑질이 상실되는 것을 침식(erosion)이라고 한다(그림 II-3-7). 우식에서도 탈회가 보이지만 우식과의 중요한 차이점은 침식에는 세균이 관여하지 않는다는 점이다.

침식의 원인은 레몬, 탄산음료, 식초 등과 같이 산성 음식물을 지나치게 자주 섭취하거나 만성적인 구토이며, 이로 인해 설면에 침식이 발생한다.

침식은 청량음료 공장, 도금 공장, 배터리 공장 등 산을 빈번하게 사용하는 작업장에서 일하는 근로자에게 나타나는데, 작업하는 공간의 공기 중 산을 마시게 되는 것이 원인이다. 탄산음료, 레몬주스 등의 산성음료를 지나치게 섭취하는 경우 침식이 자주 발생하는 부위는 전치부의 순면이며, 역류성 식도염이 있는 환자의 경우는 전치부의 설측이다. 구강검진 시 환자의 과거병력을 마모의 위치, 원인과 상호 연관지어 평가해야 한다.

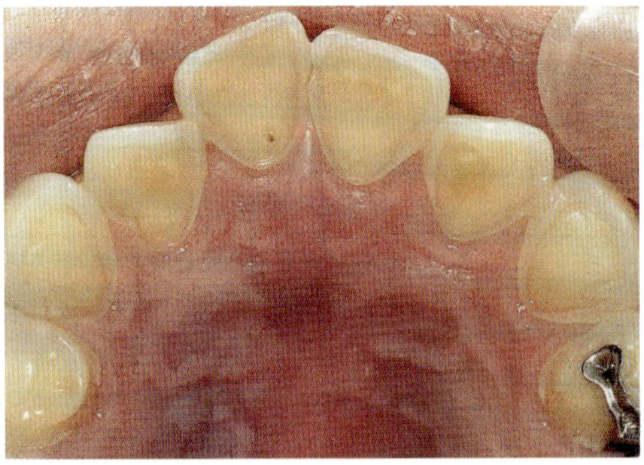

[그림 II-3-7] **침식**(erosion)

Tip

위산 역류에 의한 산식(Acid erosion)

역류성 식도염으로 위액이 역류하거나 신경성 식욕부진증(거식증) 또는 신경성 대식증(과식증)으로 구토를 반복하여 위액이 입안에 도달하면 치아가 위액 속의 염산에 녹아서 산식증이 발생한다. 또 산으로 탈회된 치아는 우식에 이환되기 쉽다.

3 치아의 착색

치아색의 이상에는 치아 표면의 색소침착과 치질에 색소가 침착하는 착색이 있다. 또 치질에는 변화가 없지만 치수의 변화로 변색되는 경우도 있다.

치아 표면에는 다양한 외래성 색소가 침착하여 색을 변화시킨다(그림 II-3-8). 담배의 타르나 커피 등의 음료가 원인인 경우가 많으며 또한 생활습관에 의해 좌우된다. 또 구강내 세균에는 검은색 색소를 생산하는 것이 있는데 이것이 착색의 원인이 된다.

치아가 형성되는 과정에서 색소가 상아질이나 법랑질에 침착하면 치아의 색은 변한다. 선천성 포르피린증 환자 치아의 경우에는 분홍색 또는 암적색의 착색이 나타난다. 흡수되는 색소는 외부에서 침입한 외인성 색소와 생체 내에서 만들어지는 내인성 색소가 있으며, 치아의 색은 원인물질에 따라서 달라진다(표 II-3-2).

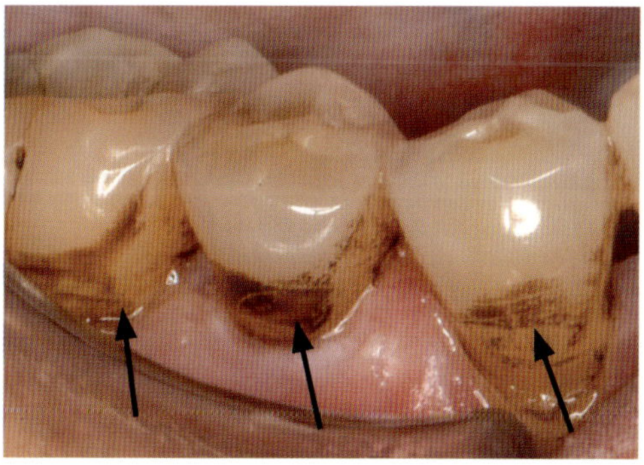

[그림 II-3-8] **치아의 착색**

흡연 경험이 없는 76세 여성의 하악 구치부의 치면이 착색(→)되어 있다. 흡연 외에도 세균에서 유래한 색소나 음식물 색소 등이 침착된다.

[표 II-3-2] 치아 착색의 원인물질

	원인물질	치아의 색
외인성 색소	수은, 납, 구리 등의 금속 테트라사이클린(tetracycline)	황색 또는 회갈색(금속에 따라 다르다)
내인성 색소	포르피린(porphyrin; 선천성 포르피린증) 빌리루빈(bilirubin; 신생아 황달) 헤모시데린(hemosiderin; 치수괴사) 테트라사이클린(tetracycline)	분홍색 또는 암적색 황색 또는 녹색 갈색 또는 암회색

Tip

테트라사이클린(Tetracycline)

항균제의 일종으로 내성균이 많아 사용범위가 한정되어 있지만 작용이 약하기 때문에 연고 등에 사용되고 있다.

포르피린(Porphyrin)

적혈구 헤모글로빈의 바탕이 되는 헴(heme)을 구성하는 유기화합물로, 헴 색소의 합성이상으로 포르피린이 축적되는 것을 포르피린뇨증(porphyrinuria)이라고 한다.

빌리루빈(Bilirubin)

적혈구의 헤모글로빈이 분해되어 생기는 황록색의 색소로 간에서 처리되어 담즙에 함유된다.

핵심포인트

- 치아의 물리적(기계적) 손상은 치질이 치아 또는 단단한 물질과 접촉해서 서서히 표층에서 닳아 없어지는 만성적인 손상과 한 번의 접촉으로 커다란 힘이 가해져 급격하게 치질이 파손되는 급성 손상(치아파절)으로 구분할 수 있다.

종류	위치	임상소견
교모	교합면/절단면	치아 교합면이 편평해짐
마모	원인에 따라 다름	마모 부위의 치질 상실
굴곡파절	치경부	치경부가 쐐기 모양으로 변화

- 치아는 화학적 원인에 의해 다양한 화학적 손상이 발생하기도 한다.

종류	위치	임상소견
침식	원인에 따라 다름	치질 상실, 넓고 매끄럽고 윤이 남

- 치아색의 이상에는 치아 표면의 색소침착과 치질에 색소가 침착하는 착색이 있으며, 치아 표면에는 다양한 외래성 색소(담배의 타르, 커피)가 침착하여 색을 변화시킨다.

REVIEW TEST

01. 교합이나 저작 등의 물리적 자극으로 발생되는 표재성 치질의 결손은 무엇인가?

① 마모 ② 교모 ③ 굴곡파절 ④ 교합외상 ⑤ 지각과민증

02. 교합력에 의한 치경부의 치질이 쐐기 모양으로 파괴되는 것은 무엇인가?

① 굴곡파절 ② 교모 ③ 마모 ④ 교합외상 ⑤ 지각과민증

03. 마모에 관한 설명으로 옳은 것은?

① 강한 교합력이나 저작력에 의해 발생된다.
② 화학적 원인에 의해 발생되는 경우가 많다.
③ 칫솔질에 의한 전치부의 치경부 결손이 대표적인 예이다.
④ 치은퇴축이 있는 치경부에 V자 홈 모양으로 발생된다.
⑤ 20~30대 교합력이 가장 강한 연령에서 호발한다.

04. 산의 탈회작용으로 발생된 치아 표면 손상으로 법랑질의 일부가 상실되는 것은 무엇인가?

① 굴곡파절 ② 교모 ③ 마모 ④ 교합외상 ⑤ 침식

05. 치아가 형성되는 과정에 치아의 색을 변하게 하는 내인성 원인은 무엇인가?

① 수은 ② 납 ③ 구리 ④ 타르 ⑤ 포르피린

정답

01. ② 02. ① 03. ④ 04. ⑤ 05. ⑤

O·R·A·L·P·A·T·H·O·L·O·G·Y

Chapter

04 치수 및 치근단 질환

학습목표

01. 치수염의 원인을 설명할 수 있다.
02. 치수염의 종류를 열거할 수 있다.
03. 가역성 치수염과 비가역성 치수염을 구분할 수 있다.
04. 급성 · 만성 치수염을 구별하고 설명할 수 있다.
05. 치수괴사에 대하여 설명할 수 있다.
06. 급성 · 만성 치근단 질환을 구별할 수 있다.
07. 치근단 질환의 원인을 설명할 수 있다.
08. 급성 · 만성 치근단 농양에 대하여 설명할 수 있다.
09. 치근단육아종에 대하여 설명할 수 있다.
10. 치근단낭에 대하여 설명할 수 있다.
11. 악골 골수염에 대하여 설명할 수 있다.
12. 급성 골수염에 대하여 설명할 수 있다.
13. 만성 골수염에 대하여 설명할 수 있다.
14. 국소적 경화성 골수염에 대하여 설명할 수 있다.
15. 치성 상악동염에 대하여 설명할 수 있다.
16. 방선균증에 대하여 설명할 수 있다.

상아질과 치수는 발생학적으로 외배엽성 간엽인 치유두(dental papilla)에서 유래한다. 치유두의 가장 외측에서 상아질모세포(odontoblast)가 분화되어 상아질기질을 만들면 치아유두의 가운데 부분은 치수가 된다. 상아질모세포는 상아질과 치수 사이에 존재하며, 또한 상아질 전층에 걸쳐 상아세관 내에 상아질모세포돌기(process of odontoblast)가 있어 감각, 상아질의 형성, 수복이라는 기능을 담당한다.

이와 같이 상아질과 치수는 밀접한 관련을 가진 하나의 상아질 · 치수복합체(dentin-pulp complex)라고 할 수 있다. 상아질 · 치수복합체에는 치아우식의 속발증으로 나타나는 치수염(pulpitis)을 비롯해 변성, 위축, 증식 또는 상아질지각과민증(dentin hyperesthesia)이라는 다양한 병변이 발생한다.

1 치수염(Pulpitis)

치수염은 치수조직에 발생하는 염증성 질환으로 대부분이 치아우식의 속발증이다. 치수염의 전구병변으로는 치수충혈(pulp hyperemia)(그림 II-4-1)이 있다. 치수 내의 모세혈관이 확장되고 혈액이 과잉 축적되는 순환장애이지만, 자극이 제거되지 않으면 장액의 삼출, 염증성 세포의 침윤을 일으키고 치수염으로 진행된다.

치수염의 원인으로 가장 많은 것은 우식 병소로부터의 감염이지만 치근단공이나 부근관(accessory canal)을 통한 감염도 있다(상행성 치수염, 혈행성 치수염)(그림 II-4-2). 이러한 세균학적 원인 외에도 물리적 · 화학적 원인을 들 수 있다.

염증의 5대 증상 중 통증과 기능장애가 나타나고, 방치하면 치수괴사(pulp necrosis)가 발생하며 치근단치주염(apical periodontitis)으로 진행된다.

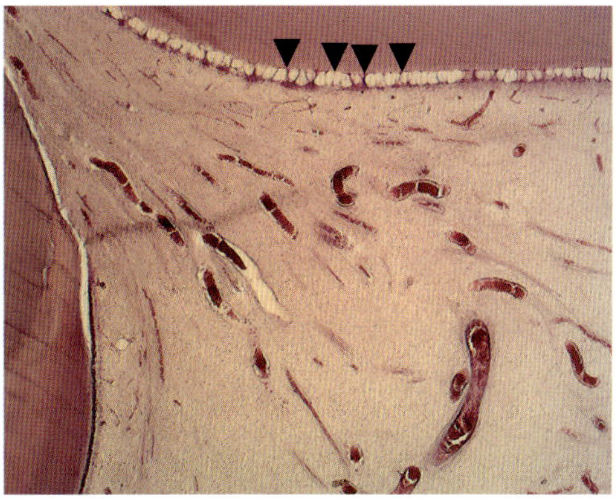

[그림 II-4-1] **치수충혈**

치수 내의 모세혈관이 확장되어 혈액이 과잉 축적된다. 윗부분의 상아질모세포에는 공포변성(vacuolar degeneration, ▶)이 보인다.

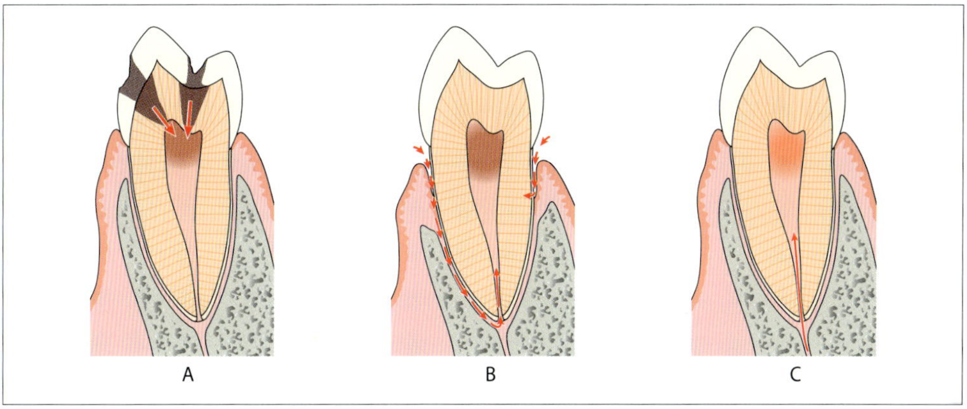

[그림 II-4-2] **치수염의 감염경로**

A : 치아우식에 속발하는 치수염 B : 상행성 치수염 C : 혈행성 치수염

1. 치수염의 병인과 발생기전

1) 세균학적 원인

우식이 치관부의 법랑질, 치근부의 백악질에 한정되어 있는 경우에는 치수염이 발생하지 않는다. 그러나 우식이 상아질에 파급되어 병적 자극이 가해지면 치수충혈(pulp hyperemia)을 거쳐 치수염이 발생하게 된다. 세균이 생산하는 산이나 효소의 작용, 세균의 직접적인 병적 자극의 전달에는 상아세관(dentinal tubule)이 관여한다.

한편 중증의 치주질환이나 악골골수염이 있는 경우, 치근단공이나 부근관을 통해서 감염이 일어나 치수염이 발생하기도 한다.

치수염이 장기간 지속되거나 심해지면 치수의 내압이 높아지고 혈액공급이 정체되어 예리하고 지속적인 통증으로 나타나며 이를 방치하면 급성 치수염이 되고 치수괴사로 진행된다.

2) 물리적 원인

주로 교모, 마모에 의한 기계적 자극, 사고, 운동 등에 의한 외상성 치아손상으로 발생하는데, 치관부 파절, 치근부 파절, 불완전 탈구 등이 치수염으로 나타나며 치아의 절삭, 연마 시 일어나는 열 자극이나 의원성 손상에 의해 발생하기도 한다.

3) 화학적 원인

치과치료에서 사용되는 다양한 재료와 약제가 원인이 될 수 있다. 와동 소독이나 지각과민 치료제로 사용되는 질산은, 과산화수소, 페놀, 클로로포름, 알코올 등이 치아신경에 자극을 주어 치수염이 발생할 수 있다. 또한 노출된 치수나 상아질을 수복할 때 사용하는 아말감이나 복합레진, ZPC(zinc phosphate cement) 등이 치수에 자극을 주어 치수염이 발생할 수 있다.

2. 치수염의 분류 (표 II-4-2)

1) 가역성 치수염(Reversible pulpitis)

가역성 치수염(그림 II-4-3)이란 혈관확장, 삼출, 가벼운 림프구 침윤, 상아질 모세포층의 파괴 등이 나타나는 초기 치수염이다. 원인 요소가 제거되면 정상적인 치수생활력을 가진 상태로 회복될 수 있으며 치수충혈(pulp hyperemia)이 여기에 해당된다.

온도변화에 반응해 뜨겁거나 찬 것이 닿으면 순간적으로 날카로운 통증(예통, sharp pain)이 나타나며 통증시간은 5~10분간 지속된다. 자세변화나 타진에는 영향을 받지 않는다. 치료는 온도자극으로부터 신경을 보호하고 와동 바닥에 진정제(sedative dressing)를 도포한다.

(1) 치수충혈(Pulp hyperemia)

치수충혈은 치수 내의 모세혈관이 확장되고, 혈액이 과잉 축적된 초기 염증상태이다.

치료법은 상아질 자극의 원인을 제거하는 것인데, 제거되지 않으면 장액의 삼출, 염증성 세포의 침윤을 일으키며 치수염으로 진행된다.

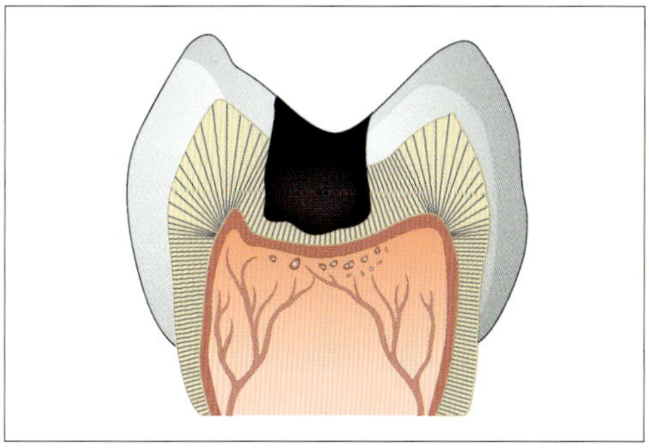

[그림 II-4-3] **가역성 치수염**
수복물에 의해 발생

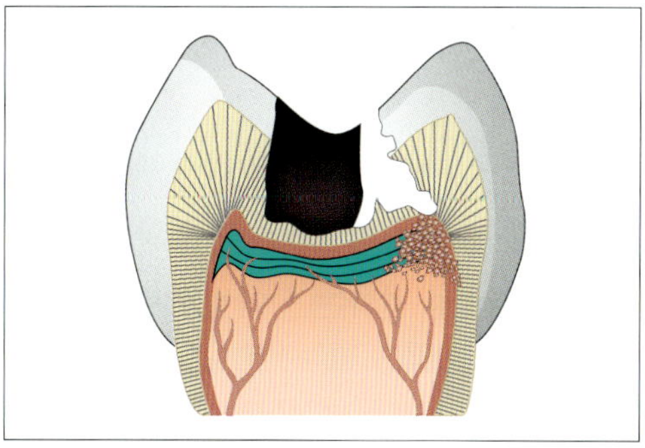

[그림 II-4-4] **비가역성 치수염**
치아의 국소적 급 · 만성 염증에 의해 발생

2) 비가역성 치수염(Irreversible pulpitis)

비가역성 치수염은 원인 요소를 제거해도 치수가 정상으로 회복되지 않는 치수염을 말한다(그림 II-4-4, 표 II-4-1).

치료는 근관치료 후 치관수복을 시행한다.

[표 II-4-1] 비가역성 치수염의 분류

급성	치수염	세균감염으로 치수 내에 호중구가 침윤되거나 농양이 형성된 치수염, 야간에 자발통이 심해짐
만성	궤양성 치수염	치아우식증 등으로 치수 일부가 노출되어 궤양 상태를 나타내는 치수염으로, 일반적으로 자발통은 없음
	증식성 치수염	치수의 생활력이 강해서 치수가 구강과 연결되는 경우에 발생하는 치수염으로, 붉은색을 띠는 연조직의 폴립상 증식이 나타나며 자발통은 없음

(1) 급성 치수염(Acute pulpitis)

급성 치수염은 경과가 짧고, 순환장애로 인해 삼출성 변화가 현저한 치수염이다.

임상적으로 급성 증상을 보이는 화농성 염증이다(그림 II-4-5). 후기에 이르면 통증의 지속시간과 세기가 증가하고, 차가운 것보다는 뜨거운 것에 더욱 민감해진다. 자발통이 나타나고, 어떤 치아가 아픈지 구별이 어려울 수 있으며, 주위 치아로 파급되는 통증(방산통)이 나타날 수 있다. 또한 누운 자세에서 치수내압이 더 증가하기 때문에 낮보다 밤에 통증(야간통, 자세통)이 더 심한 경향을 보인다. 통증시간은 20분 이상 지속된다. 치수강을 개방하여 배농시키면 자발통은 사라진다.

우식 병소는 심부에까지 영향을 미쳐 상아질모세포가 변성되거나 괴사되는데, 이러한 파괴성 변화는 상아질모세포 아래의 치수조직에 영향을 미친다. 혈관확장이 현저하게 나타나고 농양이 형성된다(그림 II-4-6). 삼차상아질의 형성이 나타나는 경우에도 동일한 부위는 우식의 진행으로 파괴된다(그림 II-4-7).

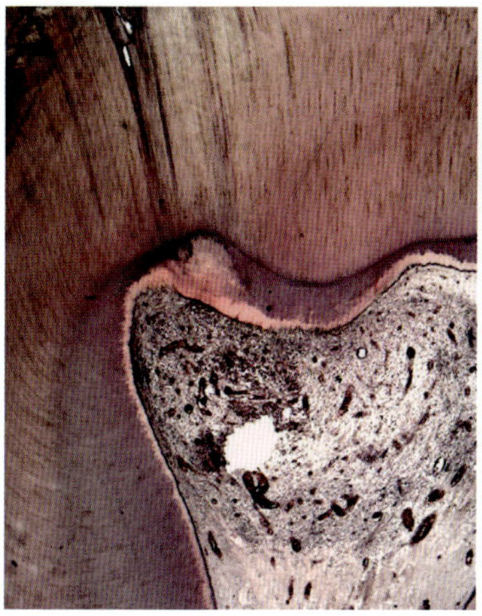

[그림 II-4-5] **급성 치수염**
우식 바로 아래의 치수에 농양을 동반한 염증이 보인다.

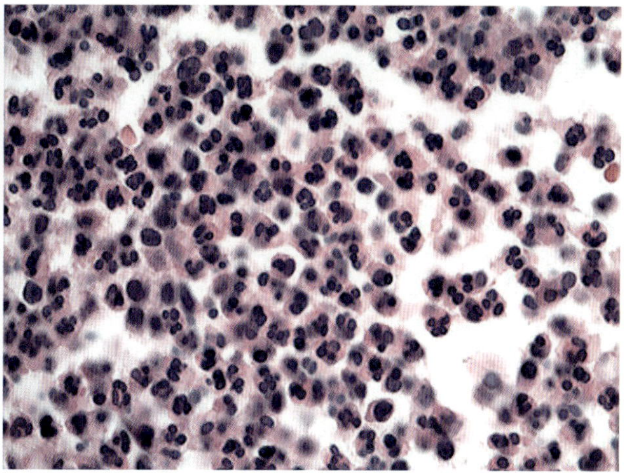

[그림 II-4-6] **농양**
국소적 조직파괴를 동반하며 집합된 호중구를 볼 수 있다.

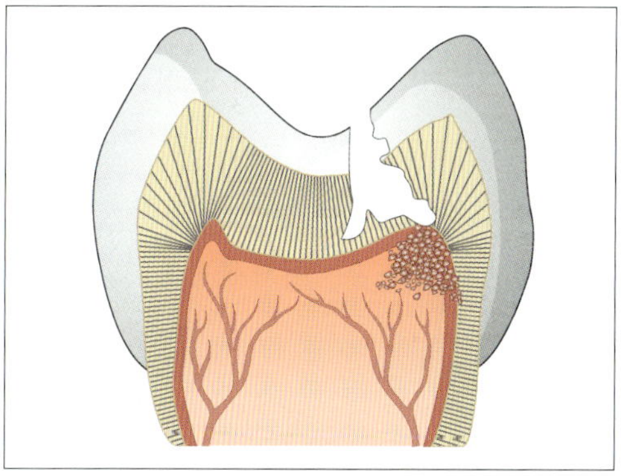

[그림 II-4-7] 급성 치수염

(2) 만성 치수염(Chronic pulpitis)

만성 치수염은 경과가 길고 조직학적으로는 림프구(lymphocyte), 형질세포(plasma cell)의 침윤, 육아조직(granulation tissue)의 증식을 나타내는 치수염이다(그림 II-4-8).

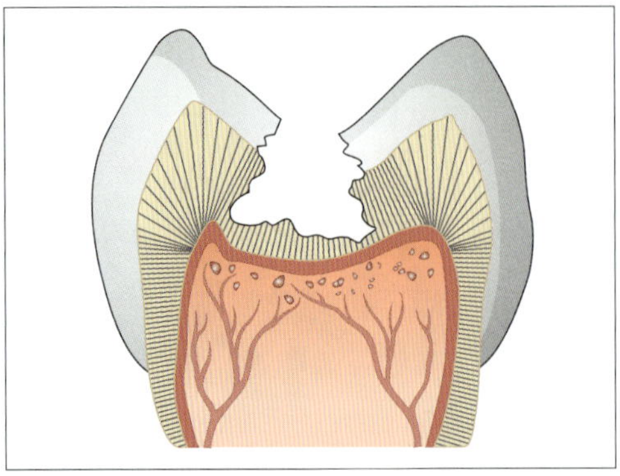

[그림 II-4-8] **만성 치수염**
광범위한 치아우식 부위의 치수에 미만성 염증 세포의 침윤이 나타난다.

① 만성 궤양성 치수염(chronic ulcerative pulpitis)

만성 궤양성 치수염은 치관에 우식와동이 형성되고 구강 내로 치수가 노출된 개방성 치수염으로 임상증상은 가볍다(그림 II-4-9A). 그러나 음식물이 끼거나 탐침에 의한 자극이 치수의 궤양면에 가해지면 급격하게 통증이 발생하는 등 임상증상이 뚜렷해진다.

치수 표층에는 궤양이 형성되고 괴사, 섬유소 침전, 호중구의 침윤이 보이며(그림 II-4-9B), 그 아래층에는 림프구, 형질세포의 침윤을 동반하는 육아조직이 보인다.

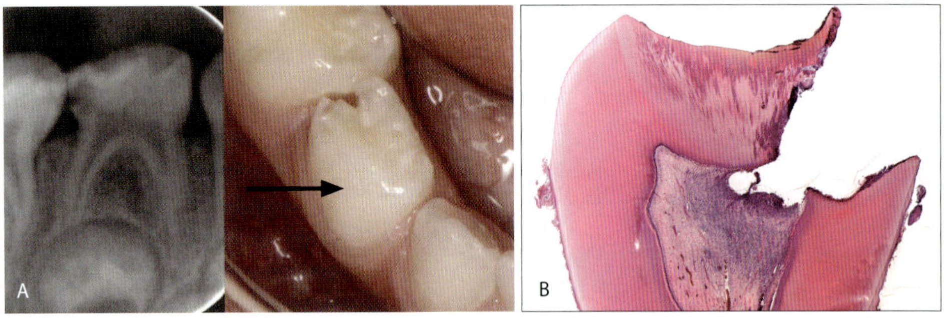

[그림 II-4-9] **만성 궤양성 치수염**
A : 우식와와 치수강이 접해있다. 자발통은 없지만 식사 중 통증이 나타난다.
B : 개방성이며 치수에 실질 결손이 발생해 있다. 궤양이 형성된 치수 표층에 호중구의 침윤이 보인다.

② 만성 증식성 치수염(chronic hyperplastic pulpitis) (그림 Ⅱ-4-10)

만성 증식성 치수염은 우식와동에서 육아조직이 버섯모양으로 증식되는 치수염으로, 이 육아조직을 치수폴립(식육, pulp polyp)이라고도 한다(그림 Ⅱ-4-10C).

치근단공으로부터의 혈액공급이 풍부한 유치나 젊은 층의 치아에서 많이 발생하며, 임상증상은 가볍다.

치수폴립은 림프구와 형질세포의 침윤을 동반하는 육아조직이지만, 표층은 중층편평상피로 덮여 있는 경우가 많고(그림 Ⅱ-4-10A, B) 그 아래층은 섬유성 결합조직으로 이루어져 있다.

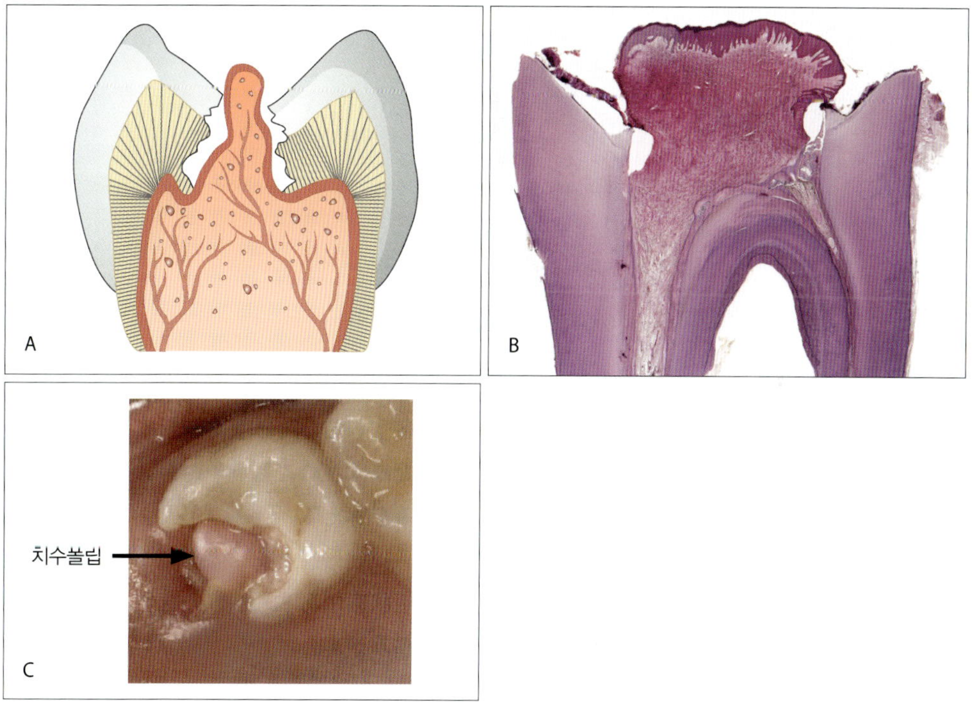

[그림 Ⅱ-4-10] 만성 증식성 치수염

A : 모식도

B : 버섯모양으로 증식한 육아조직의 표층은 중층편평상피로 덮여 있다.

C : 우식와가 치수강에 도달해 있고, 치수폴립이 형성되어 있다. 자발통은 없지만 폴립에 음식이 닿으면 통증을 느낀다. 치근단 병변은 없고 치수는 생활상태이다.

[표 II-4-2] **치수염의 분류**

<table>
<tr><th colspan="2"></th><th>가역성 치수염</th><th colspan="2">비가역성 치수염</th></tr>
<tr><td colspan="2">정의</td><td>초기 치수염으로 원인 자극이 제거되면 치수생활력이 정상으로 회복되는 치수염</td><td colspan="2">원인 자극을 제거해도 치수생활력이 정상으로 회복되지 않는 치수염</td></tr>
<tr><td rowspan="3">증상</td><td rowspan="2">통증 양상</td><td rowspan="2">순간적으로 날카롭고 예리한 통증(예통, sharp pain)으로 일과성으로 나타남</td><td>급성</td><td>만성</td></tr>
<tr><td>자극 원인 없이 자발통(spontaneous pain)이 나타남</td><td>통증이 없거나 무디고 불분명한 통증이 지속적으로 나타날 수 있음</td></tr>
<tr><td>자극 요인</td><td>찬 것, 단 것</td><td>차가운 것보다 뜨거운 것에 민감</td><td></td></tr>
<tr><td colspan="2">원인 치아</td><td>원인 치아가 쉽게 확인됨</td><td colspan="2">원인 치아가 쉽게 확인되지 않음</td></tr>
<tr><td colspan="2">기왕력</td><td>최근의 치과 시술 또는 치경부 마모증</td><td colspan="2">광범위한 수복물, 치수 복조, 심한 치아우식, 외상 등</td></tr>
<tr><td colspan="2">타진반응</td><td>일반적으로 반응이 없음</td><td>급성 치근단치주염 진행 상태에서는 반응이 있음</td><td>반응이 없음</td></tr>
<tr><td colspan="2">방산통</td><td>나타나지 않음</td><td>나타남</td><td>나타나지 않음</td></tr>
<tr><td colspan="2">환자 자세</td><td>자세에 영향을 받지 않음</td><td>누운 자세에서 치수 내압이 더 증가하기 때문에 통증이 증가함(낮보다 밤에 통증 증가)</td><td></td></tr>
<tr><td colspan="2">EPT
(전기치수검사)</td><td>낮은 전류에 반응</td><td colspan="2">높은 전류에 반응</td></tr>
</table>

Tip

만성 증식성 치수염에서의 피복상피(Covering epithelium)의 유래

만성 증식성 치수염 표면의 중층편평상피는 말라세즈(Malassez) 잔존상피나 생활력이 있는 구강박리상피에서 유래한다는 설이 있다.

3) 치수괴사(Pulp necrosis)와 치수괴저(Gangrene of pulp)

치수염이 치수 전체에 파급되면 치수괴사(그림 II–4–11)와 치수괴저가 동시에 일어난다.

또한 외상 등에 의해 치근단부에서 혈류공급이 차단되어 치수가 생활력을 상실하면 치수괴사가 일어난다. 여기에 부패균의 감염이 동반되면 치수괴저가 일어나는데, 부패로 악취가 발생하고 치근단조직에 염증이 파급된다.

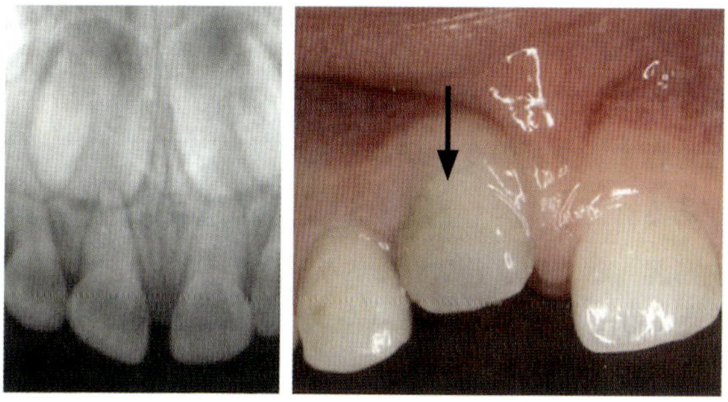

[그림 II–4–11] **치수괴사**

외상에 의해(→) 치아가 함입되어 있다. 치관은 회백색으로 변색되어 있다. 방사선 사진에서는 치근단 병변은 나타나지 않았다. 치수는 실활상태이다.

2 치수의 퇴행성 변화

노화나 염증으로 치수의 기능이 저하되면, 치수는 위축, 석회화, 섬유화, 내흡수와 같은 퇴행성 변화를 일으킨다.

1. 치수의 위축

노화가 진행됨에 따라 상아질모세포(odontoblast)는 그 용적과 수가 줄어든다. 치수는 용적을 줄이기 어려운 상황이므로 치수세포가 감소할 때는 엉성해져서 망상위축(reticular atrophy)(그림 II–4–12)이 나타난다.

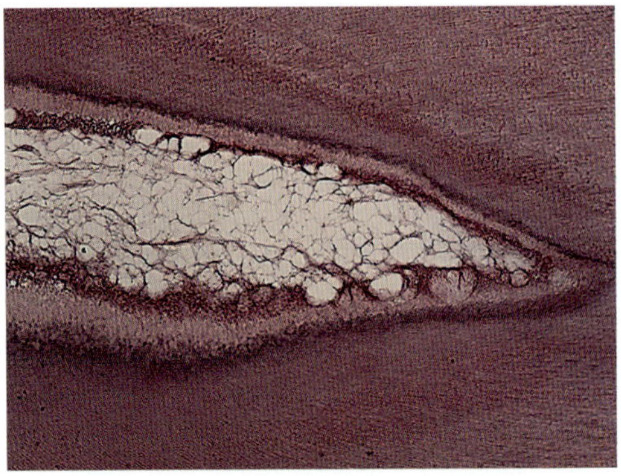

[그림 II-4-12] **치수의 망상위축**
치수세포의 수는 감소하지만 치수의 용적이 감소하지 않기 때문에 망상(그물모양)을 나타낸다.

2. 석회화 변성(Calcification)

치수의 일부에서 석회화된 물질이 형성되는 것이다. 원형의 석회화물인 치수석(pulp stone; 상아립, denticles)이 형성되거나 치근관 전체가 석회화(이형성 석회화, dystrophic calcification)되기도 한다(그림 II-4-13, II-4-14).

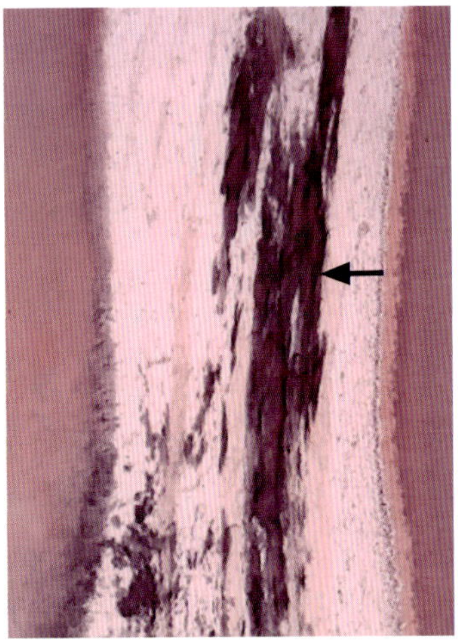

[그림 II-4-13] **치수의 석회화 변성**
치근부 치수에 석회화 변성이 보인다.

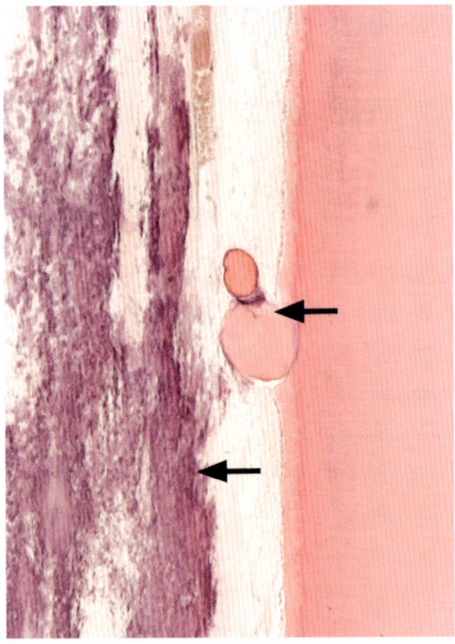

[그림 II-4-14] **부착성 상아립과 석회화 변성**
치근부 치수에 부착성으로 상아립이 보이고 동시에 석회화 변성이 나타난다.

3 상아질의 증식

1. 이차상아질(Secondary dentin) 및 삼차상아질(Tertiary dentin)

치아가 맹출하고 치근이 완성될 때까지 형성된 상아질을 일차상아질(primary dentin)이라고 한다. 이차상아질은 생리적으로 외부의 자극과는 관계없이 형성되는(생리적 이차상아질) 반면 삼차상아질(그림 II-4-15)은 교모, 마모나 우식 등의 외래자극에 대한 반응으로 형성되는 상아질(그림 II-4-16)로, 수복상아질 또는 병적 이차상아질이라고도 한다(표 II-4-3).

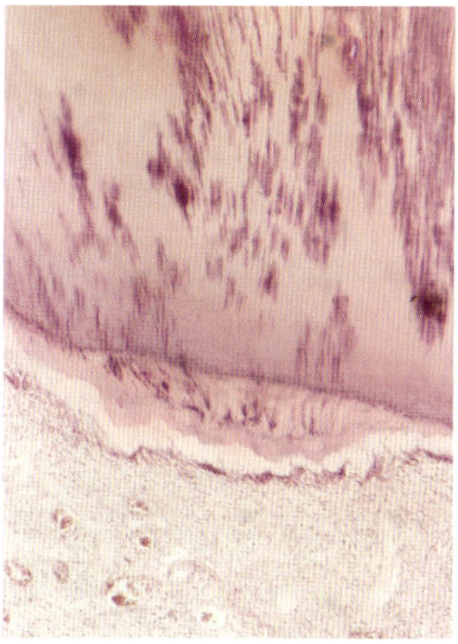

[그림 II-4-15] **삼차상아질**
우식의 진행으로 삼차상아질의 형성이 보이지만 우식은 삼차상아질에도 파급되어 있다.

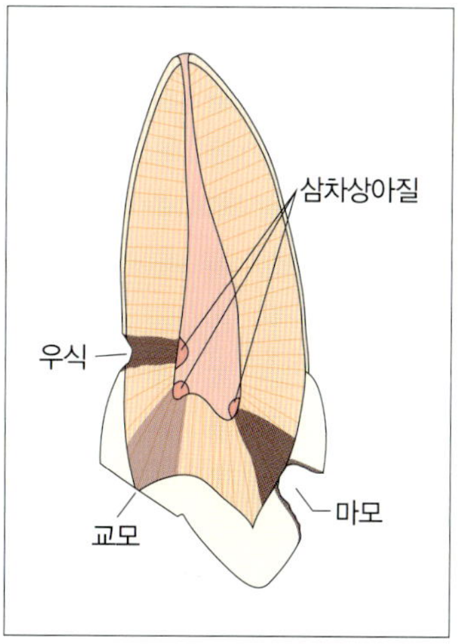

[그림 II-4-16] **삼차상아질의 형성**
교모, 마모나 우식으로 삼차상아질이 형성된다.

[표 II-4-3] 이차상아질과 삼차상아질의 비교

	이차상아질	삼차상아질
출현부위	전체면	치질의 결손이 있는 부위
상아세관의 수	일차상아질과 동일	적음
상아세관의 주행	정상	구불구불함
상아세관의 분포	규칙적	불규칙적
구간구(interglobular area)	보이지 않음	간혹 보임
석회화	일차상아질과 동일	일차상아질보다 낮음
상아질모세포의 매립	보이지 않음	보임(뼈모양 상아질)

2. 상아립(Denticles)

치수에서 보이는 덩어리 모양의 상아질을 상아립(상아질석)이라고 한다(그림 II-4-17). 이것은 치수석이라고도 하는데, 고령자에게 많이 나타난다.

형성부위에 따라 ①유리성 상아립(그림 II-4-18), ②부착성 상아립(adherent denticles), ③개재성 상아립(interstitial denticles)으로 분류된다.

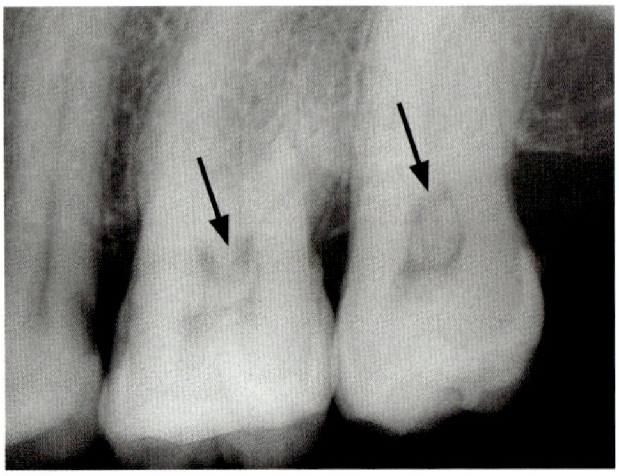

[그림 II-4-17] 상아립

상악 제1대구치, 제2대구치의 치관부 치수 내에 덩어리 모양의 방사선 불투과물이 보인다(→).

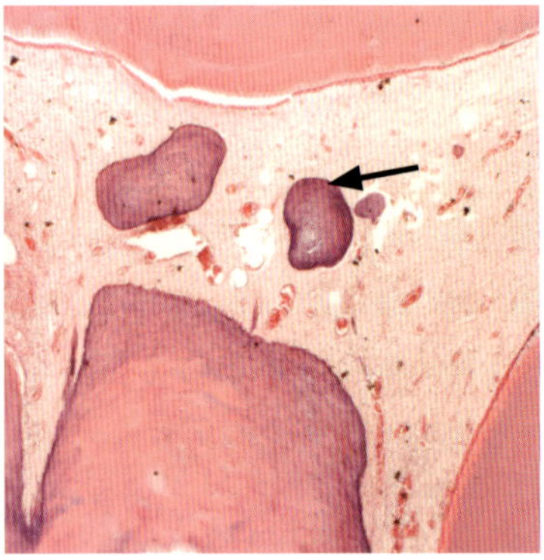

[그림 II-4-18] 유리성 상아립

치관부 치수에 유리성 상아립이 보인다(→).

4 상아질지각과민증(Dentin hyperesthesia)

교모, 마모 또는 쐐기 모양 결손 등으로 법랑질, 백악질에 실질결손이 있으면 상아질이 노출된다. 결과적으로 상아세관(dentinal tubule)이 노출되고 기계적 자극, 냉자극 및 온열자극에 의한 일과성 통증이나 불쾌감이 발생하기도 하는데 이것을 상아질지각과민증이라고 한다.

5 치근단조직의 병소

1. 원인과 발생기전

치근단조직의 병소에는 염증성 병소인 치근단치주염(apical periodontitis)이 가장 많은데 치근단조직의 병소를 총칭해서 치근단 병소라고 한다.

임상적으로 치근단치주염은 치수염과 달리 치아정출감이 강해진다. 또 치근단조직의 세균감염을 동반한 급성 치근단농양(acute apical abscess)에서는 이환된 치아의 통증뿐만 아니라 국소림프절의 종창이나 발열 등의 전신증상을 보이는 경우도 있다.

1) 치근단 병소(Apical lesion)의 발생원인

치근단 병소의 발생원인에는 세균학(생물학)적, 물리적, 화학적 원인이 있다(표 II-4-4).

세균학적 원인에는 염증, 괴사병변 관련, 세균 생산 독소 등이 있고, 물리적 원인은 근관치료기구, 교합이상(수복물 과잉충전) 등, 화학적 원인에는 근관소독제, 근관충전제 등이 있다. 이들 중에서 세균감염이 가장 중요하다. 그 대부분은 치수염 등에 의해 치근단 주위의 치주인대조직에 발생하는 염증성 병소이다.

[표 II-4-4] 치근단 병소의 발생원인

세균학적 원인
① 치수염, 치수괴저 ② 변연성 치주염 ③ 혈행성 감염(균혈증, 패혈증)
물리적 원인
① 근관치료기구(리머, 파일 등) ② 타박
화학적 원인
① 근관세정제(차아염소산나트륨) ② 근관소독제(포르말린, 크레졸 등) ③ 치수실활제(아비산 등) ④ 근관충전제(수산화칼슘 등)

2) 치근단 병소의 발생기전

치근단 병소는 화농성 치수염이나 치수괴사 등 치수강에서의 세균감염이 치근단공 주위의 치주조직으로 확대되어 발생한다. 또 치수절제(발수)나 근관소독 및 근관충전 등의 근관치료가 적절하지 않은 경우에 발생하기도 한다(그림 II-4-19).

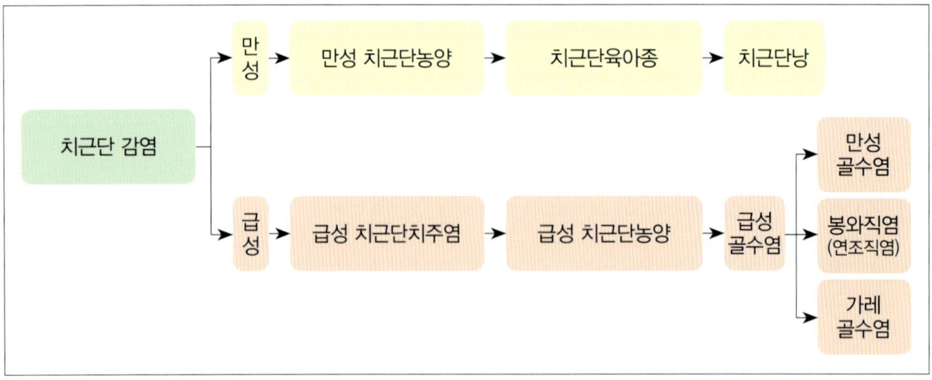

[그림 II-4-19] 치근단 감염에서의 염증 경로

3) 치근단질환의 분류

치근단질환은 임상경과에 따라 급성과 만성으로 분류된다. 급성이란 경과가 짧고 급속하게 진행되는 것으로, 급성 치근단질환에서는 주로 삼출성 염증이 나타나는데 삼출성분의 성질에 따라 급성 치근단치주염과 급성 치근단농양으로 분류된다.

만성이란 경과가 길고 지속적으로 진행되는 것으로, 만성 치근단질환에서는 육아조직(granulation tissue)의 증식이 특징이며, 만성 치근단농양, 치근단육아종, 치근단낭으로 분류된다(표 II-4-5).

[표 II-4-5] **치근단질환의 임상적 분류**

급성 치근단질환	• 급성 치근단치주염(acute apical periodontitis) • 급성 치근단농양(acute periapical abscess) • 급성 골수염(acute osteomyelitis)
만성 치근단질환	• 만성 치근단농양(chronic periapical abscess) • 치근단육아종(apical granuloma) • 치근단낭(radicular cyst)

2. 급성 치근단질환(Acute apical diseases)

급성 치근단질환에서는 가장 먼저 치근단 주위의 치주인대에 충혈이나 장액성 삼출이 나타나 급성 치근단치주염이 발생한다. 그 후 세균감염이 일어나면 호중구(neutrophil)가 다수 침윤되며 급성 치근단농양이 된다. 급성 치근단농양은 만성 치근단질환의 급성 악화나 치주낭에서의 감염, 드물게 혈행감염 등에 의해서도 일어난다. 대부분 염증상태는 빠르게 진행되고 심한 통증을 나타낸다.

1) 급성 치근단치주염(Acute apical periodontitis)

임상증상에서는 자발통증(spontaneous pain)이나 교합통(occlusal pain)은 가볍게 나타나고, 방사선 검사에서도 이상은 거의 나타나지 않는다. 생활치, 실활치와 관계없이 발생할 수 있다.

조직학적으로는 치근단 부분의 치주인대조직에 국한해서 경도의 염증성 세포침윤(cellular infiltration)과 충혈(hyperemia)이 나타난다. 이로 인해 장액이 삼출되어 부종(염증성 부종)을 형성해 치주인대섬유의 이개가 일어난다.

2) 급성 치근단농양(급성 치조농양, Acute apical abscess)

급성 치근단농양은 급성 치근단치주염에서 이행하는 경우가 많다(그림 II-4-20). 세균 감염에 의한 염증성 삼출물에 의해 치근단 부분의 치주인대조직에서의 내압이 비정상적으로 높아지기 때문에 매우 강한 임상증상을 나타낸다. 지속적인 박동성의 자발통증 외에 교합통이나 온열통 및 타진통 등의 강한 통증이 발생하고 치아의 정출감이나 이완 동요도 강하다. 염증이 확대되면 국소림프절의 종창이나 압통이 나타나고 발열, 식욕 부진, 전신권태감이나 오한 등의 전신증상을 동반하는 경우도 있다. 방사선 사진에서는 병소의 진행에 따라 치조백선(lamina dura)이 불분명해지고 치근단 부분에 미만성 투과성 항진이 보인다.

조직학적으로는 치근단 부분의 치주인대조직에서 심한 충혈(hyperemia), 부종 및 뚜렷한 호중구의 침윤이 보인다. 심한 화농성 염증에 의해 조직의 괴사 및 융해가 일어나고 그 부분에 고름이 고여 농양이 형성된다. 치료는 절개와 배농 및 근관치료를 시행한다.

유치의 화농성 치근단농양이 원인으로 법랑질의 형성장애가 일어난 후속 영구치를 터너치아(Turner's tooth)라고 한다(그림 II-4-21).

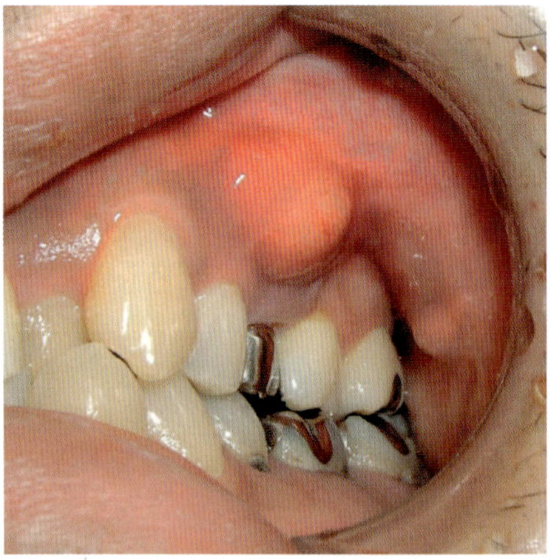

[그림 II-4-20] 치근단농양

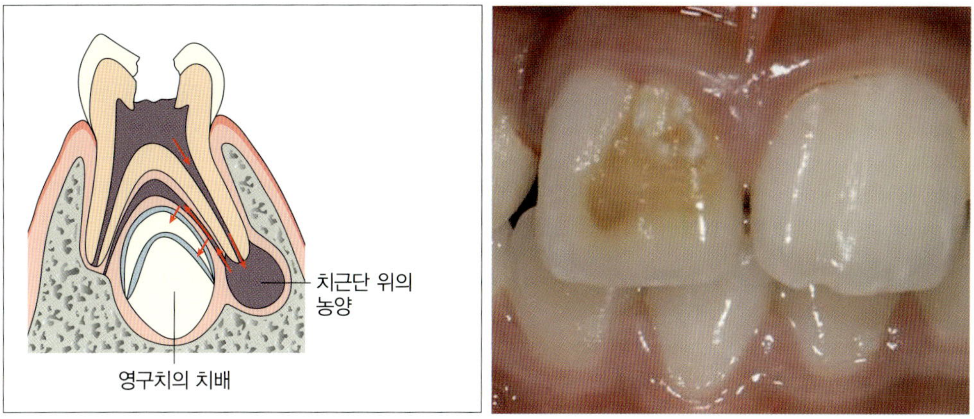

[그림 II-4-21] **터너치아**

치근단농양이 발생한 치근단 염증이 후속 영구치의 치배에 영향을 주어 치관의 법랑질형성 부전을 일으킨다.

3. 만성 치근단질환(Chronic apical diseases)

만성 치근단질환의 발생은 시간의 경과와 함께 자극이 가해져서 급성 치근단농양으로 이행하는 경우와 처음부터 약한 자극에 의해 만성 염증으로 발생하는 경우가 있다.

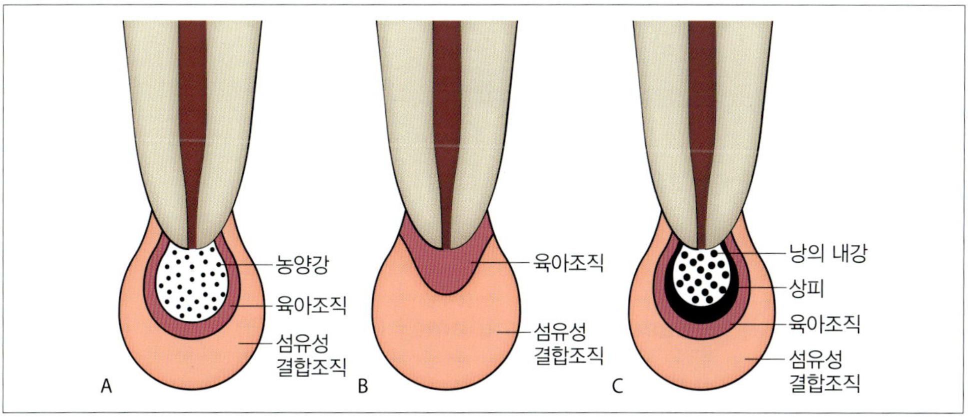

[그림 II-4-22] **만성 치근단질환**

A : 만성 치근단농양　B : 치근단육아종　C : 치근단낭

1) 만성 치근단농양(만성 치조농양, Chronic apical abscess)

대개는 급성 치근단치주염이 만성화된 것으로, 치근단 부분에 만성 농양이 형성된다. 급성과 달리 만성화된 병소에서는 증상이 완만하고 임상증상도 거의 없다. 가벼운 교합통이나 타진통, 이완동요를 동반한다. 방사선 사진에서는 원 모양 또는 반원 모양의 투과상이 나타난다.

조직학적으로는 치근단 부분에 농양(고름집, abscess)이 형성되는데 농양은 농양강(고름집 공간)과 농양벽(고름집벽)으로 이루어지고, 벽은 육아조직(granulation tissue)과 섬유성조직(fibrous tissue)으로 구성된다. 육아조직에는 림프구(lymphocyte), 형질세포(plasma cell), 호중구(neutrophil)나 대식세포(macrophage) 등의 염증성 세포침윤이 보인다. 주위의 치조골에는 파골세포(osteoclast)에 의한 흡수가 일어난다.

농양이 형성된 경우 누공(fistula)(그림 II-4-23)이 생겨 입 안팎으로 고름이 배출된다.

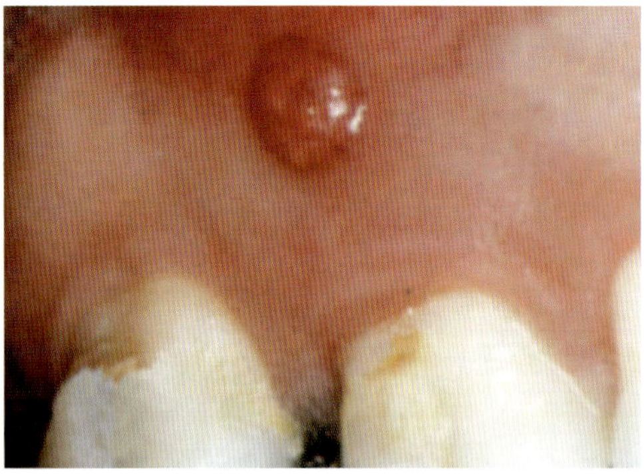

[그림 II-4-23] **누공**(fistula)
입안에서 고름이 조직의 느슨한 틈새를 따라 서서히 흘러 나온다.

2) 치근단육아종(Radicular granuloma) (그림 II-4-25)

만성 농양이 육아조직화(기질화)한 결과, 치근단 주위에 형성된 육아조직(granulation tissue)을 치근단육아종이라고 한다. 임상적으로 자각증상은 거의 없고 교합통(occlusal pain)이나 타진통(tingling)도 매우 가볍게 나타난다. 오래 지속된 치근단육아종이 치근단낭으로 전환되는 경우가 흔히 나타난다. 방사선 사진에서는 치근단 부분에 경계가 분명한 원 모양의 투과상이 보인다(그림 II-4-23).

조직학적으로는 병소 중심부의 유약한 육아조직에는 림프구, 형질세포, 대식세포 등의 염증성 세포침윤이나 모세혈관 외에 섬유모세포의 증식도 보인다. 또 육아조직의 외측을 섬유성 결합조직(fibrillar connective tissue)이 둘러싼다. 육아조직 내에는 출혈, 대식세포가 지방을 탐식하여 밝은 거품상으로 보여지는 포말세포나 콜레스테린 결정이 보이고, 말라세즈(mlassez) 상피잔사에서 유래하는 편평상피의 증식이 보이는 경우도 있다.

Tip

포말세포(foam cells)

대식세포(macrophage)가 지방을 탐식해서 거품 모양으로 보이는 세포를 말한다.

콜레스테린(cholesterin) 결정

콜레스테린은 지질 속에 있으며, 콜레스테롤(cholesterol)이라고도 한다. 콜레스테린이 결정화하여 침전되는 경우가 있는데 이것을 가리킨다.

3) 치근단낭(Radicular cyst, Periapical cyst) (그림 II-4-25)

증식된 상피에 의해 낭강(cystic catity)이 형성된 것을 치근단낭이라고 한다. 치근단낭은 낭강 내에 액체가 축적된 낭이 치근단에 발생하거나, 오랫동안 제거되지 않은 치근단 육아종으로부터 발생하기도 한다. 악골에서 가장 흔하게 발생하는 낭종이다.

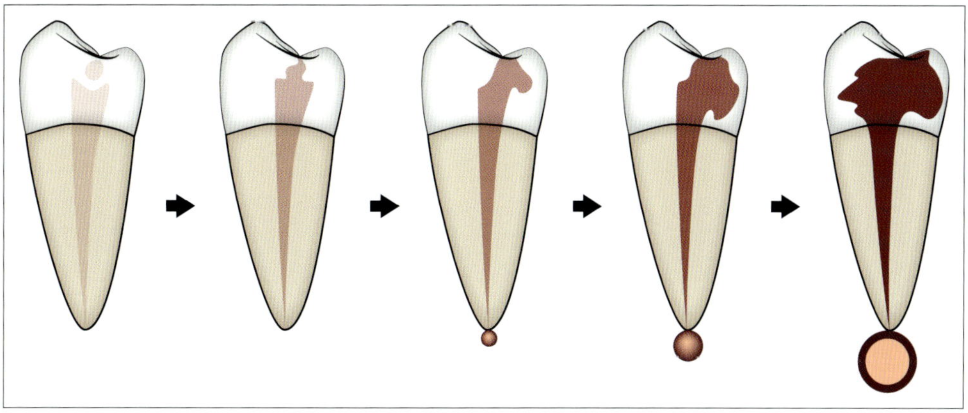

[그림 II-4-24] 치근단낭의 모식도

치근단낭은 임상에서 많이 보이는 병소로 자각증상이 없고 교합통(occlusal pain)이나 타진통(tingling)도 없다. 방사선 사진에서는 치근단에 치근을 둘러싸듯이 경계가 분명한 투과상이 보인다. 또한 낭이 커지면 악골의 피질골이 팽창하여 얇아져, 손가락으로 누르면 파동이 느껴지는 경우가 있다.

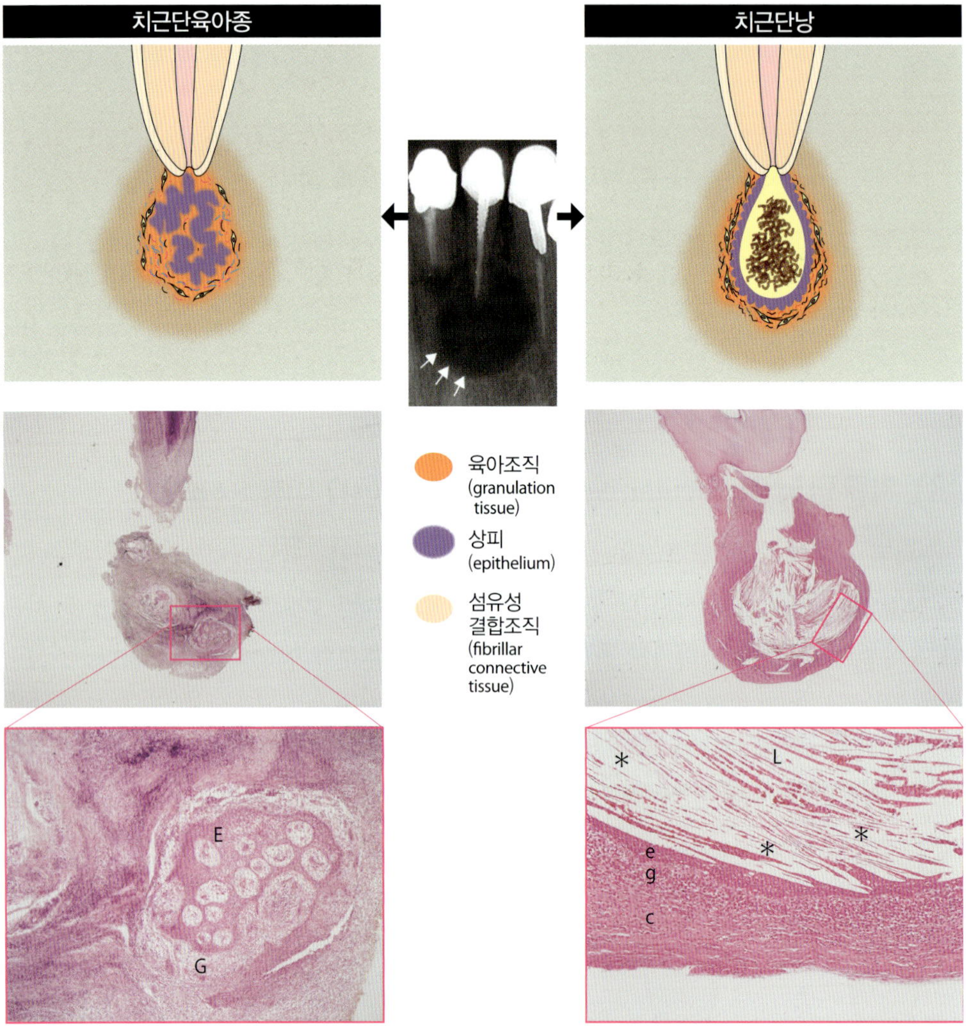

[그림 II-4-25] **치근단육아종과 치근단낭**

방사선 사진에서는 양쪽 모두 원형의 투과상이 보인다(⇨). 치근단육아종에서는 육아조직(G) 속에 상피(E)의 증식이 보인다. 치근단낭은 안쪽부터 상피층(e), 육아조직층(g), 섬유성 결합조직층(c)의 3층으로 구성되어 있다. 치근단낭 안(L)에는 콜레스테린 결정 사이의 공간이 보인다(*).

조직학적으로 낭벽은 안쪽에서부터 상피층, 육아조직층, 섬유성 결합조직층의 3개 층으로 구성되어 있다. 상피층은 치주인대에 존재하는 말라세즈(malassez) 상피잔사에서 유래하는 비각화 중층편평상피이다. 육아조직층은 모세혈관이 많은 어린 육아조직으로 출혈을 동반한다. 그 바깥쪽은 섬유성 결합조직층이 덮고 있다. 낭강 내에는 장액성 또는 점액성의 액체, 혈액성분, 콜레스테린 결정 및 낭벽의 상피에서 박리된 상피세포가 보인다. 또 낭벽에서는 포말세포(foam cells)가 많이 보인다. 병소 주위의 치조골은 흡수되어 있다.

6 악골 내 치성 병소

1. 악골 골수염

악골의 골수에서 발생한 염증성 병변으로 경과에 따라 급성과 만성으로 구별된다. 또 임상적으로 피질골(cortical bone) 표층에 국한된 뼈의 염증은 골염(osteitis)이라 하지만 건성발치와(dry socket)는 치조골염(osteitis alveolaris)이라고 하는 경우가 많은데, 뼈 표층에 생긴 염증이 볼크만관(Volkmann's canal)과 하버스관(haversian canal)을 따라 골수까지 파급되어 최종적으로 골수염이 되는 경우가 많기 때문이다.

악골의 골수염은 모든 연령에서 관찰되며 소아에서는 상악, 성인에서는 하악에 주로 발생한다. 주요 원인은 소아의 경우 구개점막의 감염이고, 성인의 경우 치근단농양, 악골골절, 수술 후 부작용, 패혈증 등이다.

1) 급성 화농성 골수염(Acute suppurative osteomyelitis)

급성 화농성 골수염(그림 II-4-26)의 원인은 황색포도구균(*Staphylococcus aureus*)이나 연쇄구균(*Streptococcus*) 등의 화농균(pyogenic bacterium)이지만, 감염 경로에는 치아우식에 속발하는 치수염(pulpitis)과 치근단치주염(apical periodontitis) 및 발치창 감염이 있다. 또 보통은 염증의 5대 징후(발열, 발적, 종창, 통증, 기능장애)가 현저하게 나타난다.

조직학적으로는 골 주위의 골수 부분에는 호중구(neutrophil)의 침윤이 보이고 골 표면에는 염증자극에 의해 활성화된 파골세포(osteoclast)에 의한 골흡수상이 보인다. 염증이 진행되면 골수조직이 괴사되어 세균덩어리가 보이는 경우가 많은데, 종종 방선균(*Actinomyces*)이 확인된다. 그리고 골조직도 괴사되는데, 괴사골에서는 골소강(lacuna of bone) 내의 골세포도 소실되어 있다. 이러한 괴사골을 부골(sequestrum)이라고 한다. 방사선 소견은 즉시 나타나지 않고, 발생 후 2주가 지나면 방사선 투과상이 나타난다.

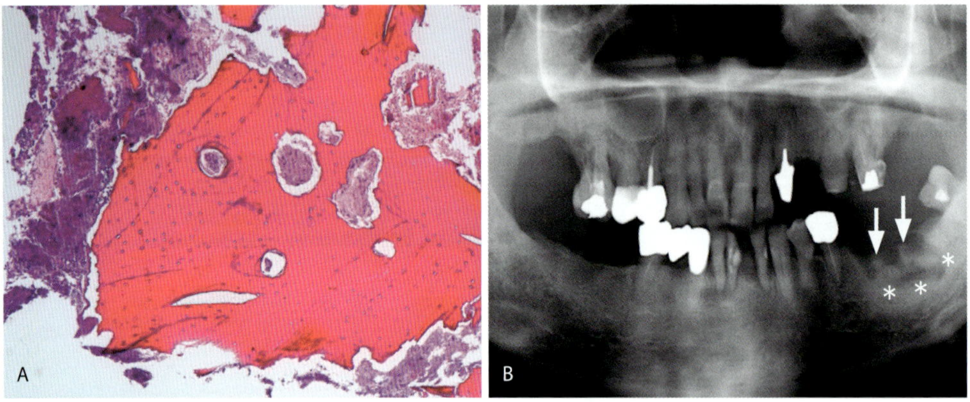

[그림 II-4-26] **급성 화농성 골수염**

A : 급성 화농성 골수염에서 나타난 부골. 골소강 내에 골세포가 보이지 않는다.
뼈 표면과 뼈 주위의 골수 부분의 세포가 소실되고 대신 방선균을 중심으로 한 세균감염이 보인다.

B : 급성 화농성 골수염의 방사선 영상. 부골(⇨) 주변(골투과상)에는 거의 균일한 골경화상(*)이 보인다.

2) 만성 화농성 골수염(Chronic suppurative osteomyelitis)

만성 화농성 골수염은 급성 화농성 골수염이 오랫동안 지속된 상태에서 발생하고 또한 약독균 등에 감염되었을 때 감염에 의한 자극이 약하기 때문에 급성 염증의 전형적인 증상이 보이지 않고 만성화되어 발생한다. 조직학적으로는 급성 화농성 골수염과 마찬가지로 부골과 호중구의 침윤이 나타나지만 병변의 가장자리에서는 반응성 골형성이 보인다. 또 괴사된 골수부분에 육아조직(granulation tissue)의 침입이 나타나며 염증성 세포에도 점차적으로 림프구(lymphocyte)가 침윤된다.

또한 누공(fistula)의 형성과 배농이 임상적으로 종종 관찰되는데 상악골(maxilla)보다 하악골(mandible)에서 훨씬 많이 나타난다.

3) 만성 경화성 골수염(Chronic sclerosing osteomyelitis)

만성 경화성 골수염은 만성적으로 염증성 자극을 받아 뼈가 증식 및 첨가되어 골경화증(osteosclerosis)을 일으키는 골수염이다. 국한된 작은 병소에 나타나는 만성 국소성 경화성 골수염과 광범위한 범위로 나타나는 만성 미만성 경화성 골수염이 있는데 대부분 하악골에서 발생한다.

(1) 만성 국소성 경화성 골수염

만성 국소성 경화성 골수염이란 국한된 병소에 나타나는 만성 경화성 골수염으로 자각증상이 없거나 둔통, 불편감 등이 나타난다. 완만한 자극이나 감염에 의해 발생하며 하악 구치부의 치근단 병소에서의 감염이 원인인 경우가 많다. 방사선 검사에서는 불투과상이 나타나며, 때로는 치근단 부위에 투과상으로 보이기도 한다.

하악 제1대구치에서 호발하며 대부분 무증상이고 젊은 연령층에서 호발한다.

병리조직학적 소견에서는 염증이 사라진 골수강에 소성결합조직이 증식하고 혈관이 확장되며, 림프구, 형질세포가 침윤되고 기존의 뼈 주위에 다량의 신생골이 형성된다. 불규칙한 골재형성선이 있는 치밀골의 형성이 관찰되기도 한다.

4) 증식성 골막염을 동반한 만성 골수염

가레골수염(Garrë's osteomyelitis)으로 불리는 질환으로 젊은 층의 하악골에서 발생한다 (그림 II-4-27). 만성 염증 자극이 골막의 골모세포(osteoblast)를 활성화하여(골막반응), 골막 아래에 방사상으로 대들보 모양의 신생골이 형성되는 것을 말한다. 염증성 세포침윤은 대체로 보이지 않는다.

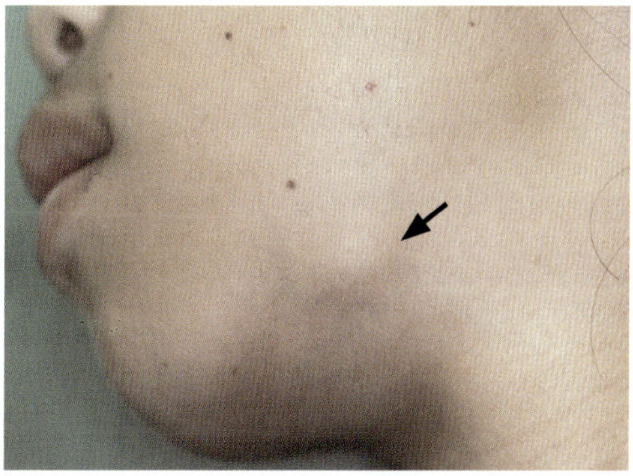

[그림 II-4-27] 가레골수염

5) 방선균증(Actinomycosis)

방선균증은 구강내 상재균인 방선균(*Actinomyces Israelii*)의 감염에 의한 골수염이다(그림 II-4-28). 방선균은 구강, 소화관 및 질 내에서 공생하고 모든 감염이 내인성이며 사람 사이의 전파는 없다. 화농균과의 혼합감염에 의해 발생하는 경우가 많으며 진행된 병소는 조직학적으로 화농성 골수염과 구별이 어렵다.

치과수술 같은 손상 또는 세균감염에 의해 조직이 약화될 때 감염되기 쉬우며, 구강 위생 불량은 방선균증을 일으키는 주요 인자 중 하나이다. 감염은 괴사된 치수에서 치근단, 치조골로 확장되고 골막을 통해 근육으로 침범한다. 저작근 부위로 확산되면 개구장애를 일으키기도 한다.

병소는 뚜렷하게 경결화되고 누공에 의해 고름이 배출되는 다발성 농양을 형성한다. 배농 시 유황과립(sulfurgranule)이라는 황색의 세균집락(bacterial colony)을 볼 수 있다.

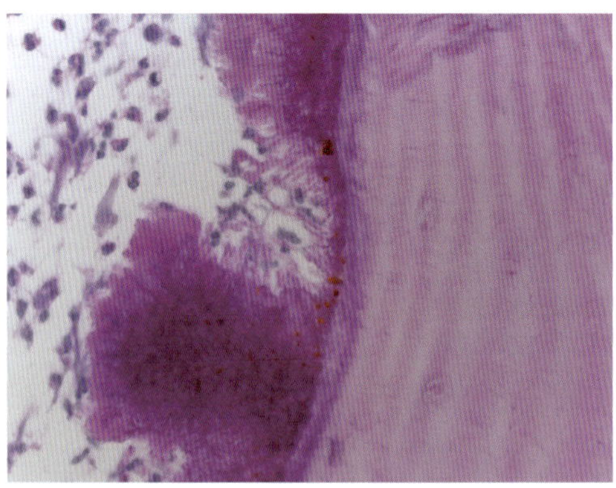

[그림 II-4-28] **방선균증**

뼈 표면에 섬유상의 방선균이 부착되어 있다. 방선균 주위의 골수 부분에 분엽핵을 가지고 있는 호중구의 침윤이 보인다.

2. 치성 상악동염(Odontogenic maxillary sinusitis)

상악 구치부의 치근단과 상악동 점막 사이는 매우 얇은 뼈가 경계를 이루고 있다. 따라서 치근단질환으로 화농염증 병소가 생기면 결국 뼈가 파괴되고 상악동 점막에 염증이 발생한다. 이와 같이 치아의 질환에 의해 일어나는 상악동염을 치성 상악동염이라고 한다. 호발부위는 상악 제2소구치~제3대구치이다.

방사선 사진에서는 상악동의 불투과상으로 나타난다(그림 II-4-29).

20~30대에 많이 발생하며 임상적으로는 편측성 협통(볼통증), 치통, 치은통을 나타낸다.

조직학적으로는 상악동 점막의 충혈(hyperemia), 염증성 부종(inflammatory edema), 점막 비대가 관찰되고 림프구(lymphocyte)나 형질세포(plasma cell)의 침윤이 동반된다.

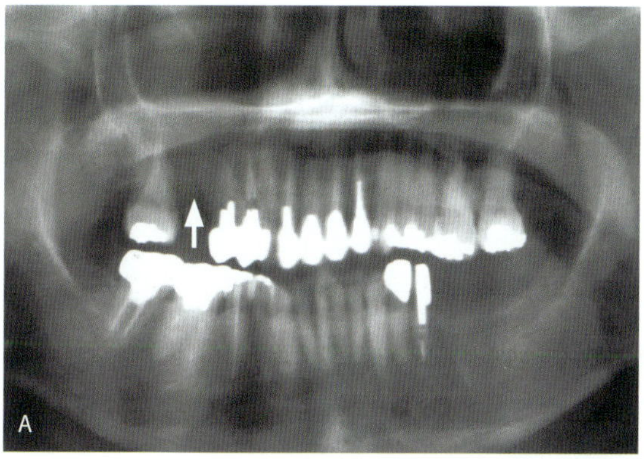

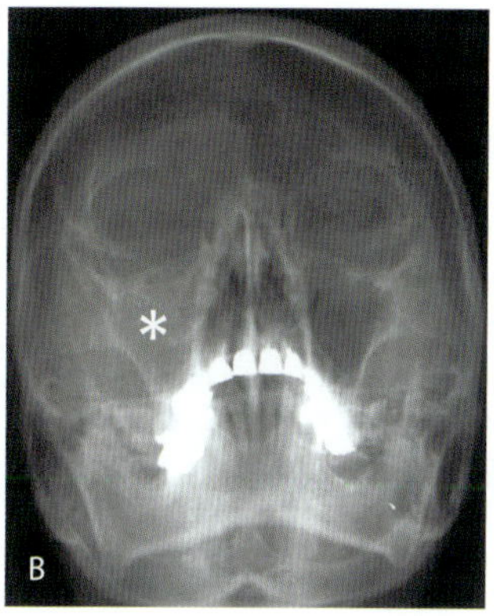

[그림 II-4-29] **치성 상악동염**
오른쪽 제1대구치 치근낭(⇨)이 원인

7 종양성 병소

1. 섬유이형성증(Fibrous dysplasia)

섬유이형성증은 뼈의 형성이상을 나타내는 병변으로 뼛속에 섬유모세포 모양의 방추형 세포가 증식한다(그림 II-4-30). 교원섬유(collagen fiber)의 형성이 뚜렷하고 방추형 세포의 밀도가 낮으며 이형도 없어 종양과는 다르다. 증식된 방추형 세포 집단 속에 화생성으로 형성된 골조직이 보이는 것이 이 질환의 큰 특징이다. 이 골조직은 표면이 골모세포(osteoblast)로 덮여 있지 않고 층상구조가 없는 섬유성 뼈로 이루어져 있으며 전형적으로 가늘고 구불구불하거나 가지가 갈라진 복잡한 구조를 나타낸다. 따라서 모양이 한자(chinese character)와 비슷하다고 하여 한자 구조라고도 한다.

보통은 청년기에 발병하는데, 증상이 없는 경우가 많다. 전신의 어느 골조직에서도 발생할 수 있지만 악골에서 비교적 많이 발생해 얼굴의 비대칭으로 인해 알아차리는 경우가 많다. 성인이 되면서 병변의 발육이 쇠퇴하는 경우가 많아 임상적으로는 보통 대증요법으로 치료한다. 또 병변은 단골성(monostotic)으로 나타나는 경우와 다골성(polyostotic)으로 나타나는 경우가 있다.

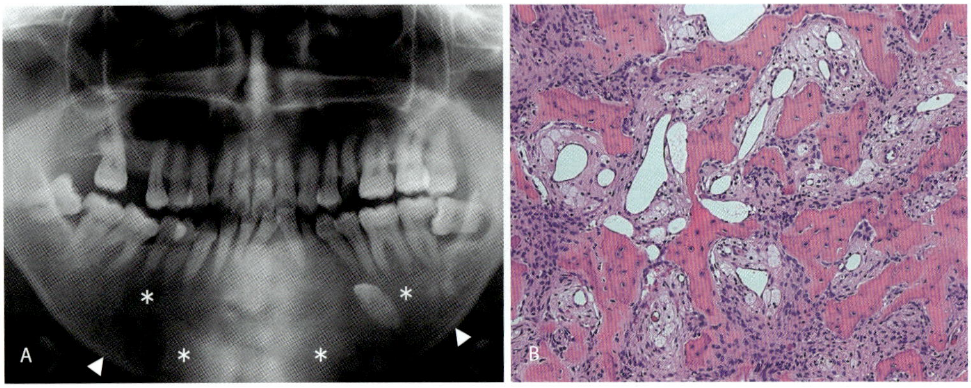

[그림 II-4-30] **섬유이형성증**

A : 좌측 하악 대구치에서 우측 하악소구치에 걸쳐 현저한 골팽륭(▷)과 골구조에 변화가 나타난다. 발병 부위의 하악골은 주위보다 치밀한 골구조로 되어 있으며, 불투명 유리 모양을 나타내고 있다(＊). 발병 부위에 포함된 치아는 다양한 정도로 편위되어, ⌈3은 맹출이 방해를 받아 매복되어 있다. ⌈8부위에는 지치주위염에 의한 골흡수와 골경화상이 보인다.

B : 가늘고 구불구불한 섬유골이 갈라져 있다. 골 주위에 골모세포는 보이지 않는다.

Tip

맥쿤-올브라이트 증후군(McCune Albright Syndrome, MAS)

섬유형성이상에서 다골성(polyostotic)과 피부에 색소침착이 나타나며, 성적 조숙을 동반하는 질환이다. 주로 여성에게 많이 나타나며 GNAS1 유전자의 이상이 관여하는 질환으로 의심된다.

2. 골이형성증(Osteodystrophy)

골이형성증은 치근단(root apex) 근처에 섬유성 결합조직(fibrillar connective tissue)이 증식하는 병변으로 화생성의 뼈 모양 또는 백악질 모양의 경조직이 형성된다(그림 II-4-31). 형성된 경조직은 보통 치근과 연속되는 경우는 없지만 치조골과는 연속 되는 경우가 있다.

하악 전치부에서 많이 발생하며 작은 병소를 형성하는 치근단 골이형성증과 하악 구치부에 많이 발생하고 넓은 범위의 병소가 형성되는 개화성 골이형성증으로 분류된다.

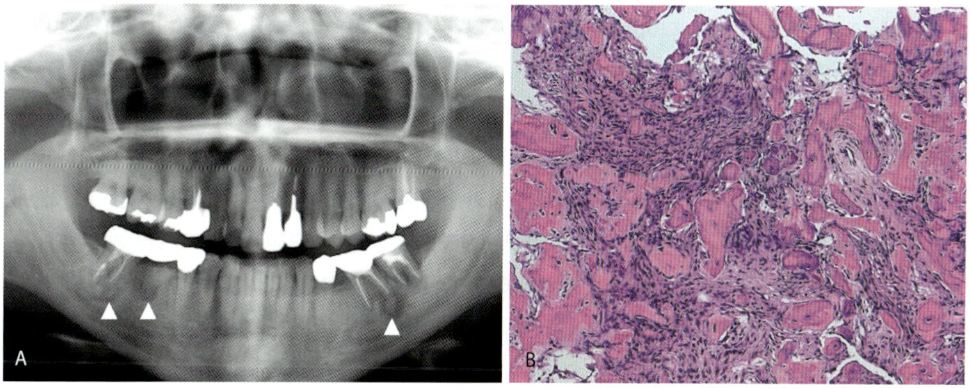

[그림 II-4-31] **골이형성증**

A : ⌈6 치근단에 치주인대와 연속된 방사선 투과대로 둘러싸인 방사선 불투과성 영역이 보인다(▷). ⌈76 치근단 부분에도 동일한 소견이 보인다(▷). 방사선 투과대의 가장자리는 약간 불규칙한 형태를 띠고 있다.

B : 치근단에 생긴 병변. 정상 골조직에 가까운 것부터 작은 덩어리 형태의 뼈 또는 백악질 모양의 경조직이 혼재되어 있다.

Tip

가드너증후군(Gardner's syndrome)

다발성 대장폴립을 동반한 보통염색체(autosomal chromosome) 우성유전성 질환으로 골종(osteoma)이 악골 내에 다발성으로 발생한다.

핵심포인트

❖ 치근단 병소의 발생원인에는 세균학적 원인, 물리적 원인, 화학적 원인이 있다.

① 세균학적 원인	• 치수염, 치수괴저 • 변연성 치주염 • 혈행성 감염(균혈증, 패혈증)
② 물리적 원인	• 근관치료기구(리머, 파일 등) • 타박
③ 화학적 원인	• 근관세정제(차아염소산나트륨) • 근관소독제(포르말린, 크레졸 등) • 치수실활제(아비산 등) • 근관충전제(수산화칼슘 등)

❖ 치근단질환은 임상경과에 따라 급성과 만성으로 분류된다.

<table>
<tr><th colspan="2">종류</th><th>원인</th><th>임상소견</th><th>방사선소견</th></tr>
<tr><td rowspan="2">급성</td><td>치근단 치주염</td><td>염증성 세포 침윤</td><td>자발통, 교합통이 경미하게 출현</td><td>이상이 거의 나타나지 않음</td></tr>
<tr><td>치근단 농양</td><td>세균감염</td><td>지속적 박동성의 자발통, 교합통, 온열통, 타진통 등의 통증 발생, 치아 정출감과 이완동요가 심함</td><td>치조백선이 불분명해지고 치근단 부분에 미만성 투과성 항진이 관찰됨</td></tr>
<tr><td rowspan="3">만성</td><td>치근단 농양</td><td>치근단 주위의 만성 염증</td><td>가벼운 교합통, 타진통, 이완동요를 나타냄</td><td>원 모양 또는 반원 모양의 투과상이 관찰됨</td></tr>
<tr><td>치근단 육아종</td><td>치수염증과 괴사</td><td>자각증상은 거의 없고 교합통이나 타진통도 매우 가벼움</td><td>치근단 부분에 경계가 분명한 원 모양의 투과상이 관찰됨</td></tr>
<tr><td>치근단낭</td><td>실활치</td><td>자각증상이 없고 교합통, 타진통도 없음</td><td>치근단에 치근을 둘러싸듯이 경계가 분명한 투과상이 관찰됨</td></tr>
</table>

❖ 악골골수염은 악골의 골수에서 발생한 염증성 병변으로, 경과에 따라 급성과 만성으로 구별된다.

<table>
<tr><th colspan="2"></th><th>임상소견</th><th>방사선소견</th></tr>
<tr><td>급성</td><td>화농성 골수염</td><td>• 염증의 5대징후(발열, 발적, 종창, 통증, 기능장애)가 현저하게 나타남</td><td>부골(괴사골) 주변의 골투과상에서는 거의 균일한 골경화상이 관찰됨</td></tr>
<tr><td rowspan="3">만성</td><td>화농성 골수염</td><td>• 급성 화농성 골수염이 오래 지속된 상태에서 발생하며 급성 염증의 전형적인 증상은 나타나지 않음</td><td>넓은 부위에 걸쳐 불규칙한 형태의 방사선 투과상이 관찰됨</td></tr>
<tr><td>경화성 골수염</td><td>• 만성적 염증성 자극을 받아 뼈가 증식, 첨가되어 골경화증이 발생하며, 대부분 하악골에서 발생함
• 국소성 경화성 공수염과 미만성 경화성 골수염이 있음</td><td>불규칙한 형태의 방사선 불투과상이 관찰됨</td></tr>
<tr><td>가레 골수염</td><td>• 만성 염증자극으로 인해 골모세포가 활성화하여 골막 아래에 방사상으로 신생골이 형성됨
• 증식성 골막염을 동반한 만성 골수염</td><td></td></tr>
</table>

REVIEW TEST

01. 치수염의 주된 원인은?

① 교모 ② 마모 ③ 외상
④ 치주염 ⑤ 치아우식증

02. 가역성 치수염에 대한 설명으로 옳은 것은?

① 환자 자세에 영향을 받는다.
② 낮보다는 밤에 통증이 심해진다.
③ 혈액이 과잉 축적된 초기 염증 상태이다.
④ 차가운 것 보다는 뜨거운 것에 더욱 민감해진다.
⑤ 원인 요소를 제거해도 치수가 정상으로 회복되지 않는다.

03. 비가역성 치수염에 대한 설명으로 옳은 것은?

① 치수충혈이 해당된다.
② 동통은 자극 제거 후 사라진다.
③ 야간 취침 시에 통증이 감소한다.
④ 원인 치아가 쉽게 확인되지 않는다.
⑤ 원인 요소를 제거하면 치수생활력이 정상으로 회복된다.

04. 30대 여성이 아래와 같은 임상소견으로 내원하였다. 의심되는 질환은?

- 하악 구치부가 자극이 없어도 지속적으로 아프다.
- 뜨거운 음식을 먹을 때, 누운 자세일 때 통증은 더욱 심해진다.

① 치수괴사 ② 치수충혈 ③ 급성 치수염
④ 만성 궤양성 치수염 ⑤ 만성 증식성 치수염

05. **주로 어린이의 구치에서 발생하며 치수조직이 증식되거나 육아조직을 형성하는 치수염은?**

① 치수괴사 ② 치수충혈 ③ 급성 치수염
④ 만성 궤양성 치수염 ⑤ 만성 증식성 치수염

06. **만성 치수염에 대한 설명으로 옳은 것은?**

① 자발통이 심하다.
② 염증반응이 급속히 진행된다.
③ 누운 자세일 때 통증이 증가한다.
④ 호중구로 이루어진 화농성 삼출액이 관찰된다.
⑤ 치관의 파괴가 일어나는 개방성 치수염을 초래한다.

07. **치근단질환에 대한 설명으로 옳은 것은?**

① 급성 치근단 농양은 생활치에서도 나타난다.
② 치근단 육아종은 급성 치근단 치주염이 만성화되어 나타난다.
③ 급성 치근단 농양은 교합통, 온열통, 타진통 등의 강한 통증이 나타난다.
④ 급성 치근단 치주염은 치근단 주위에 농이 빠르게 국소적으로 축적된 상태이다.
⑤ 만성 치근단 농양은 치주인대조직에서 심한 충혈, 부종, 뚜렷한 호중구 침윤이 보인다.

08. **말라세즈 상피잔사가 자극을 받아 증식된 상피에 의해 주머니 모양의 낭강 병소를 가지고 있는 치근단 질환은?**

① 잔류낭 ② 치근단낭 ③ 치근단 육아종
④ 급성 치근단 농양 ⑤ 만성 치근단 농양

09. **후속 영구치의 법랑질 형성 부전을 일으키는 질환은?**

① 치근단낭 ② 급성 치수염 ③ 치근단 육아종
④ 급성 치근단 농양 ⑤ 만성 치근단 농양

10. 악골 골수염에 대한 설명으로 옳은 것은?

① 급성 골수염에서 누공이 관찰된다.
② 급성 골수염은 심한 통증을 호소한다.
③ 성인의 경우, 상악에서 주로 나타난다.
④ 소아의 경우, 하악에서 주로 나타난다.
⑤ 만성 골수염은 치근단 농양의 직접적인 확산으로 초래된다.

정답

01. ⑤ 02. ③ 03. ④ 04. ③ 05. ⑤ 06. ⑤ 07. ③ 08. ② 09. ④ 10. ②

O·R·A·L·P·A·T·H·O·L·O·G·Y

Chapter

05 치아의 발육장애

» 학습목표

01. 치아 수의 이상 중 과잉치에 대하여 설명할 수 있다.
02. 왜소치에 대하여 설명할 수 있다.
03. 거대치에 대하여 설명할 수 있다.
04. 쌍생치에 대하여 설명할 수 있다.
05. 융합치에 대하여 설명할 수 있다.
06. 유착치에 대하여 설명할 수 있다.
07. 치내치에 대하여 설명할 수 있다.
08. 치외치에 대하여 설명할 수 있다.
09. 법랑진주에 대하여 설명할 수 있다.
10. 탈론교두에 대하여 설명할 수 있다.
11. 장수치에 대하여 설명할 수 있다.
12. 만곡치에 대하여 설명할 수 있다.
13. 치아구조의 이상을 일으킬 수 있는 원인을 설명할 수 있다.
14. 법랑질 형성부전증에 대하여 설명할 수 있다.
15. 법랑질 저형성증의 원인에 대하여 설명할 수 있다.
16. 법랑질 저형성증에 관하여 아래의 사항을 설명할 수 있다.
17. 치아의 내인성 착색에 대하여 설명할 수 있다.
18. 매복치에 대하여 설명할 수 있다.

치아의 발육이상에는 치아의 수, 크기, 형태, 구조, 맹출, 교합이상을 들 수 있는데 이들은 국소적 인자 외에 전신적 인자가 가해져서 발생한다.

국소적 인자에 의한 경우에는 이러한 이상이 국소적으로만 나타나는 경우가 많고, 전신적 인자에 의한 경우에는 그 인자가 가해진 시기에 형성된 치아의 성장선과 일치하거나 또는 좌우대칭성으로 이상이 나타난다.

1 치아의 발생과정

치아발생은 발생 6주 경 시작되고 외배엽, 외배엽성 간엽이 관여하며 외배엽성 간엽은 신경능선세포에서 유래한다. 악골 안의 외배엽성 상피조직이 띠 모양으로 증식되는 것을 1차 치판이라고 하는데 이 치판은 치배의 여러 구성 요소로 분화된다.

치배(tooth germ)는 법랑기, 치유두, 치낭의 3부분으로 구성되는데, 법랑기는 외배엽에서 발생하고 치유두와 치낭은 간엽에서 발생한다.

법랑기에서는 법랑질을 형성하는 법랑모세포가 생성되고, 치유두에서는 상아질을 형성하는 상아질모세포가 생성되며 상아질을 형성한 후 치유두는 치수가 된다. 치낭은 백악질, 치주인대, 치조골을 형성하는 세포로 분화된다. 헤르트비히(Hertwig) 상피근초는 치근상아질 형성을 유도한 후 백악질이 형성되기 전에 퇴화 및 흡수된다.

치아가 맹출하여 교합기능을 할 때 소량의 백악질이 형성되며 치근은 치아맹출 후 1~4년 내에 완성된다.

2 치아 수의 이상

(1) 무치증(Anodontia)

모든 치아가 결손되어 있는 것을 완전무치증(total anodontia)이라고 한다. 유치의 선천성 결손은 후속 영구치의 선천성 결손을 동반하기 쉬우며, 원인으로 외배엽이형성증이 있다. 선천성 무치증은 치아가 없는 선천적 결손을 말한다.

(2) 부분무치증(Partial anodontia)

일부 치아가 결손되어 있는 것을 부분무치증이라 하는데(그림 II-5-1) 한 개 또는 그 이상 치아결손을 말하며 유치, 영구치에 모두 영향이 나타난다. 그 원인은 유전적 외배엽이형성증에 있고 퇴화현상, 열성유전, 영양장애, 방사선장애 등에 기인한다. 부분무치증의 대표적인 치아는 지치, 상 · 하악 제2소구치, 절치의 순서로 나타나고 상 · 하악 유절치의 결손이 나타날 수도 있다.

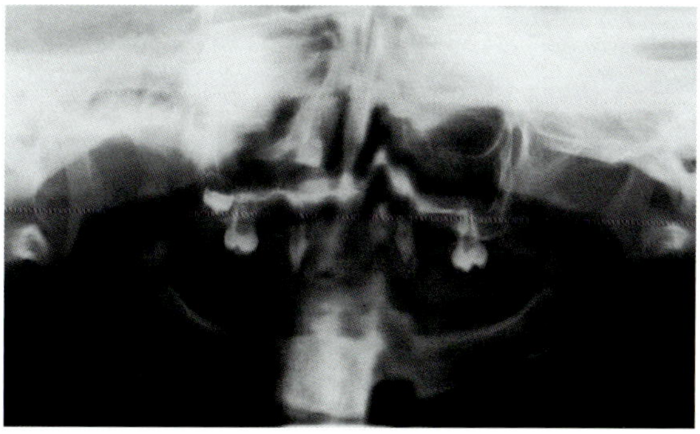

[그림 II-5-1] **부분무치증**(partial anodontia)
대부분의 영구치가 결손되어 있다.

(3) 과잉치(Supernumerary tooth)

치아의 수가 정상보다 많은 것을 과잉치라고 한다. 치판에서 과잉 치배가 형성되거나 이미 형성된 치배가 나뉘어진 결과이다.

상악 절치부나 하악 구치부에서 많이 발생하는데 크기는 정상 치아보다 작고, 대개 맹출하지 않고 매복된다. 호발하는 것은 상악 정중과잉치이며, 정중부 가까이 또는 상악 중절치 사이에 존재한다. 상악 정중과잉치가 매복된 경우는 절치가 벌어지는 정중이개(diastema)의 원인이 된다(그림 II-5-2). 과잉치 중 제3대구치의 근심 협측부에서 보이는 것을 구방치(paramolar)라 하고, 제3대구치의 원심부에서 보이는 것을 제4대구치(distomolar)라고 한다.

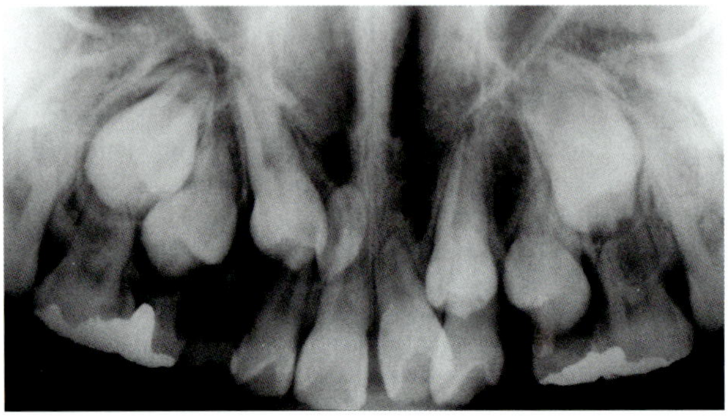

[그림 II-5-2] **상악 정중과잉치의 매복**
상악 중절치 사이에 과잉치가 거꾸로 매복되어 있다.

3 치아의 크기이상

(1) 왜소치증(Microdontia)

치열 중 하나 이상의 치아가 정상보다 크기가 작은 것을 왜소치라고 한다. 원인으로는 전신적 인자와 관련하여 뇌하수체기능저하증, 다운증후군, 외배엽이형성증, 성장호르몬 수치 감소 등 유전에 기인한다. 모든 치아의 크기가 정상보다 작은 경우를 진성 전신왜소치증(true generalized microdontia)이라 하고, 치아 크기는 정상이지만 악골의 크기가 정상보다 크기 때문에 치아가 상대적으로 작게 보이는 경우를 상대적 전신왜소치증(relative generalized microdontia)이라고 한다. 국소성 왜소치증은 하나의 치아에 국한된 유형으로 다른 유형에 비해 비교적 자주 나타나는데, 특히 쐐기형 상악 측절치는 작고 양측성이며, 치근이 짧고 가족력이 있다(그림 II-5-3). 호발하는 것은 상악 측절치와 상악 제3대구치이다.

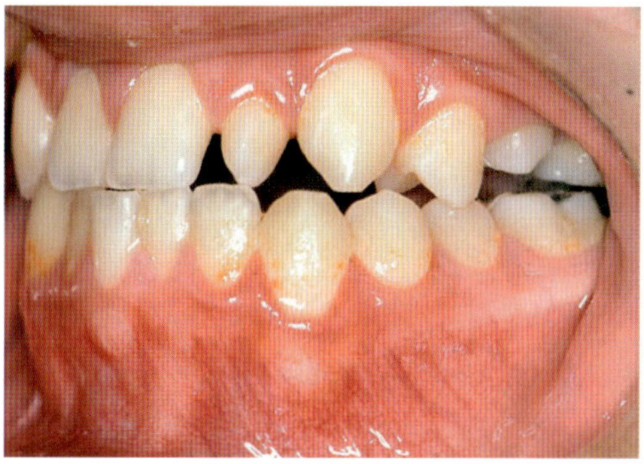

[그림 II-5-3] **왜소치증**(microdontia)
상악 오른쪽 측절치가 작은 원뿔 모양이다.

(2) 거대치증(Macrodontia)

치열 중 하나 이상의 치아가 정상보다 크기가 큰 것을 거대치라고 한다. 원인으로는 뇌하수체기능항진증이나 유전성 질환 등의 전신적 질환과 관련되어 나타난다. 모든 치아의 크기가 정상보다 큰 경우를 진성 전반적거대치증(true generalized macrodontia)이라고 한다. 또, 치아 크기는 정상이지만 악골의 크기가 정상보다 작아서 치아가 상대적으로 크게 보이는 경우를 상대적 전반적거대치증(relative generalized macrodontia)이라고 하며, 상악 중절치에 많이 나타난다. 국소성 거대치증은 하나의 치아에 국한된 유형으로 드물지만 하악 제3대구치에서 나타나기도 한다.

4 치아의 형태이상

치아의 형태이상에는 한 개 치아의 단독 이상 또는 2개 치아의 이상이 연관된 형태이상도 있다.

(1) 쌍생치(Geminated teeth)

쌍생치(그림 II-5-4)는 한 개의 치배(tooth germ)가 2개의 치배로 분리된 치아로, 치관은 2개로 분리되지만 치근과 치수강은 하나이다. 즉 1개의 치근에 2개의 불완전한 치관을 가지고 있다.

외견상으로는 융합치와 유사하지만 융합치의 경우에는 치아 수가 감소한다. 하악 유절치나 상악 영구전치, 견치, 소구치 부위에서 많이 발생한다.

치료는 전치부의 경우 다른 주변 치아와 크기, 모양의 비례를 맞추어 보철치료를 시행한다.

(2) 융합치(Fused teeth)

융합치(그림 II-5-5)는 치아 발생 도중에 정상적인 2개의 치배가 1개로 합쳐져서 발생하는 것으로, 융합 시기에 따라 결합하는 조직이 다르지만 상아질은 반드시 결합되어 있다. 융합이 치배 발육 초기에 발생하면 2개의 치관과 2개의 치근이 융합되어 하나의 커다란 치아로 형성되며, 치배 발육 후기에 발생하면 치관 또는 치근 부분만 융합된다. 즉 외견상으로는 한 개의 치아로 보이지만 방사선상에서는 치수강이 2개로 나타난다. 주로 하악 전치부에서 많이 발생하며 영구치보다 유치에서의 발생률이 높다.

(3) 유착치(Concrescent tooth)

유착치(그림 II-5-6)는 치근이 완성된 후 복수의 치아가 백악질 부위에서 결합한 것으로, 치수강의 연결이 보이지 않는다는 점에서 융합치와는 다르다. 원인은 총생이나 외상에 의해 백악질이 침착되어 두 치아가 융합된 것이다. 상악 제2대구치와 매복 제3대구치 사이에서 많이 발생한다.

(4) 치내치(Dens in dente)

치내치(그림 II-5-7)는 치아 형성 초기에 치관부의 법랑질과 상아질이 치수 쪽으로 함입된 것이다. 즉 치관 부분이 완성되기 전에 법랑기가 치관 내부로 함입된 것을 말한다. 기저결절 부분에 깊은 소와나 틈의 형태로 비정상적인 치아이며, 한 치아에만 이환된다. 전치, 상악측 절치에 쐐기 모양으로 발생한다.

치료는 치아우식증이나 치수염 및 치수괴사가 잘 일어나는 실활치로 근관치료를 통하여 레진 수복이나 도재관 수복을 해야 한다.

(5) 치외치(Dens evaginatus)

치외치(그림 II-5-8)는 치아의 교합면 또는 설측면에서 바깥으로 돌출된 교두가 발견된다. 치아발육 중에 법랑상피가 치아 바깥쪽으로 과잉증식되어 발생한다. 비교적 드물지 않은 유형이며, 교두는 법랑질, 상아질, 치수로 구성된다. 상악과 하악의 소구치에서 많이 발생하며 교합력에 의해 파절이 일어날 경우 치수염이 발생될 수 있어 근관치료가 필요하다.

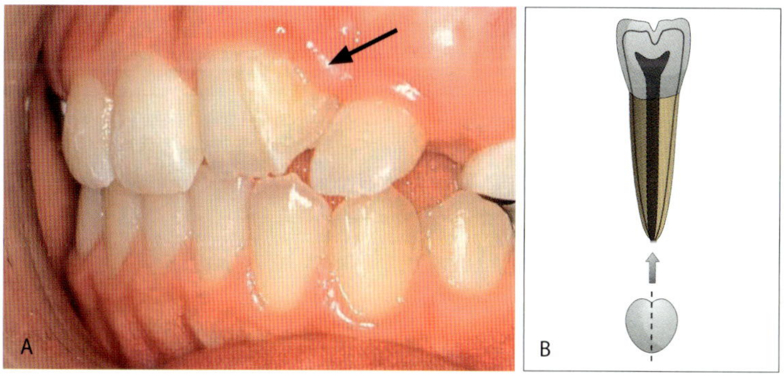

[그림 II-5-4] **쌍생치**

⌊1과 과잉치(→)에 의한 쌍생치. A : 구강 사진 B : 모식도

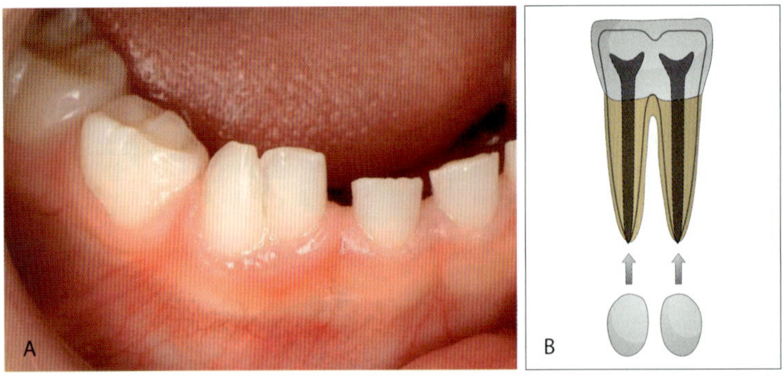

[그림 II-5-5] 융합치

CB의 융합치. A : 구강 사진 B : 모식도

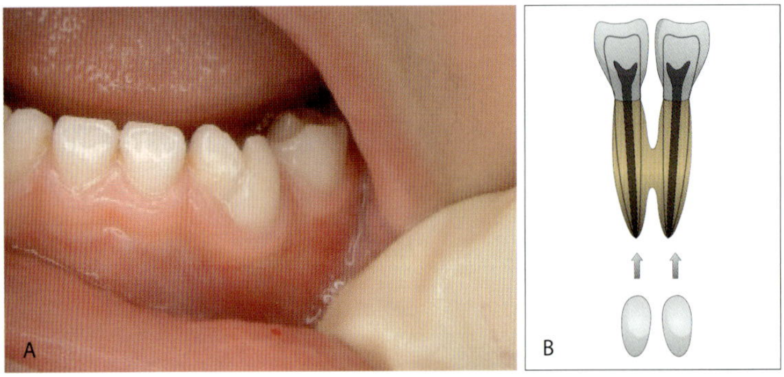

[그림 II-5-6] 유착치

BC의 유착치. A : 구강 사진 B : 모식도

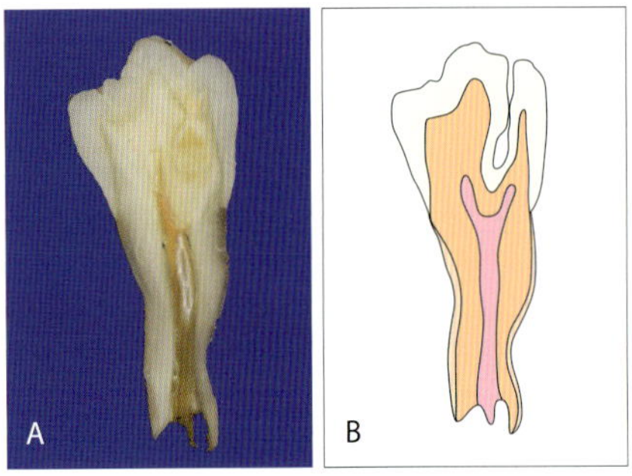

[그림 II-5-7] 치내치

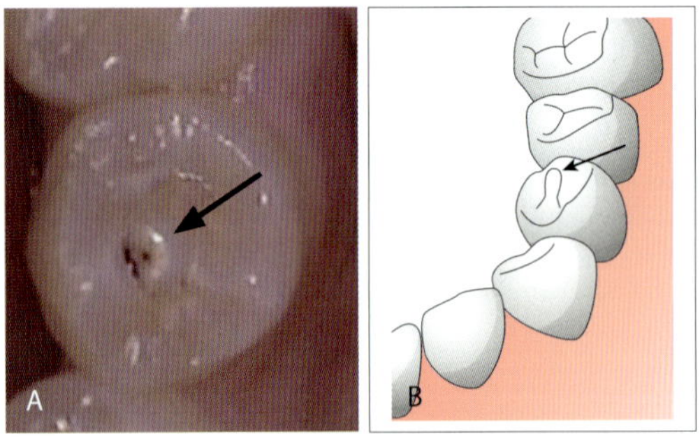

[그림 II-5-8] 치외치

(6) 법랑진주(Enamel pearl)

복근치의 치경부에서 치근분지부에 이소성으로 법랑질이 방울 모양으로 형성되고 그 안에서 상아질과 치수강이 드물게 나타나며, 상악 제3대구치 및 치근분지부에서 많이 발생한다(그림 II-5-9). 법랑진주는 작은 구형의 법랑질 덩어리가 치근 표면에 나타나는 것으로, 치아형성 중 법랑모세포가 비정상적으로 변위된 것이다. 치석으로 오해될 수 있으며, 법랑진주 쪽에 치주염의 문제가 발생된다면 치주치료 및 발치가 필요하다.

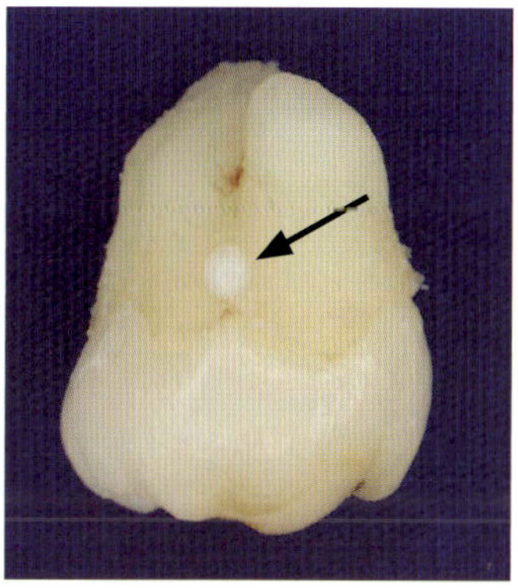

[그림 II-5-9] 법랑진주

(7) 탈론교두(Talon cusp)

전치 설측에 위치한 독수리 발톱 모양의 돌출된 과잉 교두를 말한다(그림 II-5-10). 상 · 하악 영구전치의 기저결절 부분에 위치한 부수적 교두로, 탈론은 육식동물의 발톱을 의미한다. 치료는 탈론교두가 교합을 방해할 때 제거해야 하는데 근관치료 후 보철치료가 필요하다.

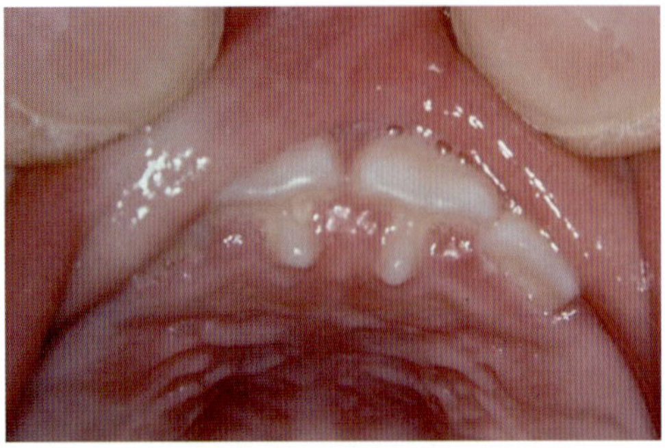

[그림 II-5-10] 상악 중절치 설측의 탈론교두

(8) 장수치(Taurodontia)

치관이 길며 치수강이 크고 연장되어 있지만 치수바닥과 치근분지부가 치근단 가까이에 위치한 이상치아를 말한다(그림 II-5-11). 헤르트비히(Hertwig) 상피근초가 적절히 발육하지 못한 불완전한 발육장애가 원인이다. 장수치는 유치와 영구치에서 모두 관찰되며, 편측성 또는 양측성으로 나타난다.

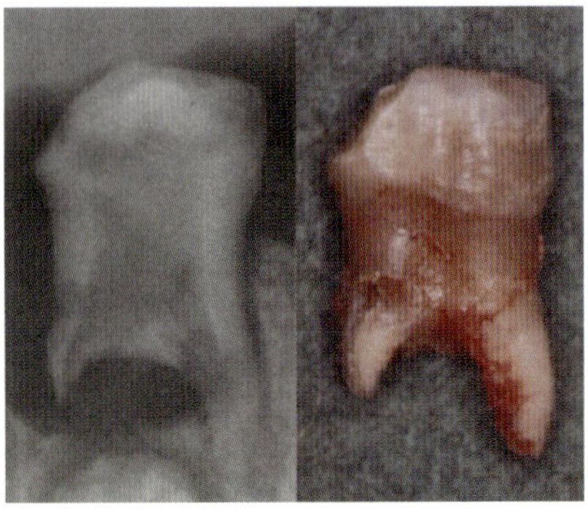

[그림 II-5-11] 장수치

(9) 만곡치(Dilaceration)

치근의 형태가 비정상적으로 휘어지거나 구부러진 치아를 말한다(그림 II-5-12). 치근 발육 중에 가해진 외상이 원인으로 발생하며, 유치와 영구치에서 나타난다. 치료 시 방사선사진 촬영이 필수적이며 근관치료나 발치가 필요하다.

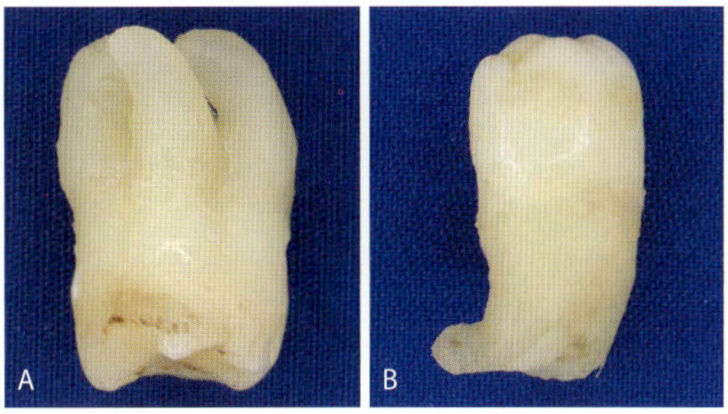

[그림 II-5-12] **만곡치**

A : 상악대구치 B : 하악 제3대구치

5 치아구조의 발육이상

치아 형성기의 치배에 국소적 요인(외상, 염증, 방사선 장애)이나 전신적 요인(발열성 질환, 영양장애, 유치의 감염, 선천성 매독, 불소 섭취, 출생 시 손상, 조산 등)이 작용하면 육안으로 볼 때 형태이상과 함께 조직구조의 이상이 발생한다(표 II-5-1).

[표 II-5-1] **치아 및 악골의 이상을 동반하는 증후군**

증후군명	치아 및 악골에 미치는 영향	증후군명	치아 및 악골에 미치는 영향
비타민A결핍증	법랑질 형성부전	외배엽형성이상증 (Ecotodermal dysplasia)	치아의 결손 전치 및 견치의 원뿔모양 치관
비타민C결핍증	상아질 형성부전	쇄골두개이형성증 (Cleidocranial dysplasia)	상악골 발육부전 높은 구개 유치의 만기 잔존 영구치의 맹출지연 과잉치
비타민D결핍증	법랑질 형성부전 상아질 및 백악질의 석회화부전 왜소치 치아의 맹출지연 치아의 위치이상	다운증후군 (Down syndrome)	상악발육부전(상대적 하악전돌) 높은 구개

[표 II-5-1] **치아 및 악골의 이상을 동반하는 증후군 (계속)**

증후군명	치아 및 악골에 미치는 영향	증후군명	치아 및 악골에 미치는 영향
갑상선기능저하증	법랑질 형성부전 상아질 석회화부전 치근 형성부전 유치의 만기잔존 영구치의 맹출지연	피에르로뱅증후군 (Pierre robin syndrome)	작은 하악 구개열 (폭이 넓은 U자형)
부갑상선기능저하증	법랑질 형성부전 상아질 형성부전 치아의 맹출지연	에이퍼트증후군 (Apert syndrome)	상악골 저형성에 의한 치열 협착 (상대적 하악전돌) 높은 구개 치아의 결손
뇌하수체기능항진증	하악전돌 치아의 조기맹출 백악질 증식	크루존증후군 (Crouzon's syndrome)	
뇌하수체기능저하증	유치의 만기잔존 영구치의 맹출지연	터너증후군 (Turner syndrome)	작은 하악 높은 구개 유치의 조기맹출 왜소치 단근치
선천성 매독	허친슨치아 푸르니에치아	골덴하르증후군 (Goldenhar syndrome)	상악골, 협골, 하악골(특히 하악지)의 저형성(편측성이 많다)

1. 법랑질 형성부전증(Amelogenesis imperfecta)

유전적으로 법랑질의 형성이 장애를 받는 질환으로 유치 및 영구치의 모든 치아에서 나타난다(그림 II-5-13). 법랑질 형성부전증에는 세 가지 형태가 있다.

첫 번째는 저형성증으로 법랑모세포가 법랑기질을 적절히 분배하지 못해 비정상적인 두께의 법랑질을 형성하는 것이고, 두 번째는 저석회화증으로 석회화 과정에서 문제가 생겨 저석회화 소견을 보이는 것이며, 세 번째는 미성숙형으로 국소적 또는 광범위한 미성숙 법랑질 결정체를 형성하는 불완전한 석회화 소견이다.

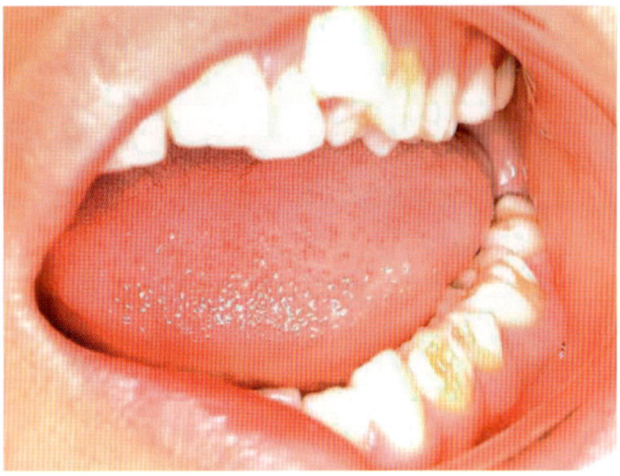

[그림 II-5-13] **법랑질 형성부전증**(Amelogenesis imperfecta)

2. 법랑질 저형성증(Enamel hypoplasia)

법랑질이 불완전하게 형성되어 치아의 모양이나 형태가 비정상으로 나타나는 질환이다. 법랑모세포의 손상이나 장애로 발생하며 유치 및 영구치의 모든 치아에서 나타난다.

법랑질 저형성증의 원인은 법랑질 형성부전증, 유치의 국소적 감염, 발열성 질환(홍역, 수두, 성홍열), 비타민 결핍(비타민 A · C · D), 불소 섭취, 선천성 매독, 출생 시의 손상, 조산 등이 있으며 원인불명인 경우도 있다. 전신적 원인에 의한 치아이상은 장애가 가해진 시기와 일치해서 좌우 대칭적으로 발생하며 발육선을 따라 치아 전체에서 나타난다.

1) 국소적 원인

(1) 염증

치주염에 의한 악골골수염이나 방사선 치료 후의 악골괴사, 골수염이 치배에 파급되어 법랑질 저형성증이 발생하기도 한다. 이 중에서 유치의 치근단치주염(apical periodontitis)이 후속 영구 치배에 파급되어 영구치의 법랑질 저형성이 발생한 치아를 터너치아(Turner's tooth)(그림 II-5-14)라고 한다. 호발부위는 소구치와 상악 전치이다.

(2) 외상

유치의 타박상으로 인해 후속 영구치에 법랑질 저형성이 발생하기도 하는데, 특히 넘어졌을 때 강한 타박을 받기 쉬운 상악 전치부에서 많이 발생한다. 보철치료가 필요하다.

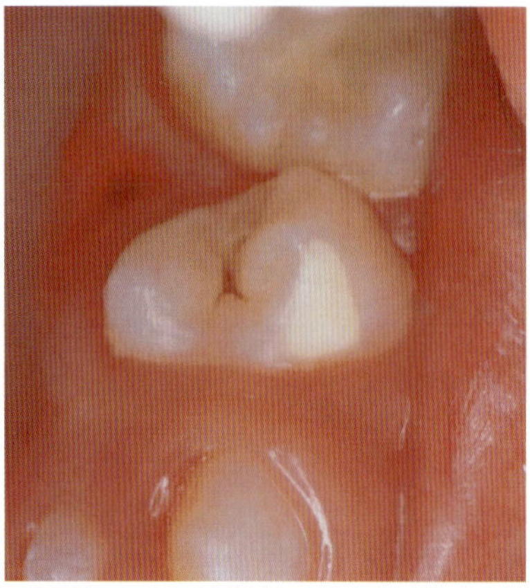

[그림 II-5-14] 상악 제2소구치의 터너치아

2) 전신적 원인

(1) 발열성 질환 또는 영양장애

중증 전신질환이나 영양결핍에 의해 법랑모세포가 영향을 받아 법랑질 저형성증이 발생하는 경우가 있다. 치아 형성기에 홍역이나 수두 등의 발열성 질환에 걸리거나 칼슘, 인, 비타민 A, 비타민 C, 비타민 D가 결핍되면 법랑질 저형성증이 발생할 수 있다. 비타민 D는 칼슘이나 인의 장(창자) 흡수와 관련이 있기 때문에 비타민 D가 결핍되면 칼슘이나 인이 부족하게 되어 소아는 구루병(rickets), 성인은 골연화증(osteomalacia)에 걸리기 쉽다. 이들 영양소의 결핍에 의한 장애는 바이러스에 감염되었을 때 고열이나 소화관 질환을 동반하는 소모성 질환과 관련해서 발생한다. 또 칼슘 대사와 관련이 있는 부갑상선호르몬이나 칼시토닌(calcitonin) 등의 내분비 이상에 의해서도 법랑질 저형성증이 발생할 수 있다.

법랑질 저형성증은 보통 생후 1년에 걸쳐 형성 중인 영구 중절치나 측절치, 견치, 제1대구치에 영향이 나타날 수 있다.

치료는 레진수복이 필요하다.

Tip

구루병(Rickets), 골연화증(Osteomalacia)

뼈나 연골의 석회화가 장애를 받는 질환으로, 칼슘대사의 항상성(homeostasis)에 필요한 비타민 D의 작용이 상이 원인으로 발생한다. 구루병은 성장판이 폐쇄되기 전에, 뼈연화증은 성장판이 폐쇄된 후에 나타난다.

비타민 D의 체내 흡수

비타민 D를 체내로 흡수하는 방법은 두 가지가 있는데, 식사로 흡수하거나 일광욕으로 7-dehydrocholesterol를 비타민 D로 변화시켜 얻을 수 있는 방법이 있다.

(2) 불소

치아불소증(dental fluorosis)은 치아의 법랑질 형성기에 적정 농도(0.9~1.0ppm)보다 2~3배(2ppm 이상)의 과도한 불소를 함유한 물을 장기간 계속적으로 마시면 치배(tooth germ)의 법랑질 상피에 법랑질 저형성이나 석회화 부전이 발생한다(그림 II-5-15). 치관 표면에 반점 모양이나 그물 모양으로 백탁이 보이는 것(반상치)부터 심한 경우에는 법랑질 실질결손이 나타나기도 한다. 또한 불소를 적정 농도의 4배 정도 섭취하면 갈색이나 검정색의 착색을 보이고 소와형성 및 전체적 부식이 나타난다. 모든 영구치에서 나타나며 치아불소증 치아는 치아우식에 저항성을 보인다.

치료는 미백이나 레진, 도재 비니어, 전부금관 등을 이용한 심미적 수복치료를 한다.

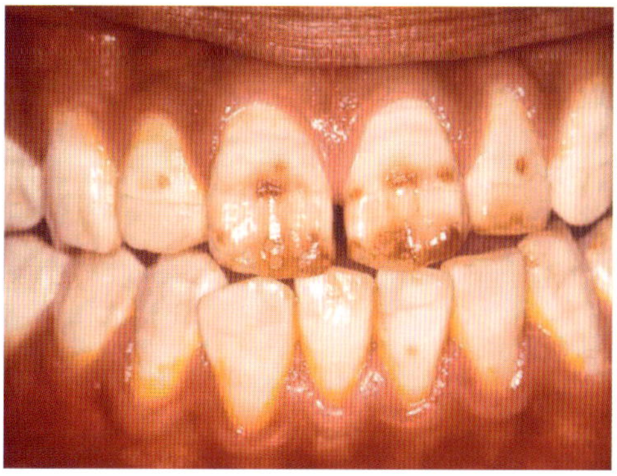

[그림 II-5-15] **치아불소증(반상치)**

6ppm의 불소가 함유된 물을 음료수가 아닌 생활용수(야채나 곡물류의 세정 등)로 10년 이상 이용한 사례

(3) 선천성 매독

매독에 감염된 모체로부터 태반을 통해 태아에게 감염되는 것이 선천성 매독이다. 매독 원인균인 *Treponema pallidum*이 모체를 통해 태아의 치배에 감염을 일으켜 법랑질 저형성증이 발생한다. 이 질환은 발육이상, 마비, 시각상실, 청각상실 등을 유발하며 영구절치와 제1대구치에 법랑질 저형성증을 유발한다.

① 허친슨 절치(Hutchinson's incisor)

상악 중절치가 나무통 모양의 치관을 나타내며, 절단연부는 반달 모양으로 결손된다(그림 II-5-16). 허친슨 절치는 치경부는 넓고 절단연이 좁으며 절단연에 절흔(notch)이 보이는 형태로 나타난다. 상악 측절치나 하악 절치에 나타나는 경우도 있다. 치료는 심미 증진을 위해 전부금관 수복이 필요하다.

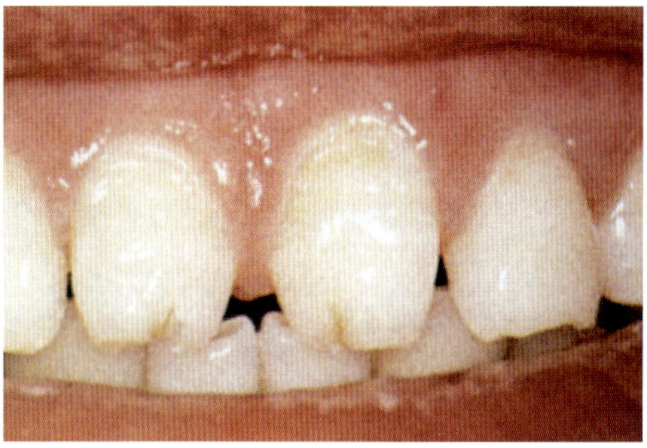

[그림 II-5-16] **허친슨 절치**(Hutchinson's incisor)

Tip

허친슨 삼징후(Hutchinson's triad)

허친슨 절치, 실질성 각막염, 미로난청(내이성 난청)을 말한다.

② 상실구치(오디모양큰어금니, mulberry molar)

제1대구치 교두에 발육이상이 나타나 교합면이 좁고 치관이 작다(그림 II-5-17). 즉 제1대구치 교두에 여러 개의 작은 구형 법랑질이 발생해 불규칙한 형태의 치관을 나타낸다.

대구치 모양이 오디와 비슷하기 때문에 뇌상구치(bud molar), 푸르니에치아(fournier's tooth)라고도 한다. 이 상실구치는 선천성 매독이 없는 사람에게서도 나타날 수 있다.

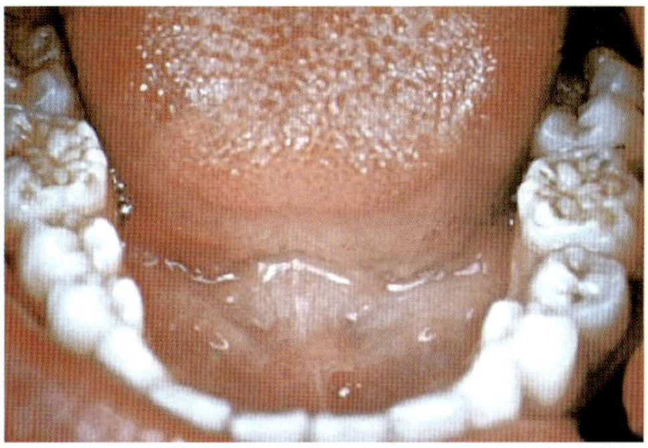

[그림 II-5-17] **상실구치**(mulberry molar)

3. 상아질 형성부전증(Dentinogenesis imperfecta)

유전적으로 상아질의 형성이 장애를 받는 질환으로 상염색체 우성유전이며, 상아질 형성부전증의 상아모세포는 비정상적인 상아질을 형성하지만 법랑질은 정상이다.

투명도가 높은 회색빛의 자주색을 띠며 형태적으로는 치관 · 치경부의 협착, 치근의 단소화가 나타나 구근 모양의 치관(bulbous crown)으로 보인다. 방사선 검사에서는 치수강이나 치근관이 거의 보이지 않는다. 법랑질은 취약해서 분리되기 쉬워 유치에서는 교모나 마모가 발생한다.

4. 내인성 착색(Endogenous staining of teeth)

내인성 착색은 치아 발육 중 침착된 물질에 의해 발생하는 치아의 변색을 말한다.

임신 중 또는 치아형성기에 테트라사이클린(tetracycline)을 섭취하면 법랑질 형성부전증을 나타내거나 상아질의 황록색 변색을 초래한다. 또한 선천성 포르피린증에서는 포르피린(porphyrin) 대사장애로 인해 대량으로 생산된 포르피린이 상아질에 침착하여 암적색의 내인성 착색을 나타내고, 중증 신생아황달에서는 상아질에 담즙색소(bilirubin)가 침착하여 녹색 또는 담황색의 내인성 착색을 나타낸다.

6 치아의 맹출이상

1. 유치(Deciduous tooth)

1) 조기맹출

(1) 선천치와 신생치

선천치(natal teeth)란 태어날 때부터 맹출해 있는 유치(하악 유중절치)를 말하며, 신생치(neonatal teeth)란 생후 1개월 이내에 맹출하는 유치(하악 유중절치)를 말한다. 유치의 조기맹출은 대부분 생후 2~3개월 경에 하악 유중절치가 맹출하는 것으로 가계성 성향이며, 정상적인 유치이다.

선천치나 신생치의 자극으로 설하면에 외상성 궤양이 발생하는 것을 리가페데병(Riga-Fede disease)이라고 한다(그림 II-5-18). 또 수유 시 모친의 젖꼭지에도 궤양이 발생하는 경우가 있다. 갑상선기능저하 등의 내분비기능장애나 그 외의 선천이상증후군에 의해 맹출지연이 나타나기도 한다.

2) 맹출지연

유치의 맹출지연은 비교적 드물게 나타나는데 첫 맹출이 정상 시기보다 늦는 경우로, 전신적 원인으로는 구루병, 크레틴병 등과 연관되어 나타나고 국소적으로는 치은섬유종증 등과 연관되어 나타난다.

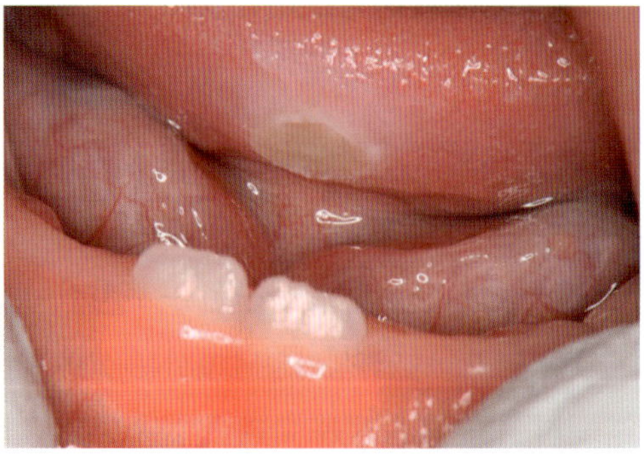

[그림 II-5-18] **리가페데병**(riga-fede disease)
조기 맹출한 A|A의 외상성 자극에 의해 발생한 설하면 궤양

2. 영구치(Permanent tooth)

1) 조기맹출

영구치의 조기맹출은 유치의 조기맹출이나 상실 외에도 갑상선이나 부신피질의 기능 항진에 의해 나타나기도 한다.

2) 맹출지연

영구치의 맹출지연은 영구치배의 위치이상이나 유치의 만기잔존에 의한 맹출공간 부족, 맹출방향의 이상 외에 비타민 결핍, 크레틴병(cretinism), 구루병(rickets), 선천성 매독 및 쇄골두개이형성증(cleidocranial dysplasia)에 의해 나타난다. 국소적 원인으로는 유치의 맹출지연과 같이 치밀한 섬유조직의 결합이 치아의 맹출을 방해하는 섬유종증이 있다.

3. 매복치(Impacted tooth)

매복치(Impacted tooth)는 맹출공간의 부족으로 폐쇄되거나 맹출력 부족으로 치아가 나오지 못한 것을 말한다. 보통 맹출 시기가 지나도 나오지 않는 치아로, 유치에서는 구치, 견치 및 절치에서 나타나고, 영구치에서는 제3대구치, 상악 견치, 절치 및 소구치에서 나타난다. 또한 과잉치의 매복은 상악 정중앙 부분에서 흔히 발생하는데 원인은 유치나 영구치의 맹출지연 등으로 추정된다. 제3대구치의 매복은 근심경사, 원심경사, 수직매복, 수평매복으로 분류한다. 제3대구치의 매복 양상 중에 근심경사인 경우에는 제2대구치와 접촉하기 때문에 맹출장애와 제2대구치 치아우식을 유발한다. 제3대구치의 매복에서 원심경사인 경우, 치관은 하악지를, 치근은 제2대구치를 향해 있다. 또한 수직매복의 경우 제3대구치 치관은 정상 위치에 존재하지만 제2대구치의 원심부분이나 하악지 전연이 맹출을 방해하며, 수평매복에서는 제3대구치의 치관이 하악 하연에 대해 수평으로 위치한다.

매복의 정도에 따라 전부 매복되어 있는 것을 완전매복, 일부가 나와 있는 것을 불완전매복이라고 한다.

매복치의 치료는 치성낭이나 종양의 발생이나 인접치 손상을 방지하기 위하여 발치한다.

7 치아의 교합이상

교합이상(malocclusion)에는 상악전돌(maxillary protrusion)(그림 II-5-19A), 하악전돌(mandibular protrusion)(그림 II-5-19B), 절단교합(edge to edge bite), 개교(aclusion)(그림 II-5-19C), 과개교합(deep overbite)(그림 II-5-19D) 및 교차교합(crossbite) 등이 있다.

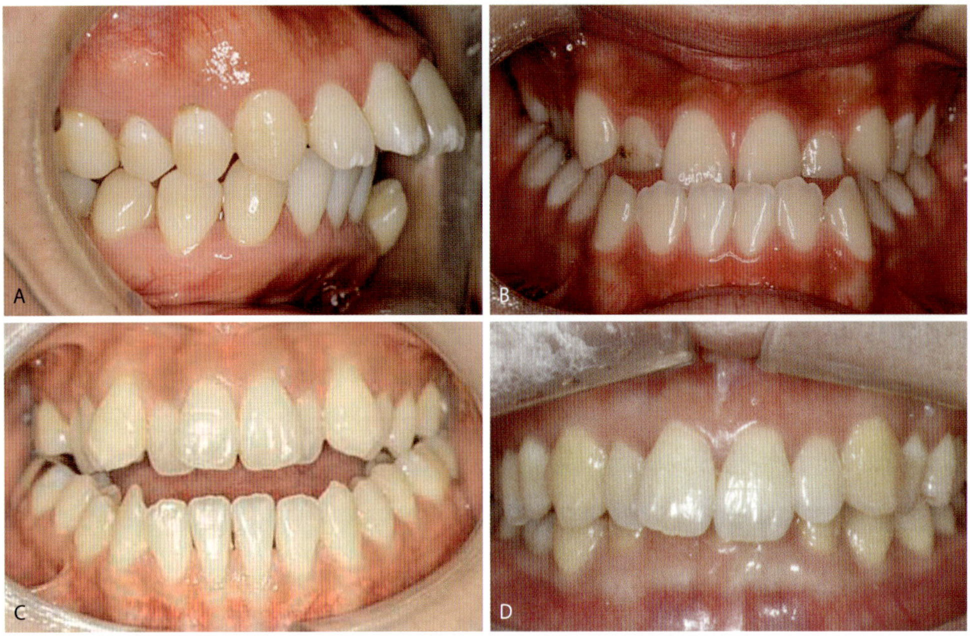

[그림 II-5-19] **교합이상**

A : 상악전돌(maxillary protrusion) B : 하악전돌(mandibular protrusion)
C : 개교(aclusion) D : 과개교합(deep overbite)

Clinical Point 치과임상과 관련된 치아의 이상

① 중심결절(central tubercle)의 파절로 치수염, 치수괴사, 치근단치주염이나 치근단낭을 형성하는 경우가 있는데, 맨눈으로 볼 때 우식이나 수복치료가 이루어져 있지 않은 경우에는 구치 교합면이 파절된 흔적의 유무도 확인해야 한다.

② 치근이 긴 치아에서는 근관치료 시에 리머(reamer)나 파일(file)이 치근단까지 도달하지 않는 경우가 있다.

③ 치근의 형태에 이상이 있는 경우에는 근관치료나 발치술이 어려운 경우가 있다.

④ 만성 신부전(chronic renal failure)으로 장기간 혈액투석을 받고 있는 환자는 치근관이 협착되어 있는 경우가 있다.

⑤ 고도의 우식이나 치근단치주염에 의해 선행 유치가 조기에 상실되면(자연탈락이나 발치) 화골, 치은에 의한 피복, 인접치의 경사 및 전위 등으로 후속 영구치의 맹출이 지연되는 경우가 있다.

⑥ 맹출 위치의 이상으로 저작기능의 저하, 우식, 변연성 치주염이나 구강점막의 외상성 병변(궤양, 하순의 점액낭, 외상성 섬유종)이 발생하기 쉽다.

핵심포인트

분류	원인	호발부위	임상특징	방사선 소견
무치증	발육이상	치아 전체	유치와 영구치열의 전체 결손	모든 치아 결손
부분 무치증	발육이상	상·하악 제3대구치, 상악 측절치, 하악 제2소구치	하나 이상의 치아 결손	하나 이상의 치아 결손이 관찰됨
과잉치	발육이상	상악 > 하악 • 상악정중치 • 정중부 상악 중절치 사이	• 하나 이상 치아가 많고 정상 치아보다 작으며 맹출 또는 매복됨 • 정중부 상악 중절치 사이 과잉치, 원추형으로 뾰족하고 정상보다 작고 맹출 또는 매복된 상태	• 하나 이상 많은 치아가 관찰됨 • 정중부 상악 중절치 사이 과잉치가 관찰됨
왜소치	발육이상	상악의 쐐기형 측절치, 제3대구치	정상 치아보다 작음, 하나 이상의 치아에 영향	정상 치아보다 작은 치아로 관찰됨
거대치	발육이상	모든 치아	정상 치아보다 큰 치아, 하나 이상의 치아에 영향	보통 이상 큰 치아로 관찰됨
쌍생치	발육이상	영구치 < 유치 구치 < 전치	두 개의 치관이 홈이 패인 절단연 부분으로 구분되면서 하나의 치아로 연결된 형태, 치아 수는 정상	두 개의 치관과 하나의 근관이 단일 치아로 관찰됨
융합치	발육이상	영구치 < 유치 구치 < 전치	쌍생치와 유사한 형태로 나타남. 전체 치아 수에서 하나가 부족	융합된 치근과 근관이 관찰됨
유착치	발육이상	상악 제2대구치	외상이나 총생에 의한 치간골 소실의 영향, 치아 맹출 전후에 일어날 수 있음	백악질에서 두 개 이상의 정상 치근들이 결합됨
만곡치	발육이상	모든 치아	임상소견 안 나타남	휘어진 치근이 관찰됨
법랑진주	발육이상	상악 대구치 치근 분지부	치아 탐침 시 둥그런 형태가 느껴짐	치근, 치근분지부에 구형 법랑질 덩어리가 관찰됨
탈론교두	발육이상	• 절치의 기저결절 • 상·하악 영구절치	설측 전치부의 기저결절에 독수리발톱 형태의 교두가 관찰됨	절치부 기저결절 부분에 방사선 불투과상이 증가된 상태가 관찰됨

핵심포인트

분류	원인	호발부위	임상특징	방사선 소견
장수치	발육이상	대구치	치관은 정상	짧고 낮은 치근분지부가 관찰됨. 비정상적으로 큰 치수강이 관찰됨
치내치	발육이상	상·하악 절치 상악 측절치	치아는 정상, 쐐기모양이 관찰됨	이환된 치관 내부로 치관 함입이 관찰됨
치외치	발육이상	하악 소구치, 대구치, 견치, 절치	교합면에서 튀어나온 교두가 관찰됨	튀어나온 교두에 치수각이 관찰됨
법랑질 형성부전증	유전적 요인	유치와 영구치	치관 부위에 점모양이 노란색, 갈색을 띰, 정상 법랑질보다 강도 낮음	벌레먹은 형상으로 관찰되며, 저석회화나 법랑질 기질 미성숙이 관찰됨
상아질 형성부전증	유전적 요인	유치와 영구치	투명한 갈색, 푸른색의 구근 모양 상아질	치근이 짧고 가는 상태가 관찰되며 치수강은 없을 수도 있음
법랑질 저형성증	① 발열성 질환이나 비타민 결핍	영구 중절치나 측절치, 견치, 제1대구치	치관에 하나 이상의 작고 깊은 소와와 열구를 보임	–
	② 국소 감염이나 외상	영구 상악절치, 하악 소구치	치관은 노란색, 갈색 심한 소와형성과 법랑질 손상이 나타남	–
	③ 불소 섭취	모든 영구치	치관에 흰색 분필 같은 반점, 갈색, 김정색 착색, 얼룩진 반점	–
	④ 선천성 매독	영구 절치와 구치	치관은 상악 중절치가 나무통 모양의 치관을 나타내며 절단연부는 반달모양으로 결손	오디와 비슷한 모양의 상실구치가 관찰됨
내인성 착색	치아발육 중 전신순환물질, 테트라사이클린 섭취	모든 치아	테트라사이클린의 섭취로 치관이 황녹색, 갈색으로 나타남	–
매복치	발육이상	상·하악 제3대구치, 상악 견치	미맹출	악골 내 매복치가 관찰됨

REVIEW TEST

01. 과잉치가 가장 호발하는 치아는?

① 정중치 ② 하악 소구치 ③ 하악 측절치
④ 상악 소구치 ⑤ 하악 제3대구치

02. 쌍생치에 대한 설명으로 옳은 것은?

① 치아 수가 감소한다.
② 방사선 상에서 두 개의 치수강이 보인다.
③ 두 개의 치배가 상아질에 의해 융합되었다.
④ 상악 대구치와 인접한 과잉치에서 흔하게 관찰된다.
⑤ 한 개의 치근에 부분 혹은 완전히 분리된 두 개의 치관을 가지고 있다.

03. 융합치에 대한 설명으로 옳은 것은?

① 치아의 수가 감소한다.
② 치근과 치수강이 하나이다.
③ 영구치에서 발생률이 높다.
④ 한 개의 치배가 불완전하게 분리되었다.
⑤ 복수의 치아가 백악질 부위에서 결합한 것이다.

04. 치외치가 가장 호발하는 치아는?

① 상악 중절치 ② 상악 측절치 ③ 하악 측절치
④ 하악 소구치 ⑤ 하악 대구치

05. 치근 형성이 완성된 이후에 두 개 이상의 정상 치근이 백악질 부위에서 결합된 발육이상 치아는?

① 치내치 ② 유착치 ③ 융합치 ④ 쌍생치 ⑤ 장수치

06. 복근치의 치경부에서 치근분지부에 이소성 법랑질 증식이 구상으로 나타나는 형태이상은?

① 만곡치 ② 유착치 ③ 장수치 ④ 법랑진주 ⑤ 탈론교두

07. 치관부의 법랑질과 상아질이 치수 쪽으로 함입되어 있는 발육이상 치아는?

① 융합치 ② 유착치 ③ 장수치 ④ 치외치 ⑤ 치내치

08. 유치의 외상이나 치근단 염증으로 인해 후속 영구 치배에 영향을 주어 법랑질 저형성증이 발생한 치아는?

① 반상치 ② 터너치아 ③ 상실구치
④ 법랑진주 ⑤ 허친슨 절치

09. 선천성 매독으로 인해 발생할 수 있는 치아의 발육이상은?

① 반상치 ② 유착치 ③ 상실구치
④ 법랑진주 ⑤ 상아질 형성부전증

10. 비타민 결핍, 홍역, 성홍열 등의 발열성 질환, 선천성 매독으로 인해 나타날 수 있는 치아의 발육이상은?

① 과잉치 ② 왜소치 ③ 매복치
④ 법랑질 저형성증 ⑤ 상아질 형성부전증

정답

01. ① 02. ⑤ 03. ① 04. ④ 05. ② 06. ④ 07. ⑤ 08. ② 09. ③ 10. ④

O·R·A·L·P·A·T·H·O·L·O·G·Y

Chapter

06 구강영역의 낭

학습목표

01. 치성낭에 대하여 설명할 수 있다.
02. 치성낭의 종류를 열거할 수 있다.
03. 치근단낭에 대하여 설명할 수 있다.
04. 잔류낭에 대하여 설명할 수 있다.
05. 함치성낭에 대하여 설명할 수 있다.
06. 치성각화낭에 대하여 설명할 수 있다.
07. 석회화 치성낭에 대하여 설명할 수 있다.
08. 맹출낭에 대하여 설명할 수 있다.
09. 원시낭에 대하여 설명할 수 있다.
10. 측방치주낭 및 치은낭에 대하여 설명할 수 있다.
11. 비치성낭에 대하여 설명할 수 있다.
12. 연조직 낭을 나열할 수 있다.
13. 점액낭에 대하여 설명할 수 있다.
14. 하마종에 대하여 설명할 수 있다.
15. 갑상설관낭에 대하여 설명할 수 있다.
16. 유피낭과 유표피낭에 대하여 설명할 수 있다.

낭(cyst)이란 조직 내에 형성된 병적 주머니(sac)를 말한다. 낭은 내용물을 포함한 공간인 낭강(capsular lumen)과 그 낭강을 둘러싼 낭 고유의 조직인 낭벽(피막, wall)으로 이루어진다. 보통 낭벽의 구멍과 접해 있는 쪽은 상피로 덮이는데 이것을 피복상피(lining epithelium)라고 하며 내강(lumen)으로 구성되어 있다. 피복상피는 낭에 따라 형태가 다르며, 염증에 의해 탈락하는 경우도 있다.

낭과 같은 형태를 취하지만 특히 구강영역에서 피복상피를 가지고 있는 것을 진성낭(true cyst)이라고 하며, 피복상피를 갖고 있지 않은 것은 가성낭(pseudo cyst)이라고 한다(그림 II-6-1, 표 II-6-1). 낭은 일반적으로는 완만한 발육을 보이며 증상을 나타내지 않는 경우가 많다. 연조직에 생긴 낭은 파동이 만져지고, 뼈에 발생한 낭은 커짐에 따라 골흡수를 일으키는 경우가 있다. 치료는 원칙적으로 적출술을 시행한다.

구강을 포함한 두경부 및 악안면부 영역은 낭의 호발부위이며, 이들 영역의 낭은 조직의 유래에 따라 치성낭(odontogenic cyst)과 비치성낭(nonodontogenic cyst)으로 분류되며, 발생기전에 따라 발육성낭(developmental cyst)과 염증성낭(inflammatory cyst)으로 분류된다(표 II-6-1, 그림 II-6-2).

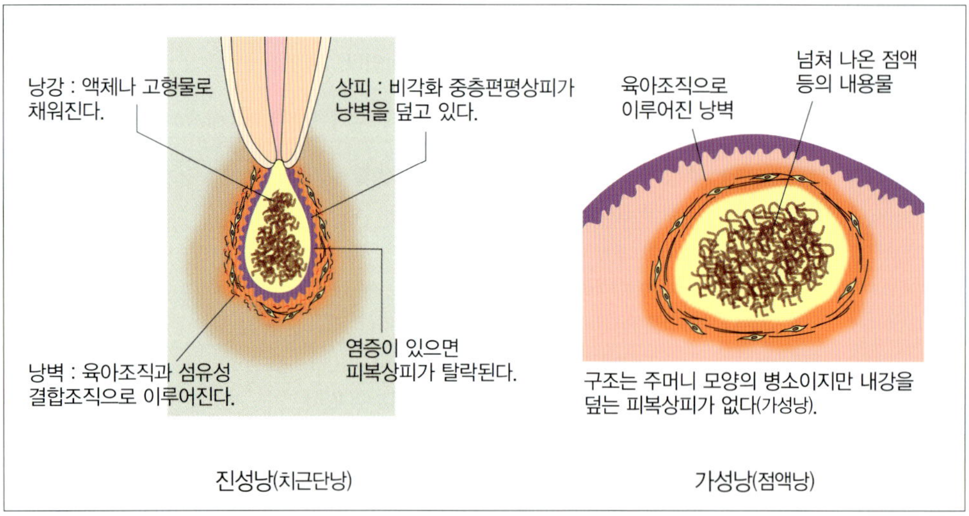

[그림 II-6-1] 낭의 기본 구조와 가성낭

진성낭인 치근단낭에서 낭벽은 피복상피로 덮여 있다. 피복상피는 염증에 따라 불규칙하게 두꺼워지거나 박리되어 갈라지는 경우가 있다. 반면, 가성낭인 점액낭은 주머니 모양의 병소를 형성하지만 내강을 덮는 피복상피는 없다.

Tip

치성낭(Odontogenic cyst)

내강의 상피가 치아 발생기에 유래된 낭으로 퇴축법랑상피(reduced enamel epithelium), 치판잔사(rests of dental lamina), 말라세즈잔사(epithelial rests of Malassez)에서 유래하며, 대부분이 악골 내에서 발생한다.

[표 II-6-1] 악안면영역 낭의 분류

치성낭		비치성낭	
골내낭(뼈속낭)	골외낭(뼈바깥낭)	골내낭(뼈속낭)	골외낭(뼈바깥낭)
함치성낭 치근단낭 치성각화낭* 석회화 치성낭* 잔류낭 측방치주낭	맹출낭 치은낭	비구개낭 정중구개낭 구상상악낭 정중하악낭	점액낭 하마종 유표피낭 유피낭 새열낭 갑상설관낭

* '낭'이라고 표현하지만 WHO 분류에서는 치성종양에 포함된다.

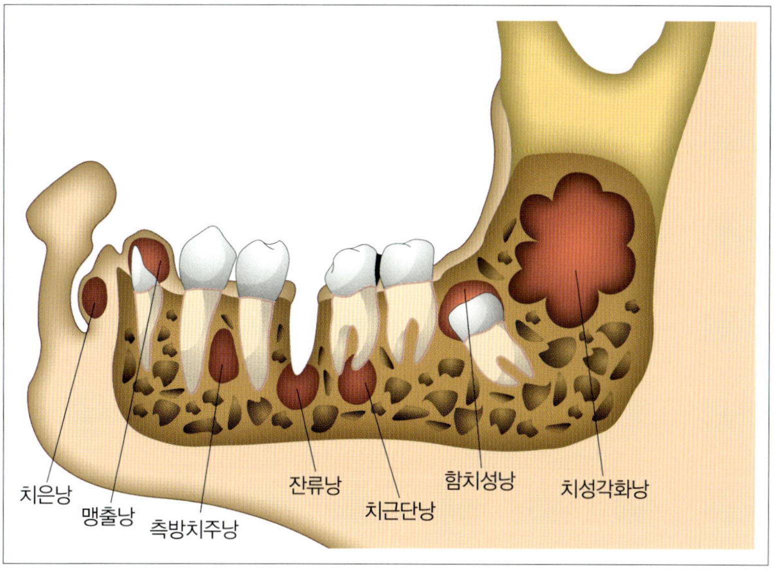

[그림 II-6-2] 방사선 소견에 따른 치성낭의 분류

1. 치성낭(치원성낭, Odontogenic cyst)

치성낭이란 치배 또는 치아가 형성되는 과정에서 어떠한 원인으로 인해 여러 조직에 발생한 낭을 말한다. 발생기전에 따라 발육성낭과 염증성낭으로 분류되고, 유래하는 상피조직에 따라 말라세즈상피잔사 유래 낭, 퇴축법랑상피 유래 낭, 치판잔사 유래 낭으로 분류된다(표 II–6–2).

[표 II–6–2] **치성낭의 분류**

- **발생기전에 의한 분류**

발육성낭	• 정확한 발생 자극인자는 밝혀지지 않았으나 염증 자극과는 무관한 것으로 보임 → 함치성낭, 맹출낭, 치성각화낭, 치은낭, 측방치주낭
염증성낭	• 염증 자극에 의한 상피조직 증식이 원인 → 치근단낭, 잔류낭

- **유래하는 상피조직에 의한 분류**

말라세즈상피잔사 유래 낭	• 치근 형성이 완료된 후 치주인대에 남아 있는 말라세즈상피잔사에서 유래 → 치근단낭, 잔류낭
퇴축법랑상피 유래 낭	• 치관을 구성하는 법랑질 형성이 완료된 후 치관 주변에 남아 있는 퇴축법랑상피에서 유래 → 함치성낭, 맹출낭
치판잔사 유래 낭	• 치아 형성을 위해 구강상피가 결합조직 내부로 함입되어 생성된 구조인 치판조직이 치아 형성이 완료된 후에도 남아 낭성 병소로 성장한 것 → 치성각화낭, 치은낭, 측방치주낭

1) 치근단낭(Radicular cyst)

치근단낭은 악골 내에서 발생하는 모든 낭 중에서 가장 발생빈도가 높아 절반 이상을 차지하는 대표적인 악골 내 치성낭이며 치근단질환으로 치수감염이나 치아우식증에 속발하여 발생하는 염증성낭(inflammatory cyst)이다(그림 II–6–3).

임상적으로는 실활치와 관련된 병소로 관찰되며 자각증상이 적고 통증이 거의 없으며, 타진이나 치근단의 해당 부위를 압박했을 때 불편감이나 둔통이 나타나는 정도이다.

방사선 사진에서는 원인 치아의 치근단 부분을 포함한 경계가 명확한 단방성(unilocular) 투과상을 보인다(그림 II–6–3A).

조직학적으로 낭벽은 육아조직과 섬유성 결합조직으로 이루어지고 내강은 말라세즈(malassez)상피잔사에서 유래하는 비각화 중층편평상피로 덮인다. 낭강 내에는 혈성의 액체나 괴사물질이 함유되어 있는 경우가 많다(그림 II-6-3B). 또한 낭벽 내에는 림프구(lymphocyte)나 형질세포(plasma cell) 중심의 염증성 세포침윤을 동반한 만성 염증의 양상이 다양한 정도로 나타나고, 낭벽 내에 급성 염증을 동반한 부위에서는 피복상피가 불규칙한 그물 모양으로 증식하거나 변성해서 박리되는 경우가 있다[콜레스테린(cholesterin) 결정이나 혈액에서 유래하는 헤모시데린(hemosiderin) 침착 등이 관찰됨].

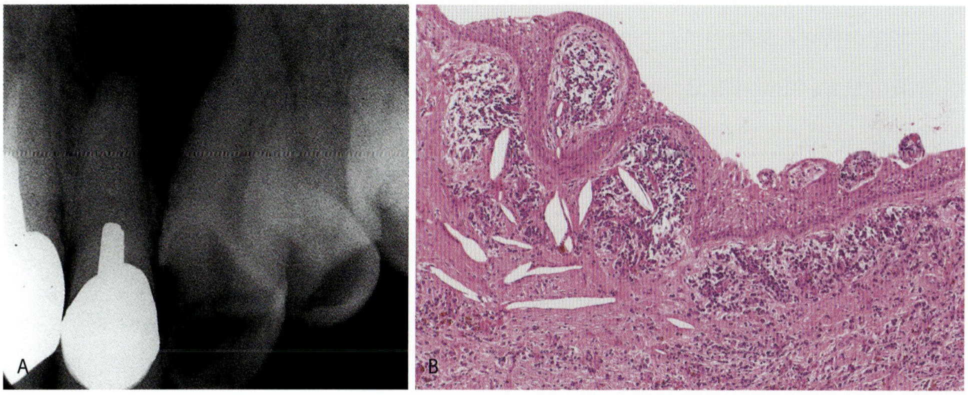

[그림 II-6-3] **치근단낭**

A : 실활되어 근관치료가 끝난 상악 전치의 치근단에 연속해서 타원형, 단방성의 투과상을 보임

B : 낭벽은 림프구 중심의 염증성 세포침윤을 동반한 육아조직과 그 바깥층의 반흔성 섬유성 결합조직으로 이루어지며 비각화 중층편평상피로 덮이고 내강에는 괴사물질이 들어 있음

2) 잔류낭(Residual cyst)

낭적출술 후에 잔존하는 낭을 넓은 의미에서 잔류낭이라고 한다. 좁은 의미에서는 치근단낭의 원인 치아만 발치한 후 악골 내에 낭이 무증상으로 잔존하는 병소를 가리킨다. 조직학적으로는 치근단낭과 거의 같고, 방사선 사진에서는 무치악 부위에 경계가 명확한 단방성 방사선 투과상을 보인다.

3) 함치성낭(Dentigerous cyst) (그림 II-6-4)

함치성낭은 대표적인 발육성 치성낭으로 악골 내에서 발생한다. 치관이 모두 형성된 후에 치관 주위의 퇴축법랑상피가 낭화되어 발생하며, 맹출 전 치아의 치관을 낭강 내에 포함하기 때문에 함치성낭이라고 한다.

매복치와 관련해서 나타나는데 10~30대의 하악 제3대구치나 상악 전치부의 정중 과잉 매복치에 호발한다. 자각증상은 적으나 방사선소견에서 미맹출치 치관 주위를 둘러싸는 경계가 명확한 방사선 투과상으로 진단되는 경우가 많다. 낭에 의해 치아의 맹출 장애 및 악골팽륭이 나타나기도 한다.

미맹출 치관을 포함한 단방성(unilocular) 병소로, 조직학적으로 낭벽은 조밀한 섬유성 결합조직으로 이루어지고 퇴축법랑상피에서 유래하는 비각화 중층편평상피로 덮인다. 상피층과 결합조직의 경계는 편평하고, 낭 내로 치관이 돌출되어 있다.

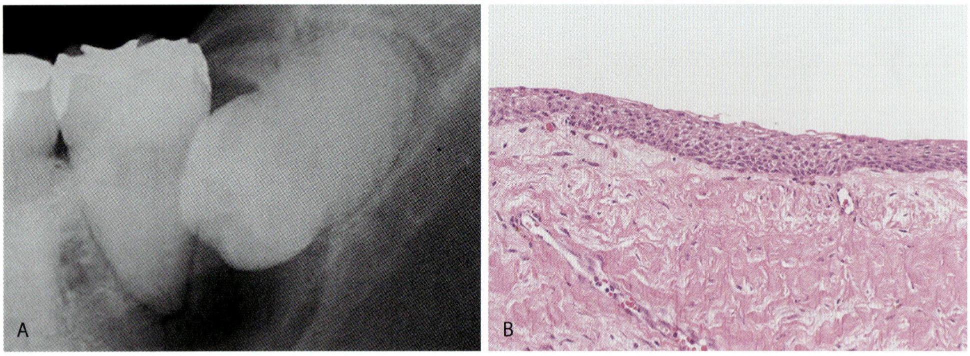

[그림 II-6-4] **함치성낭**

A : 매복 지치의 치관을 둘러싸듯이 단방성의 방사선투과성 병소를 보인다.

B : 낭벽은 섬유성 결합조직으로 이루어지고 비각화 중층편평상피로 덮인다. 발육성 낭이기 때문에 이차적인 감염을 동반하지 않는 경우는 염증성 세포침윤을 동반하는 경우도 많다.

4) 맹출낭(Eruption cyst)

맹출낭(그림 II-6-5)은 맹출하기 직전에 맹출 중인 치관을 둘러싸는 치은 및 치조점막에 나타나는 함치성낭과 같은 병소를 말한다. 맹출 시 치관 주위로 혈액이나 조직액의 저류, 사이클로스포린 A가 발생에 관여하며 대부분 맹출하면 소실된다.

퇴축법랑상피로부터 유래되며 대부분 10세 이하의 어린이에게서 발견된다.

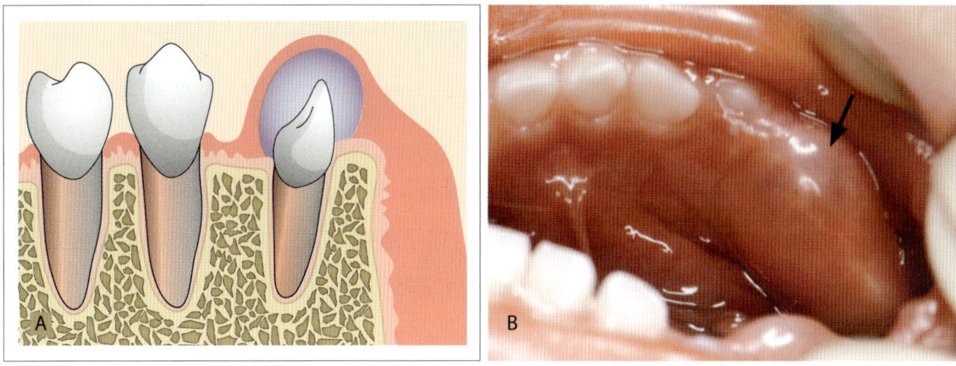

[그림 II-6-5] 맹출낭
A : 모식도 B : 맹출낭, 청자색의 돔 모양으로 유치나 영구치의 맹출 시에 치은에 발생(➞)

5) 치성각화낭(Odontogenic keratiocyst)

치성각화낭(그림 II-6-6)은 각화 또는 착각화(불완전 각질화) 중층편평상피로 덮인 낭의 일종으로 양성 종양과 유사한 양상을 나타내고, 치판잔사에서 유래된 것으로 보고 있다. 임상소견으로는 20~30대가 가장 많고, 성별 차이는 없으며, 낭의 60~80%가 하악에서 발생하는데 특히 제3대구치 부분에서 호발하고, 재발성이 높다. 방사선소견으로는 경계가 명확한 방사선 투과성 병소가 관찰되며, 큰 병소 특히, 하악의 뒷부분에서는 다방성 또는 단방성으로 나타난다. 모반 기저세포암증후군(nevoid basal cell carcinoma syndrome)의 특징적 증상으로 다발성 치성각화낭이 있으므로 적절한 검사가 요구된다.

조직병리학 소견으로는 전형적으로 얇고 찢어지기 쉬운 낭벽을 가지고 있으므로 낭 전체를 한 번에 적출하기 어렵고 부속낭이 존재하므로 재발하기 쉽다.

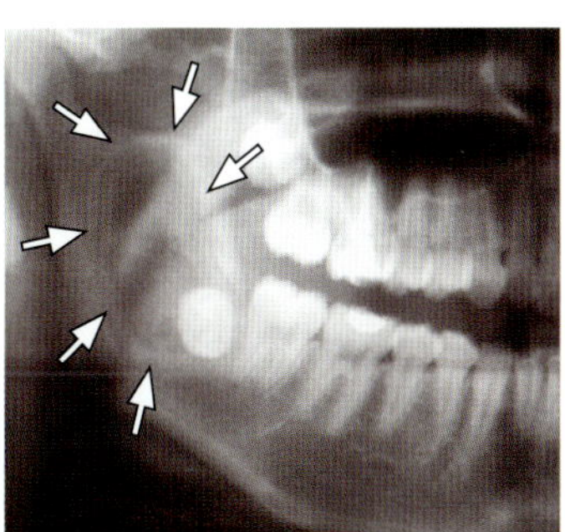

[그림 II-6-6] 치성각화낭(⇨)

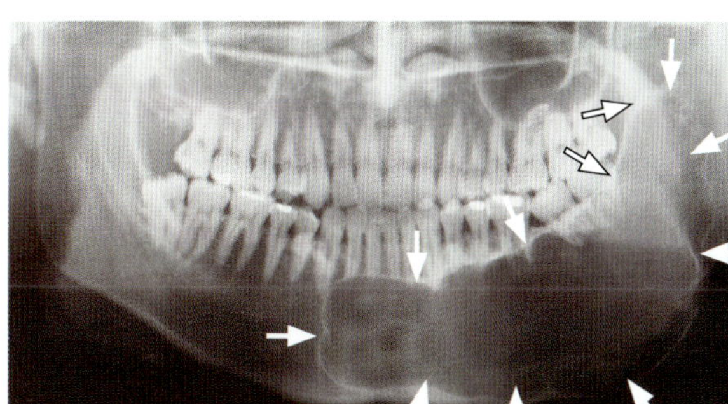

[그림 II-6-7] 석회화 치성낭(⇨)

6) 석회화 치성낭(Calcifying odontogenic cyst, Gorlin cyst)

석회화 치성낭(그림 II-6-7)은 낭벽에 유령세포(ghost cell)가 출현하고 석회화 침착이 나타나는 흔하지 않은 질병이다.

호발연령은 10~30대이며 국소적 무통성 팽창을 나타내고 낭벽은 두꺼우며, 매복치와 치아종을 동반하는 경우가 있다. 전치부와 제1대구치에서 호발한다. 방사선소견으로는 경계가 뚜렷한 방사선 투과상으로 나타나며, 그 속에 부정형의 방사선 불투과성 물질을 함유하고 있다.

7) 측방치주낭(Lateral periodontal cyst)

측방치주낭은 치판잔사로부터 유래하며 흔하지 않은 발육성낭이다. 하악 소구치 및 상악 견치와 측절치 사이에서 주로 발생하고, 치근 사이에서 작고 경계가 명확한 단방 또는 다방성의 방사선 투과상으로 나타난다.

여성보다는 남성에서 많이 관찰되며 임상적으로 특별한 증상은 없다. 외과적 절제로 치료하며 재발은 드물다.

8) 치은낭(Gingival cyst)

치은낭은 치판잔사로부터 유래하는 치은에 생기는 발육성 치성낭으로 신생아형과 성인형으로 구분된다.

(1) 신생아의 치은낭

유아의 치조연에 발생하며, 백색의 다발성 작은 융기성 병소로 관찰되는데 이것을 상피진주(epithelial pearl)라고 한다(그림 II-6-8). 자연적으로 소실되는 경우가 많다.

조직학적으로는 각화를 나타내는 중층편평상피로 덮인 낭으로, 내강(lumen)에는 각화물을 함유하고 있으며 하악보다 상악에서 많이 발생한다.

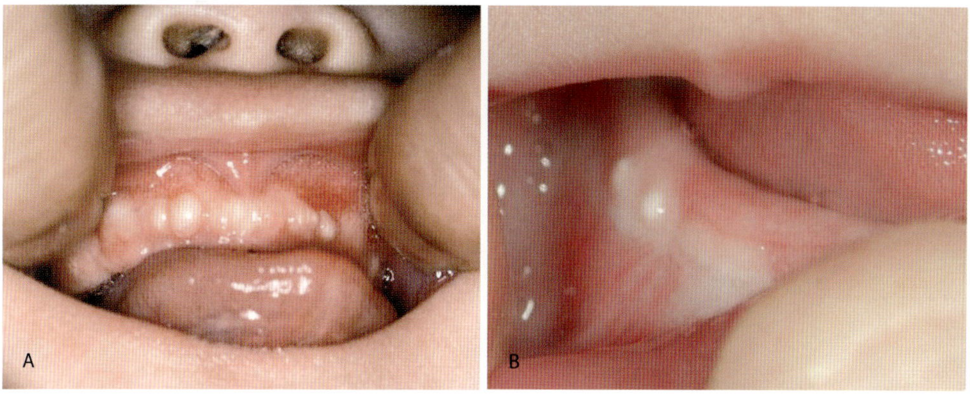

[그림 Ⅱ-6-8] **상피진주**
A : 상악에서 관찰되는 상피진주 B : 하악에서 관찰되는 상피진주

(2) 성인의 치은낭

측방성 치주낭과 같은 조직상을 보이는 병소이지만 치은 연조직에 발생하는 작은 치성낭이다. 상 · 하악의 견치에서 소구치 부분에 걸쳐 호발하고, 40~50대의 성인에서 가장 많이 발생한다.

2. 비치성낭(Nonodontogenic cyst)

1) 비구개관낭(Nasopalatine duct cyst)

비구개관낭(그림 Ⅱ-6-9)은 신경이나 혈관의 통로인 비구개관(절치관)의 상피잔류물에서 유래하는 발육성낭으로, 대표적인 비치성낭이다. 대부분은 상악골의 정중앙부와 좌우 중절치 사이의 골 내에서 발생하는데, 40~60대 성인 남성에서 많이 발생하며 증상은 없다.

방사선 사진에서는 중절치 치근 사이의 전방 상악골 정중선상에 경계가 명확한 타원형 또는 하트 모양의 방사선 투과상이 나타난다.

조직학적으로 낭벽은 섬유성 결합조직으로 이루어지고, 섬모원주상피 또는 입방상피로 덮인 낭벽 안에 두꺼운 동맥이나 말초신경다발을 포함하고 있는 점이 특징적이다. 치료는 외과적 절제이며 재발하지 않는다.

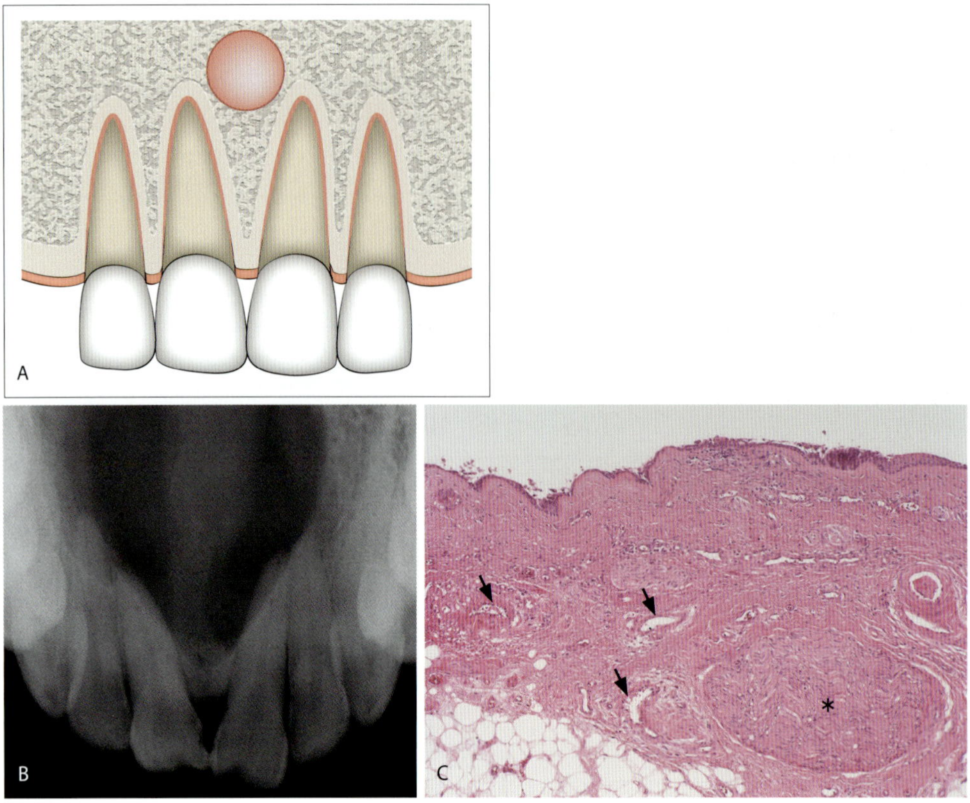

[그림 II-6-9] 비구개관낭

A : 모식도

B : 구개 정중앙부에 원 모양의 방사선 투과성 병소가 보인다. 전치의 치근을 분리시키고 있다.

C : 낭벽은 섬유성 결합조직으로 이루어져 있으며 입방상피로 덮여 있다. 벽 안에는 말초신경다발(*)이나 모세혈관(➞)이 섞여 있다. 발육성낭이기 때문에 감염을 동반하지 않는 경우에는 염증성 세포침윤이 없다.

2) 술후성 상악동낭(Postoperative maxillary cyst)

술후성 상악동낭(그림 II-6-10)은 상악동축농증(pyosinus maxillaris)에 대한 상악동근치술의 속발증(secondary disease)으로 발생하는 악골 내의 염증성낭이다. 축농증 수술 후 수년 내지 10년이 지난 후에 나타나는데, 구강영역 낭의 약 20%를 차지하며 중년에 많이 발생한다.

볼이나 입천장 부분의 통증, 코막힘 등의 증상을 보이는데 상악동근치술의 과거병력 유무가 핵심이 된다. 섬모원주상피 또는 편평상피로 덮인 육아조직성 낭벽으로 이루어지고 상피 아래에 유리화를 동반하거나 반흔 모양을 나타내는 경우가 있다.

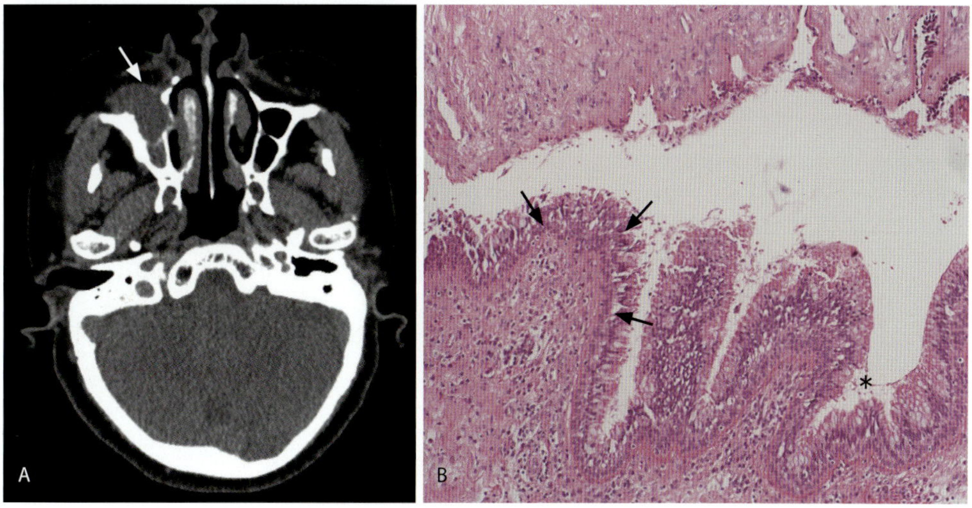

[그림 Ⅱ-6-10] 술후성 상악동낭

A : 상악동근치술로 상악동 전벽이 결손되어 있는 부위(⇨)에 방사선 투과상이 보인다.
B : 낭벽은 섬모원주상피(➞)로 덮여 있고, 육아조직층과 결합조직층으로 이루어진 염증성낭으로 피복상피가 탈락된 부위에는 유리화가 나타난다.

3) 점액낭(Mucous cyst)

점액낭(그림 Ⅱ-6-11A)은 타액선의 유출장애에 의해 발생하는 가성낭(pseudocyst)으로, 점막 아래의 소타액선에 생기는 경우가 많은데, 하순, 설하면의 소타액선에 많이 발생한다. 타액선의 도관이 어떤 원인으로 폐쇄되어 타액이 고이거나 도관이 손상되어 주위조직 속으로 타액이 흐르거나 또는 이물질, 염증 등에 의해 도관이 폐쇄된 결과 발생한다.

악하선이나 설하선의 배출관 장애로 구강저에서 생긴 커다란 점액낭은 외형이 두꺼비의 후두낭과 유사하다고 해서 하마종(두꺼비종, ranula)이라고 한다(그림 Ⅱ-6-11B). 대타액선의 도관이 절단되거나 폐쇄되어 종창이 발생하는 것으로 점액낭보다 큰 편이며 구강저의 정중앙부 측방에 위치한다. 또 설첨부 아래면의 전설선과 관련해서 발생한 점액낭을 블란딘 눈(Blandin-Nuhn) 낭이라고 한다.

호발연령은 10~20대이며 성차는 분명하지 않다. 점막면에서 반구형으로 융기되어 있고 경계가 명료하며 파동이 있다. 하마종은 커지면 저작장애나 연하곤란을 일으킬 수 있다.

점액낭은 상피로 덮여 있는 정체형과 덮여 있지 않은 익출형이 있다(그림 Ⅱ-6-11C, D). 대부분은 익출형으로 낭벽은 상피가 없는 육아조직인데 지질에 의해 특유의 공포(vacuolar) 모양의 포말세포를 함유한 염증성 육아조직이다. 낭의 내강은 염증세포가 섞여 있는 점액상 물질로 구성되어 있으며 경계가 명료하다. 한편, 정체형은 내면이 1~2층 또는 거짓중층상피로 덮인 낭으로, 낭의 내강에는 점액 물질이 고여 있거나 타액이 있다.

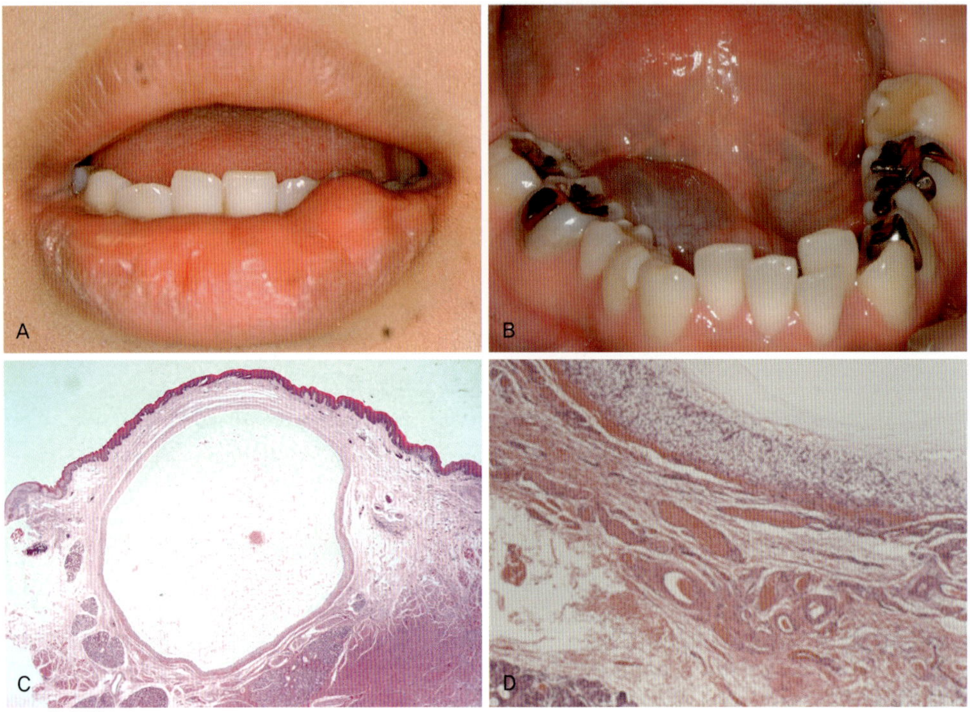

[그림 II-6-11] 점액낭

A : 육안상. 하순의 점막면에 국소성 팽륭이 보인다.
B : 하마종. 구강저의 오른쪽 점막 아래에 파동이 느껴지는 청색의 반투명한 팽륭이 보인다.
C : 조직상. 육아조직으로 둘러싸인 낭 내강과 인접해 있는 타액선조직에 만성 염증성 세포침윤이 보인다.
D : 조직상. 상피 아래에 점액상 물질이 고여 있다. 점액 주위에는 육아조직으로 구성된 낭벽과 같은 구조가 나타난다. 피복상피는 보이지 않으며 가성낭이다.

4) 갑상설관낭(Thyroglossal duct cyst)

갑상설관낭(그림 II-6-12)은 태아기의 갑상설관에서 유래하는 낭으로 설맹공과 갑상선 사이에서 발생한다. 설골 하부에 가장 많이 발생하며 설근부 등의 구강에서 관찰되는 증례는 적다. 태아기에 갑상선은 설근 쪽에서 발생이 시작되어 목의 앞쪽으로 하강하는데, 갑상선이 하강한 후 퇴화되어야 할 갑상설관이 출생 후에도 계속 남아 낭을 형성한 것이 갑상설관낭이다. 대부분 목의 앞쪽 중앙선에 발생하지만 갑상선이 이동한 경로 어디에도 발생할 수 있다.

점액성의 맑은 분비물을 함유하고 있으며 둥글거나 타원형으로 부어오르지만 2~3cm 이상 되는 경우는 드물다. 보통 특별한 증상이 없고 목 중앙에서 둥글고 단단하게 만져지며, 혀를 내밀거나 침을 삼킬 때 위아래로 움직이는 것을 만져서 알 수 있다. 혀 안쪽에서 세균이 침입하여 감염되면 갑자기 붓고 통증이 발생한다.

호발연령은 10세 미만이며 성차는 거의 없다.

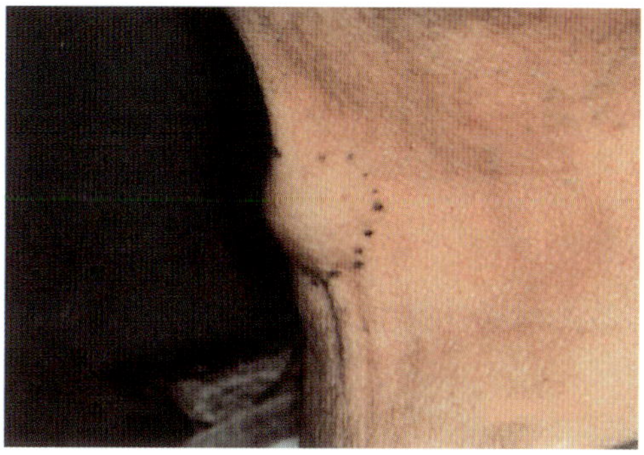

[그림 II–6–12] 갑상설관낭

5) 유피낭 및 유표피낭

연조직의 비치성낭 대부분은 발육성낭이며, 여기에는 점액낭(mucous cyst), 유피낭(dermoid cyst)(그림 II–6–13) 및 유표피낭(epidermoid cyst), 새열낭(branchial cyst) 등이 있다.

유피낭은 주로 젊은 연령층에서 발생하며, 구강저의 정중앙 부위에서 무통성의 종창이 발생한다. 외배엽의 잔류물이나 외상으로 함몰된 피부나 표피에서 유래한다.

조직학적으로 낭벽은 섬유성 결합조직으로 이루어져 있고 표피와 유사한 각화중층편평상피로 덮여 있으며, 내부에는 낭의 피복상피에서 박리된 각질(케라틴, keratin)로 형성된 물질을 함유하고 있다.

유피낭은 낭벽 내에 땀샘이나 모낭 등의 피부부속기를 함유하고 있지만 유표피낭은 함유하지 않는다.

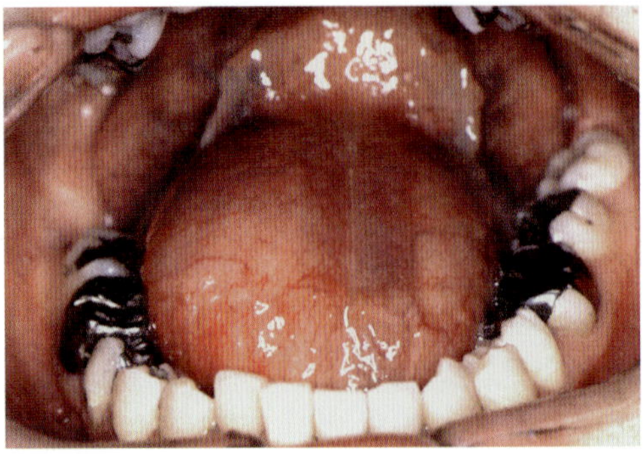

[그림 II-6-13] 유피낭

구강저의 정중앙부에 반구형의 팽륭으로 나타난다.

핵심포인트

- 낭이란 조직 내에 형성된 병적 주머니로, 내용물을 포함한 낭강과 그것을 둘러싼 낭벽으로 구성되며 상피로 덮여 있다.
- 치성낭이란 치배 또는 치아가 형성되는 과정에서 어떠한 원인으로 인해 여러 조직에 발생한 낭을 말한다.

종류	기원	호발연령 또는 성별	임상소견	방사선소견
치근단낭	말라세즈잔사		치아우식증이나 실활된 치수를 지닌 치아의 치근단에 발생	실활된 치아의 치근단 하방에 경계가 명확한 단방성의 방사선 투과상
잔류낭	말라세즈잔사		치근단낭의 원인 치아만 발치한 후 악골 내에 무증상으로 잔존하는 병소	무치악 부위에 경계가 명확한 단방성 투과상
함치성낭	퇴축법랑상피	10~30대	매복치와 관련, 상악 전치부에 호발	미맹출 치관을 포함한 경계가 명확한 방사선 투과상
치성각화낭	치판잔사	20~30대	하악체 후방, 하악 제3대구치에 호발, 재발성 높음	경계가 명확한 단방성, 다발성의 방사선 투과상
맹출낭	퇴축법랑상피	10세 이하	맹출 중인 치관을 둘러싼 연조직에 발생	
석회화 치성낭		10~30대	국소적 무통성 팽창, 매복치와 치아종을 동반하는 경우도 있음. 전치부와 제1대구치에서 호발	경계가 뚜렷한 방사선 투과상
측방치주낭	치판잔사	50대, 남성 > 여성	하악 소구치, 상악 견치와 측절치 사이에 호발	치근 사이에 작고, 경계가 명확한 단방성 또는 다방성의 방사선 투과상
치은낭	치판잔사	50~60대	하악 견치와 소구치의 연조직에 발생	

핵심포인트

❖ 비치성낭이란 태생기의 잔존 조직에서 유래하는 낭을 말한다.

종류	원인	호발연령 또는 성별	임상소견	방사선소견	조직학적 소견
비구개관낭	발육이상	40~60대 남성	상악 중절치 사이의 뼈 안에서 발생	중절치 치근 사이의 전방 상악골 정중 선상에 경계가 명확한 타원형 또는 하트 모양의 투과상	낭벽은 섬유성 결합조직으로 이루어져 있고 섬모원주상피 또는 입방상피로 덮인 낭벽 안에 두꺼운 동맥이나 말초신경다발을 포함하고 있음
점액낭	타액선 도관의 폐쇄로 인한 타액선의 유출장애	10~20대	• 하순, 설하면의 소타액선에서 호발 • 하순의 점막면에서 국소적 팽륭으로 나타남		• 상피 아래에 점액상 물질이 고여 있고 점액 주위에는 육아조직으로 구성된 낭벽과 같은 구조가 나타남 • 피복상피는 보이지 않으며 가성낭임
하마종	대타액선(악하선이나 설하선) 도관의 폐쇄로 인한 유출장애	10~20대	• 구강저의 정중앙부 측방에서 호발 • 점막면에서 반구형으로 융기, 경계가 분명하며 파동이 있고 두꺼비의 후두낭과 비슷한 모양이며 커지면 저작장애, 연하곤란		• 상피 아래에 점액상 물질이 고여 있고 점액 주위에는 육아조직으로 구성된 낭벽과 같은 구조가 나타남 • 피복상피는 보이지 않으며 가성낭임
갑상설관낭	태아기 갑상설관의 비퇴화	10세 미만	설맹공과 갑상선 사이에서 발생		
유피낭 및 유표피낭	발육이상	젊은 층	구강저의 정중앙 부위에서 무통성 종창을 유발		낭벽은 섬유성 결합조직으로 이루어지고 표피와 유사한 각화중층편평상피로 덮여 있으며 내부에는 각질로 형성된 물질 함유

REVIEW TEST

01. 미맹출 치관을 둘러싸는 퇴축법랑상피에서 기원하여 치관이 내강 내에 존재하는 치성낭은?

① 치은낭 ② 원시낭 ③ 치근단낭 ④ 함치성낭 ⑤ 치성 각화낭

02. 치근단낭 치료를 위해 발치 또는 낭 적출술 후에도 그 위치에 남아 있는 낭은?

① 원시낭 ② 잔류낭 ③ 맹출낭 ④ 함치성낭 ⑤ 치성 각화낭

03. 치성낭에 대한 설명으로 옳은 것은?

① 치성 각화낭은 재발률이 높다.
② 치근단낭은 치판잔사 기원낭이다.
③ 측방 치주낭은 하악 제 3대구치에서 호발한다.
④ 석회화 치성낭은 말라세즈 상피잔사에서 기원하는 낭이다.
⑤ 함치성낭은 치근단 주위를 둘러싸는 경계가 명확한 방사선 투과상을 나타낸다.

04. 치성 각화낭에 대한 설명으로 옳은 것은?

① 치아우식증과 관련있다.
② 퇴축법랑상피에서 기원한다.
③ 하악 후방과 하악지에서 호발한다.
④ 방사선 불투과성 병소가 관찰된다.
⑤ 연조직에 발생하는 함치성낭의 변형이다.

05. **함치성낭에 대한 설명으로 옳은 것은?**

① 기저세포모반 증후군과 관련이 있다.
② 구강 내에서 가장 흔하게 발생한다.
③ 생활치 치근 사이에 단방성의 방사선 투과상을 보인다.
④ 미맹출된 하악, 상악 제 3대구치와 연관되어 발생한다.
⑤ 조개껍질 모양의 분명한 경계를 보이는 방사선 투과상을 보인다.

06. **염증에 의한 반응으로 증식하는 말라세즈 상피잔사로부터 기원하며 치아우식증이나 외상에 의해 실활된 치아에서 발생하는 치성낭은?**

① 원시낭 ② 잔류낭 ③ 맹출낭 ④ 치근단낭 ⑤ 치성 각화낭

07. **치판잔사에서 기원하는 낭은?**

① 치은낭 ② 잔류낭 ③ 맹출낭 ④ 치근단낭 ⑤ 함치성낭

08. **함치성낭의 양상을 보이는 치성낭으로 치관이 골 상방으로 맹출되었으나 아직 연조직에 의해 덮여있는 낭은?**

① 점액낭 ② 치은낭 ③ 맹출낭 ④ 치근단낭 ⑤ 측방 치주낭

09. **소타액선의 유출장애로 인해 발생하는 연조직낭은?**

① 치은낭 ② 점액낭 ③ 유피낭 ④ 하마종 ⑤ 비구개관낭

10. **설하선이나 악하선의 도관이 폐쇄되어 구강저에 종창이 발생하는 낭은?**

① 치은낭 ② 유피낭 ③ 점액낭 ④ 하마종 ⑤ 비구개관낭

정답

01. ④ 02. ② 03. ① 04. ③ 05. ④ 06. ④ 07. ① 08. ③ 09. ② 10. ④

O·R·A·L·P·A·T·H·O·L·O·G·Y

Chapter

07 종양

≫ 학습목표

01. 종양의 정의를 설명할 수 있다.
02. 종양의 원인을 열거할 수 있다.
03. 종양의 분류와 그에 속한 종양을 열거할 수 있다.
04. 양성 · 악성 종양의 특성을 설명할 수 있다.
05. 종양의 확산 방식에 대하여 설명할 수 있다.
06. 상피성 · 비상피성 종양을 구분할 수 있다.
07. 치성종양의 정의 및 분류와 그에 속한 종양을 열거할 수 있다.
08. 법랑모세포종에 대하여 설명할 수 있다.
09. 선양치성종양에 대하여 설명할 수 있다.
10. 석회화 상피성 치성종양에 대하여 설명할 수 있다.
11. 치아종에 대하여 설명할 수 있다.
12. 백악모세포종에 대하여 설명할 수 있다.
13. 석회화 치성낭에 대하여 설명할 수 있다.
14. 비치성종양의 정의 및 종류를 설명할 수 있다.
15. 구강유두종을 설명할 수 있다.
16. 섬유종에 대하여 설명할 수 있다.
17. 골종에 대하여 설명할 수 있다.
18. 전암 병소의 정의 및 종류를 설명할 수 있다.
19. 암종에 대하여 설명할 수 있다.
20. 육종에 대하여 설명할 수 있다.
21. 편평세포암종의 원인 및 임상증상을 설명할 수 있다.
22. 타액선종양에 대하여 설명할 수 있다.

1 종양의 발생

1. 종양의 정의

종양(tumor)은 신생물(neoplasia)이라고도 하는데, 다양한 외적 요인 및 내적 요인에 의해 신체를 구성하는 정상 세포가 비정상 세포로 변화함으로써 정상 세포가 가지고 있는 제어기전을 벗어나 정상 조직과의 협조를 상실하고 과잉 증식을 지속하는 비정상 세포 집단이다. 주위의 환경과 상관없이 계속해서 증식하는 것을 자율적 증식이라고 하는데, 일단 종양화한 비정상 세포는 무질서하게 증식하여 종양화를 유도하는 인자를 제거해도 증식을 계속한다.

종양세포는 정상 세포가 가진 특유한 기능의 일부를 유지하고 있지만 완전하게 성숙하지 않고 미숙한 단계에 머물러 있다. 정상 세포가 가진 성숙한 기능 및 형태를 갖추는 것을 분화라고 하는데, 종양세포는 분화의 방향성을 벗어나 있다(탈분화, 역형성). 종양은 양성 종양(benign tumor)과 악성 종양(malignant tumor)으로 분류된다. 양성 종양은 숙주에 영향이 적고 생명에 위험이 거의 없으나 악성 종양은 숙주에 영향이 크고 사망에 이르기도 한다. 일반적으로 악성 종양을 '암'이라고 하며, 상피성 악성 종양을 암종(carcinoma), 비상피성 악성 종양을 육종(sarcoma)이라고 한다(그림 II-7-1).

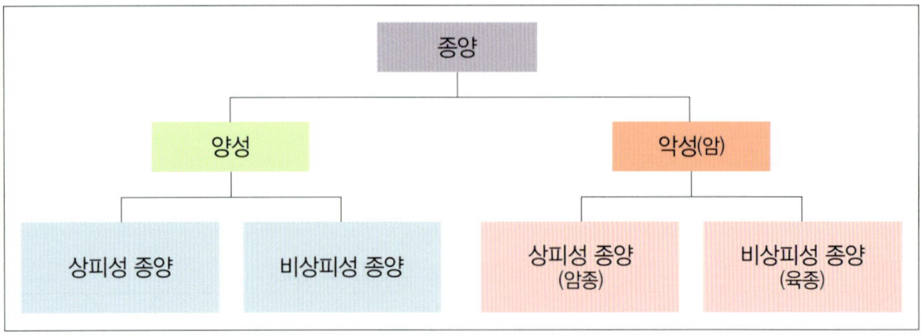

[그림 II-7-1] 종양의 분류

Tip

종양의 명명법

양성 종양(benign tumor)의 경우 기원 조직의 이름에 '종'을 붙이고 악성 종양(malignant tumor)의 경우 상피세포에서 유래하면 '암종(carcinoma)', 비상피세포에서 유래하면 '육종(sarcoma)'을 붙인다. 또한 암종과 육종이란 용어를 붙여서 부르는 대신 예외적으로 악성 흑색종, 악성 림프종, 급성 백혈병, 만성 백혈병 등으로 부르기도 한다.

2. 종양의 발생기전과 원인

1) 종양의 발생기전 (그림 II-7-2)

사람과 같은 고등생물의 유전자(DNA)는 핵막으로 둘러싸여 안정되어 있지만, 암(종양화)을 일으키는 다양한 요인에 의해 유전자에 이상이 발생한다. 유전자 이상이 축적되면 종양이 발생한다는 것은 이미 세포생물학, 분자생물학적 연구에서 밝혀져, 현재 암은 유전병이라는 것이 일반적으로 받아들여지고 있다. 정상 세포에서는 어떤 특정 조건에 의해 유전자 발현이 제어되지만 암세포에서는 유전자의 변이, 증폭, 전좌 등의 유전자 이상으로 항상 유전자 발현이 활성화되어 종양의 발생을 유도한다. 이렇게 종양 발생을 유도하는 유전자를 암유전자(oncogene)라고 한다.

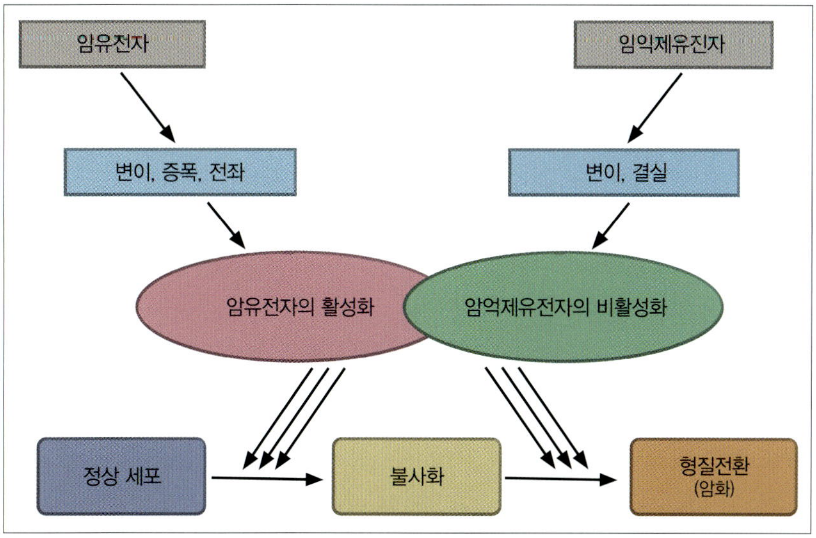

[그림 II-7-2] 종양의 발생기전

암유전자의 활성화와 암억제유전자의 비활성화로 정상 세포에 불사화(不死化)가 일어나, 유전자이상이 축적됨으로써 형질전환(암화)이 발생한다.

Tip

암유전자(Oncogene)

암유전자는 세포증식에 관여하는 것이 많다. Cyclin/CDK는 세포증식에 직접 관여하기 때문에 암세포에서는 발현이 항진되어 있고, 신호(signal) 전달이나 전사활성화에 작용하는 유전자도 세포증식에 관여하는 것이 많아 암유전자로서 작용한다.

암억제유전자(Cancer suppressor genes)

대표적인 암억제유전자인 p53은 전사인자로 세포증식의 정지, 유전자 이상의 수복, 세포사를 유도한다. p53의 변이, 결손 등에 의한 암억제유전자의 비활성화는 전체 암의 50% 이상에서 나타난다.

2) 종양의 발생원인 (표 II-7-1)

몸 밖에 존재하는 물질이 세포핵 내의 유전자를 손상시켜 발암(종양화)을 일으키는데 발암인자에는 화학적 발암인자, 물리적 발암인자, 생물학적 발암인자(종양 바이러스)가 있다.

화학적 발암인자(발암물질)에는 타르(tar) 성분 속의 벤조피렌(benzopyrene), 건축재에 이용되는 석면 등이 있으며, 직업상 화학물질에 장기간 노출되면 발생하는 직업암이 여기에 해당된다.

생물학적 발암인자에는 진균(곰팡이)이 생산하는 아플라톡신(aflatoxin)이 있으며, 물리적 발암인자에는 기계적 자극, 방사선, 자외선 등이 있다.

설암은 대부분 혀의 가장자리 부분에서 발생하는데, 이것은 음식물 속의 발암물질과 함께 치아나 부적합 보철물 등에 의한 기계적 자극에 의해 발생한는 것으로 생각된다. 방사선은 DNA를 직접 손상시켜 피부암이나 과거에 방사선 기사의 직업병이었던 백혈병, 원자력발전소 사고나 원자폭탄에 의한 피폭이 발생했을 때 소아에게 나타나는 갑상선종양 등의 발생에 관여한다.

생물학적 발암인자인 종양 바이러스에는 성인 T세포성 백혈병의 원인 바이러스인 HTLV−1(human T cells leukemia virus), 비인두암이나 버킷림프종을 일으키는 EB 바이러스(Epstein−Barr virus), 자궁경부암의 원인이 되는 사람유두종바이러스(human papilloma virus) 등이 있다. 바이러스에 의한 암화에는 바이러스가 가지는 암유전자가 숙주세포의 게놈(genome)에 편입되어 발생하는 경우가 많다.

이 밖에도 암의 발생에는 외부에서 가해지는 외적 요인과 함께 숙주가 가지는 내적 요인도 관여한다. 일반적으로 40세 이상을 암 연령이라고 하는데, 이것은 연령 증가와 함께 유전자 이상이 축적되는 큰 요인을 가지고 있기 때문이다. 식도암이나 폐암은 남성에게 발생하는 경우가 많고, 갑상선암은 여성에게 발생하는 빈도가 높은 등 성차도 나타난다. 다발성 대장폴립증(polyposis coil)이 발생하는 가족력 연구에 따르면, 대장암의 발생은 복수의 유전자 이상의 축적으로 발생하며 이를 통해 다단계 발암기전이 밝혀졌다.

그 밖의 일반적인 암이 가계에 따라 다발하는 경우가 있으며 암 발생원인을 유전자 이상에 의한 것인지 생활환경에 의한 것인지 감별하는 것은 어렵다.

[표 II-7-1] **종양의 발생원인과 암**

화학적 발암인자	타르 성분	피부암
	니트로소화합물	위암
	흡연	폐암
	석면	폐암, 악성 중피종
물리적 발암인자	기계적 자극	구순암, 설암
	방사선 자극	백혈병, 갑상선종양
	자외선 자극	악성 흑색종
생물학적 발암인자	성인T세포백혈병바이러스	성인T세포성백혈병, 림프종
	EB바이러스	버킷림프종, 비인두암
	사람유두종바이러스	자궁경부암

3) 종양의 조직과 형태

대부분의 종양은 종양세포가 융기형, 사마귀형, 폴립형 등의 덩어리를 만들어 증식하며 색조 및 경도도 종류에 따라 다르다. 색조는 담회백색인 것이 많고 결합조직이 풍부할수록 단단하다. 양성 종양이나 악성도가 낮은 암에서는 종양세포와 정상 세포의 구조가 유사하면서 주위와 비교적 명료한 경계를 만들어 팽창성 발육을 하지만, 악성도가 높은 종양에서는 종양세포와 정상 세포의 크기, 형태 등이 많이 다르며 주위에 침윤성 발육을 하는 경우가 많다(그림 II-7-3). 즉 종양세포는 악성도가 커짐에 따라 정상 세포의 크기, 형태 등이 불규칙해져 이형성화되는데 정상 세포와 유사하면 분화형, 정상 세포와 많이 달라지면 미분화형(미숙형)이라고 한다. 한편, 종양세포가 덩어리를 만들지 않고 증식하는 백혈병과 같은 종양도 존재한다. 종양세포의 집단을 종양실질이라고 한다. 또한 종양세포는 생존하기 위해 정상 세포와 동일하게 또는 그 이상으로 산소와 영양분이 필요하기 때문에 혈관과 결합조직으로 이루어진 지지조직이 필요한데, 이것을 종양간질이라고 한다.

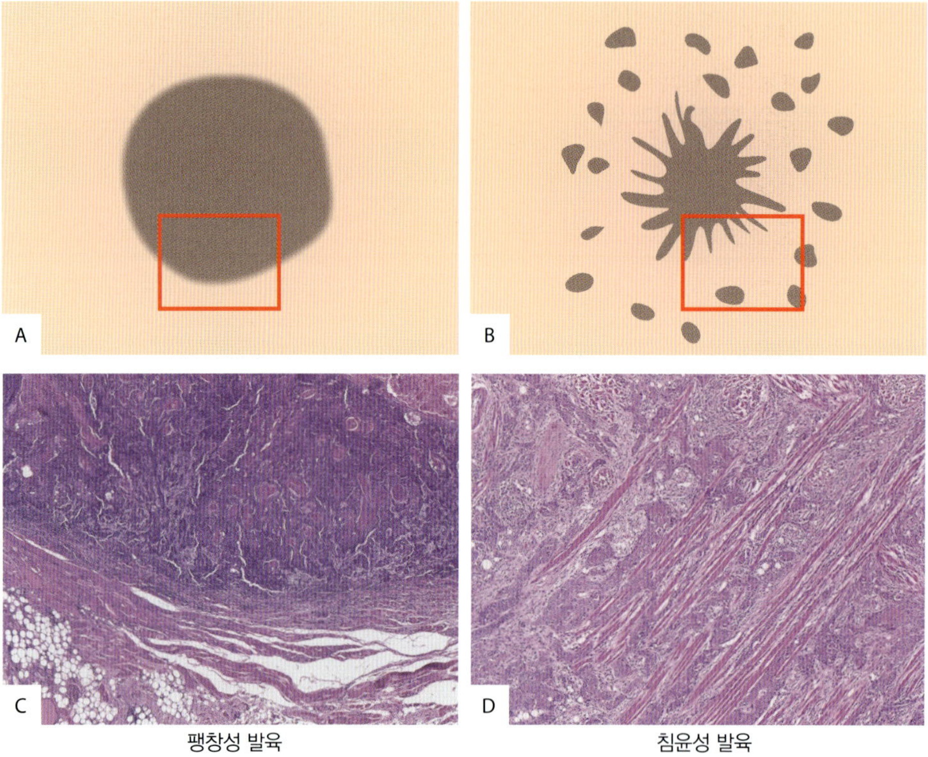

[그림 II-7-3] 종양의 팽창성 발육과 침윤성 발육

팽창성 발육을 하는 종양(양성 또는 악성 종양에서 예후가 좋은 종양)(A)에서는 종양 주위에 섬유층이 보이며 한 덩어리로 발육하여 주변조직과 명확하게 구분된다(C). 반면 침윤성 발육을 하는 종양(악성 종양)(B)에서는 주위의 조직 속에 병소를 형성하면서 발육하기 때문에 경계가 명료하지 않다(D).

2 종양의 종류와 성질

1. 발생 모조직과 종양의 형태 (표 II-7-2)

종양은 신체를 구성하는 대부분의 장기, 세포에서 발생하므로 유래하는 조직(모조직) 및 세포의 특징을 어느 정도 가지고 있다. 발생 모조직에 따라 종양의 생물학적 성질이 달라지기 때문에 종양의 분류는 커다란 의미를 갖는다. 종양은 발생 모조직에 따라 상피성 종양(epithelial tumor)과 비상피성 종양(non-epithelial tumor)으로 분류된다.

상피성 종양은 신체의 표면을 덮고 있는 피부나 소화관 점막, 간 및 신장 등의 상피세포에서 발생하며 발생빈도가 높다. 상피세포는 세포끼리 서로 접촉해 기저막을 통해 결합조직과 접해 있기 때문에 대부분의 종양에서는 기저막으로 둘러싸인 병변을 형성하면서 증식한다(그림 II-7-4, II-7-5).

비상피성 종양은 섬유, 근육, 지방 등의 결합조직이나 뼈, 혈액 등의 간엽계 세포를 발생 모조직 및 발생 세포로 한다. 간엽계 세포는 세포 주위에 기질을 형성하는 경우가 많기 때문에 상피성 종양과는 달리 종양세포가 간질(interstitium)과 혼재되어 있다(그림 II-7-6). 또 상피와 간엽이 모두 종양화된 혼합성 종양(mixed tumor)도 존재한다.

[표 II-7-2] 발생 모조직과 종양의 형태

분류	발생 모조직 및 세포	양성	악성
상피성 종양	편평상피(squamous epithelium)	유두종	편평세포암종
	선상피(glandular epithelium)	선종	선암
	신세뇨관상피(renal tuburlar epithelium)	신세뇨관선종	신세포암
비상피성 종양	섬유모세포(fibroblast)	섬유종	섬유육종
	평활근(nonstriated muscle)	평활근종	평활근육종
	혈관내피세포(vascular endothelial cell)	혈관종	혈관육종
	골세포(osteocyte)	골종	골육종
	지방세포(adipocyte)	지방종	지방육종
	골수(bone marrow)		백혈병 및 림프종

Tip

혼합성 종양(Mixed tumor)

종양은 복수의 유전자이상이 축적되어 발생하기 때문에 상피성 종양과 간엽계 종양이 동시에 발생하는 경우는 드물지만 간혹 상피와 간엽 모두가 종양화되는 경우가 있는데, 이를 혼합성 종양이라고 한다.
구강영역에서는 혼합성 치성종양으로 복합치아종(composite odontoma)과 복잡치아종(compex odontoma)을 포함하는 치아종(odontoma)이 있다.

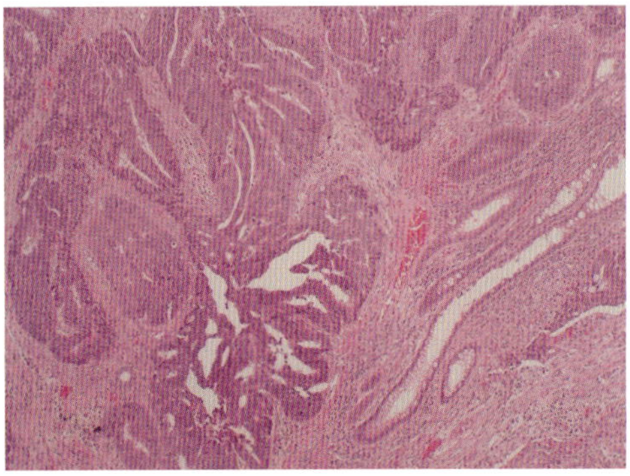

[그림 II-7-4] **선암(대장암)**

내면에 기둥(원주)모양의 세포가 배열하여, 선관 모양의 구조를 형성하면서 침윤, 증식하는 종양이다.

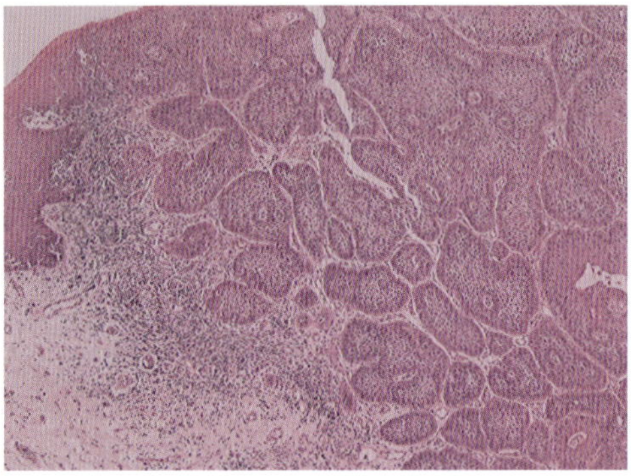

[그림 II-7-5] **편평세포암종(설암)**

세포이형이 나타난 종양세포가 크고 작은 불규칙한 병소를 형성하면서 심부에 침윤하여 증식한다.

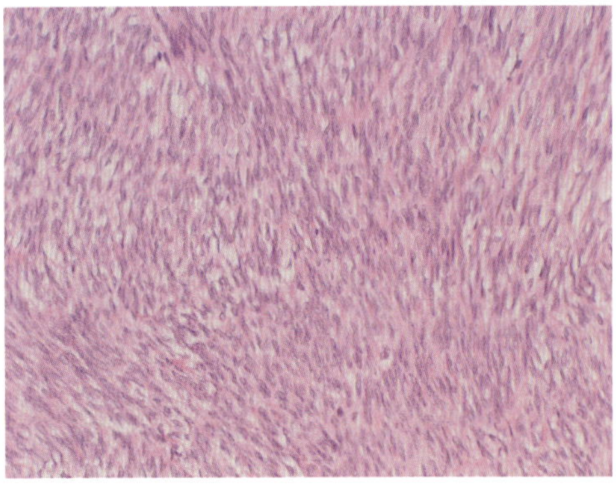

[그림 II-7-6] **섬유육종(fibrosarcoma)**

타원형의 핵과 방추형의 세포질을 가진 섬유모세포 모양 세포가 조밀하게 증식되어 있어 기질 형성이 부족하다.

2. 악성도에 따른 분류

1) 양성 종양과 악성 종양의 특성

임상적으로나 세포생물학적으로 성장 속도가 완만하고 팽창성 발육을 하며 숙주에 영향이 적어 죽음에 이를 위험성이 적은 것을 양성 종양(benign tumor)이라 하고, 증식 속도가 빠르고 주위로 침윤하는 경향을 보이며 다른 장기로 전이되고 숙주에 영향이 커 죽음에 이르게 하는 것을 악성 종양(malignant tumor)이라고 한다. 양성 종양은 발생 모조직 및 발생 세포와 유사한 형태를 보여 분화형이라 하고, 악성 종양은 정상 조직 및 세포와 달리 미숙한 성질 및 불규칙한 형태를 보이는 경우가 많아 미분화형이라 한다.

악성도가 높을수록 세포의 이형성이 두드러진다. 세포의 이형성이란 정상 세포의 형태와는 다른 변화(이형)가 나타나는 것으로 핵 형태의 불균일, 핵소체의 대형화나 증가, 세포 크기나 형태의 다양화 등이 나타난다.

양성 종양처럼 병변이 주위조직과 뚜렷하게 구분되고 부분적으로 존재하는 경우는 절제하면 종양을 거의 완전하게 제거할 수 있지만, 악성 종양은 주위로 침윤성 발육을 하기 때문에 절제 범위를 확대해야 하고 또 재발이나 전이의 위험성도 높다(표 II-7-3).

[표 II-7-3] 양성 종양과 악성 종양의 비교

	양성 종양(benign tumor)	악성 종양(malignant tumor)
발육형식	팽창성	침윤성
발육속도	느림	빠름
이형성	경도	고도
분화도	높음	낮음
전이	없음	많음
재발빈도	낮음	높음
피막	있음	없음
전신으로의 영향	적음	큼
예후	양호	불량

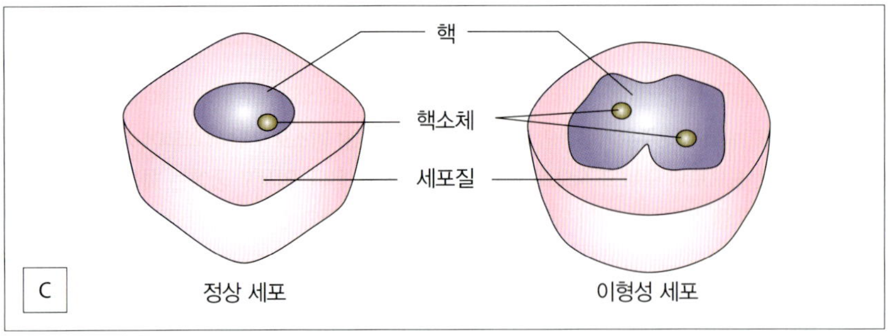

[그림 II-7-8] **전암성 병소**(precancerous lesion) (계속)

C : 이형성 세포는 정상 세포에 비해 핵의 형태가 고르지 않고 농염성, 핵소체의 대형화 및 복수화 등이 나타나고, 세포 전체에서 차지하는 핵의 비율(N/C비)도 증가하는 경향을 보인다.

1. 백반증(Leukoplakia)

백반증은 구강점막에 생기는 백색의 판 모양 또는 반점 모양의 각화성 병소로 긁어서 제거할 수 없다. 백반은 임상적으로 어떤 질환으로도 분류되지 않는 병소이다. 임상적으로 백반증으로 진단되는 질환은 대부분 조직학적으로 상피이형성을 동반하지 않는 각화항진과 상피이형성을 동반하는 각화항진이지만(표 II-7-4), 이미 상피내암이나 침윤암의 상태가 되어 있는 경우도 있다.

Tip

상피이형성

악성 종양(malignant tumor)이 나타날 것으로 예측되는 변화가 구강점막의 중층편평상피에서 보이며 그 정도에 따라 경도, 중등도, 고도로 분류된다. 상피내암의 경우 고도의 상피이형성을 보인다.

백반증은 중년 이후의 남성에게 많이 발생하며, 혀 가장자리, 치은, 협점막, 경구개, 구강저에서 볼 수 있다(그림 II-7-9A).

발생원인은 명확하지 않지만 국소적으로는 교상에 의한 만성 기계적 자극, 흡연, 음주, 캔디다증 등을 들 수 있으며, 전신적으로는 비타민 A의 결핍, 당뇨병, 고지혈증, 에스트로겐 결핍 등을 들 수 있다.

육안으로 보이는 임상 병형으로는 균일형과 불균일형이 있는데, 균일형에는 평탄형, 파도형, 주름형 등이 있으며, 불균일형에는 우췌(verruca)형, 결절형, 궤양형, 홍반혼재형이 있다. 백반증의 암화 비율은 5% 정도이며 불균일형이 균일형보다 암으로 진행되기 쉽다.

조직학적으로는 각화항진, 기저세포의 증식, 물방울 모양의 상피각, 극세포층의 비대, 세포내 각화 및 상피 바로 아래 점막고유층의 림프구(lymphocyte) 침윤이 나타난다 (그림 II-7-9B).

진단에는 생검(biopsy)에 의한 병리조직학적 검사가 필요하고 상피이형성의 유무나 정도 외에 상피내암 또는 침윤암의 유무를 확인하는 것이 중요하다. 병소가 작은 경우에는 절제생검(excision biopsy)이 시행된다.

치료는 원인의 개선과 외과적 절제를 실시하는데 절제 시에는 절제범위를 표시한 후 요오드 생체염색에 염색되지 않는 부분이 있으면 그것도 포함해서 절제한다. 레이저에 의한 증산(perspiration)은 실시하면 안 된다. 또 비타민 A의 투여가 효과적이라는 보고도 있다.

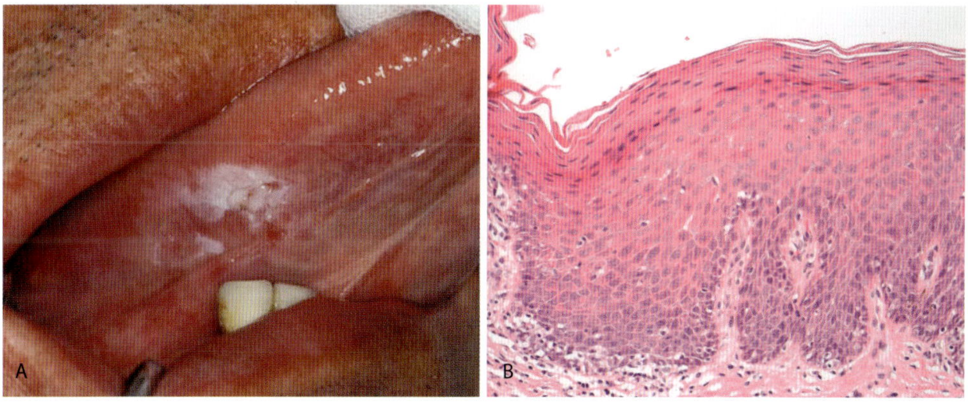

[그림 II-7-9] 혀백반증

A : 구강 사진. 혀 가장자리에 백색 반점 모양의 병소가 보인다.

B : 조직상. 상피이형성을 동반하는 각화부전의 항진으로 상피각은 물방울 모양을 나타내고 유극층 비대, 세포내 각화, 세포이형, 핵이형과 핵분열상이 보인다.

Tip

생검(Biopsy)

병소의 일부를 채취해서 병리조직학적으로 검사하는 것으로 진단확정뿐만 아니라 치료방침을 결정하거나 예후를 추정하는 데에도 도움이 된다. 종양 모양의 병소인 경우에는 양성인지 악성인지의 판단 외에 병리조직학적 분류를 결정한다.

요오드 생체염색(Vital staining)

치과용 요오드글리세린액(JG)을 이용한 요오드 생체염색에서 상피이형성 부분은 다갈색으로 물들지 않아 염색되지 않는 영역으로서 나타난다.

2. 홍반증(Erythroplakia)

홍반증은 구강점막이 벨벳 형태의 선홍색을 띤 반점 또는 판 모양 병소이다(그림 II-7-10). 백반증(vitiligo)과 마찬가지로 임상적으로 다른 어떠한 질환과도 관련성을 보이지 않는 병소이다. 임상적으로 홍반증으로 진단되는 많은 질환은 조직학적으로 상피이형성이지만 이미 상피내암이나 침윤암의 상태가 되어 있는 경우도 있다.

혀 가장자리, 협점막, 경구개, 구강저 및 치은에서 나타나고, 발생빈도는 백반증보다 낮지만 암으로 진행되는 비율은 50% 정도로 백반증보다 높다.

육안으로 보면 경계는 명료하지만 불규칙한 형태의 선홍색을 띠는 병소로 나타나는데, 과립 모양의 융기성인 것과 백반이 혼재하거나 미란상을 나타내는 것이 있다.

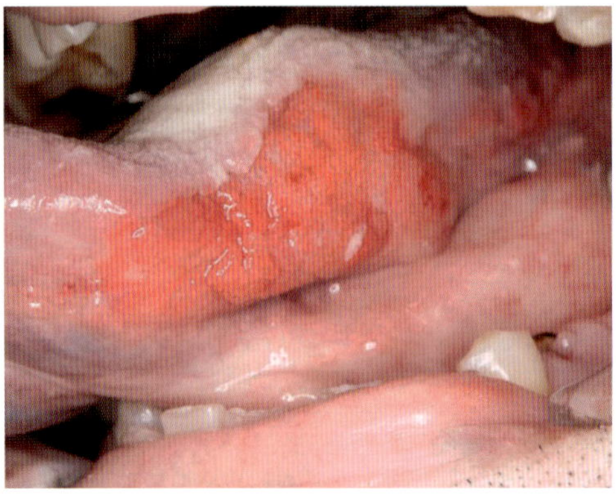

[그림 II-7-10] **혀홍반증**

혀 가장자리에 선홍색의 판 모양 병소가 보인다.

조직학적으로 상피는 각질층이 없고 얇은 경우가 많은데 유극층은 약간 비대해져 있는 경우도 있다. 다양한 정도의 상피이형성이 나타나는데, 육안으로 붉게 보이는 것은 상피가 각질층이 없고 얇기 때문이다.

진단에는 생검에 의한 병리조직학적 검사가 필요하며 상피이형성의 정도 외에 상피내암 또는 침윤암의 유무를 확인해야 한다.

치료는 외과적 절제를 시행한 다음 경과를 관찰해야 한다.

3. 상피내암(Carcinoma in situ)

점막 등의 피부상피에 발생한 암이 기저막을 파괴하지 않은 상태로 상피 내에 머물러 있는 경우를 상피내암이라고 한다(그림 II-7-11).

상피내암에서는 상피의 전층에 걸쳐 고도의 이형 세포가 증식해 있지만, 그 이형 세포의 증식은 상피 내에서만 국한되고, 기저막의 침윤은 보이지 않는 고도의 상피이형성을 나타낸다(표 II-7-4, 그림 II-7-11). 상피이형성에서는 상피 내에 정상과는 다른 다양한 조직변화(이형)가 나타난다. 구체적으로는 불규칙한 상피의 중층, 물방울 모양의 상피각의 형성, 핵/세포질 비율(N/C비율)의 증가, 핵의 농염성, 기저세포의 극성 소실 등이 나타난다. 이들 이형의 정도에 따라 상피이형성은 경도, 중등도, 고도로 분류된다. 육안으로는 백반증 또는 홍반증의 이미지를 보인다. 이형성 상피세포가 기저막을 뚫고 결합조직으로 퍼져 나가 원격전이가 되면 편평세포암종이 된다.

[표 II-7-4] **상피이형성의 조직학적 특징**

• 불규칙한 상피세포의 중층 • 기저세포의 극성 상실 • 물방울 모양의 상피각 • 유사분열상의 증가 • 표층의 이상핵분열 • 극세포층에서의 단일세포 각화 • 상피진주 존재 • 핵 크기의 불규칙성	• 핵 형태의 불균일성 • 세포 크기의 불균일성 • 세포 형태의 다양화 • 핵/세포질 비율의 증가 • 핵의 증가 • 비정상적인 핵분열상 • 핵소체의 증대 • 핵 크로마틴 양의 증가

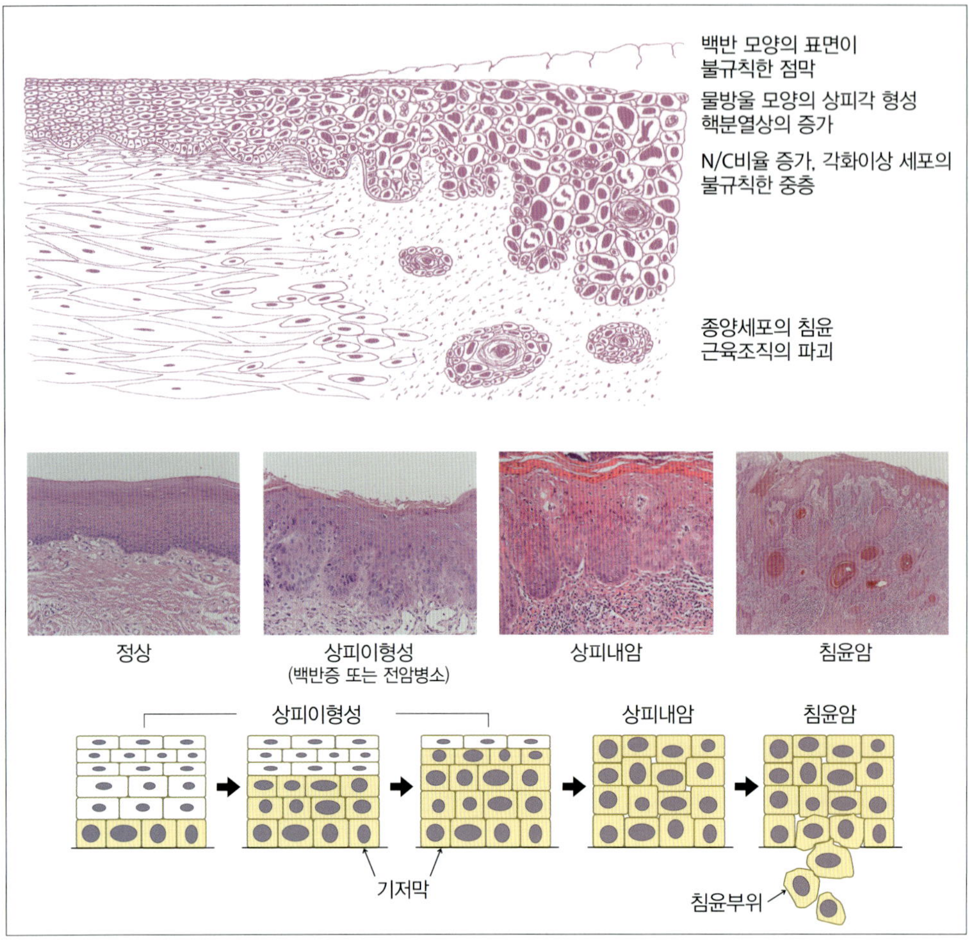

[그림 II-7-11] **상피이형성과 상피내암**

전암병소에서는 상피이형성 세포가 관찰된다. 상피전층에 상피이형성 세포가 관찰되면 상피내암이라 하고, 더욱 진행되면 침윤암이라 한다(노란색은 상피이형성 세포).

4. 일광구순염

일광구순염은 입술에 발생한 일광각화증이다(그림 II-7-12). 만성 자외선노출에 의해 핵 DNA가 손상을 입어 발병하며 입술에 난치성 미란이나 인설 등이 나타난다. 상피내암이지만 진행하면 기저막을 넘어 침윤해서 유극세포암으로 진행한다. 고령자에게 많이 발생한다.

대부분은 하순의 홍반, 미란으로 나타나며 변연에 각화를 동반한다. 오랜 시간 경과하는 동안 일부에서 종양을 형성하여 유극세포암이 된다.

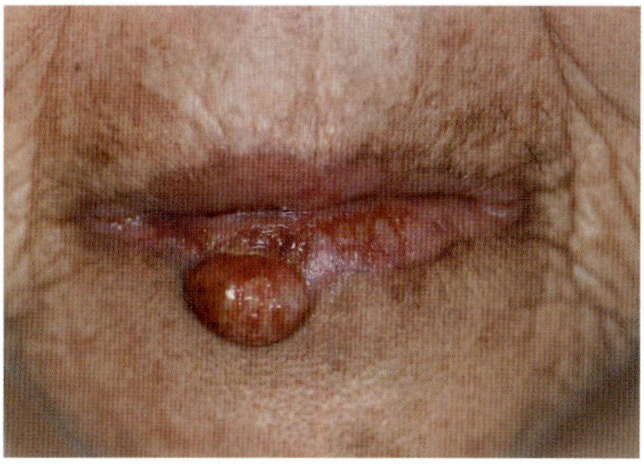

[그림 II-7-12] **일광구순염**

하순에 발생한 일광구순염과 여기에서 발생한 유극세포암

Clinical Point 구강암의 조기발견

① 암을 간과하지 않는 방법

설암을 비롯한 구강의 편평세포암종은 60대, 70대에 많이 나타난다. 설암은 혀 가장자리 부분, 치은암은 하악 구치부 치은이 호발부위이기 때문에 치아만 검사할 것이 아니라 혀 가장자리 부분도 검사하거나 의치를 빼고 치은 상태를 검사하는 등 반드시 점막을 검사하는 것이 중요하다.

② 암의 감별방법

고령자의 혀 가장자리 부분에 궤양이 나타난 경우에는 욕창성 궤양이나 암을 생각할 수 있다. 이 두 가지의 임상적인 감별방법으로 중요한 것은, 치아의 날카로운 모서리나 의치 부적합에 의한 욕창성 궤양에서는 치아모서리의 연마나 의치 조정과 함께 함수제에 의한 칫솔질이나 스테로이드연고를 도포하면 약 2주일 이내에 개선된다는 점이다.

반면, 설암에서는 자극인자의 개선, 가글이나 스테로이드연고를 도포해도 궤양은 개선되지 않는다. 다음 내원 시에도(2주일을 기준으로) 개선되지 않는다면 환자에게 치과병원 구강외과 등 적절한 의료기관을 소개해 주어야 한다.

4 종양의 진단

1. 영상 및 내시경 검사

방사선 검사는 종양의 선별검사나 확대를 관찰하는 데 유용하기 때문에 많이 이용된다. 이차원적인 단순촬영, 단층촬영과 함께 CT를 이용하면 삼차원적인 종양의 확산에 대한 정보를 얻을 수 있다. 또한 MRI는 강력한 자장을 작용시켜 발생한 수소원자의 원자핵 스핀(spin)의 변화를 영상화함으로써 뼈 이외의 연조직의 변화도 확실하게 확인할 수 있다. 복부장기 등에는 초음파검사도 많이 이용되어 외표면에서의 외과적 절제나 방사선 조사 등의 부담을 주지 않고 검사할 수 있다. 내시경검사는 식도나 위 등의 상부소화관, 소장이나 대장 등의 하부소화관, 기관이나 기관지를 통한 폐 등의 내면을 파이버스코프(fiber scope)를 이용해 육안으로 직접 관찰할 수 있으며, 생검 재료의 채취나 치료에도 응용되고 있다.

2. 세포진단과 생검에 의한 병리조직진단

영상검사는 환자에게 침습이 적은 검사방법이지만, 종양의 진단에서는 세포나 조직을 채취하고 병리조직학적으로 검사하는 병리조직진단이 확정진단으로서 시행된다.

생검은 병변의 일부를 절제해서 병리조직표본을 제작하여 현미경 하에서 조직이나 세포의 형태를 보고 진단하는 검사방법이다. 헤마톡실린-에오신(Hematoxylin-Eosin, H-E) 염색을 기본으로 한 기존의 염색 외에 면역조직 화학염색으로 종양이 발현되어 있는 단백질을 확인할 수 있고, 특정 유전자의 발현도 조직표본상에서 확인할 수 있어 보다 구체적인 진단이 가능해졌다. 조직을 동결하고 검체를 채취해서 수십 분 이내에 동결조직표본을 제작하여 진단하는 '수술 중 신속진단'은 외과적 수술 현장에서 유용성이 높다.

세포진단은 조직을 절제하지 않고 진단할 수 있기 때문에 침습이 적어 암의 조기발견을 위한 선별검사로서 이용된다. 박리된 세포나 채취한 세포의 형태를 관찰하여 종양화의 유무를 판정하는 것은 자궁경부암을 대상으로 한 부인과 영역의 검진에 널리 이용되고 있고, 호흡기 영역에서도 폐암의 조기발견에 효과적인 수단으로 활용되고 있다.

Clinical Point 암의 미세 환경

종양세포의 덩어리인 실질(parenchyma)과 달리 종양세포 주위에 존재하는 혈관결합조직으로 이루어진 간질(interstitium)은 지금까지 정상 세포로 이루어진다고 생각해 왔다.

그러나 최근 간질에 존재하는 혈관내피세포는 정상 조직에서 볼 수 있는 혈관에 비해 ① 주행이 무질서하고, ② 혈관내피세포가 성글며 혈관주위세포도 적어 혈관 내에서 외부로 투과성이 항진되며, ③ 기저막에도 이상을 보이는 등 주로 형태적인 차이 외에 염색체 수의 이상을 보이는 경우가 많고 정상 세포에서는 발현되지 않는 단백질을 생산하는 것으로 밝혀졌다(그림). 또 종양 간질에 존재하는 섬유모세포도 암세포의 증식을 항진시키는 인자를 생산하며, 상피계 종양에서는 종양세포를 보다 미숙화시키는 것 등이 밝혀지고 있다.

이러한 것으로 볼 때 앞으로 암은 '실질'뿐만 아니라 주위의 미세 환경과의 상호작용을 검토해야 한다.

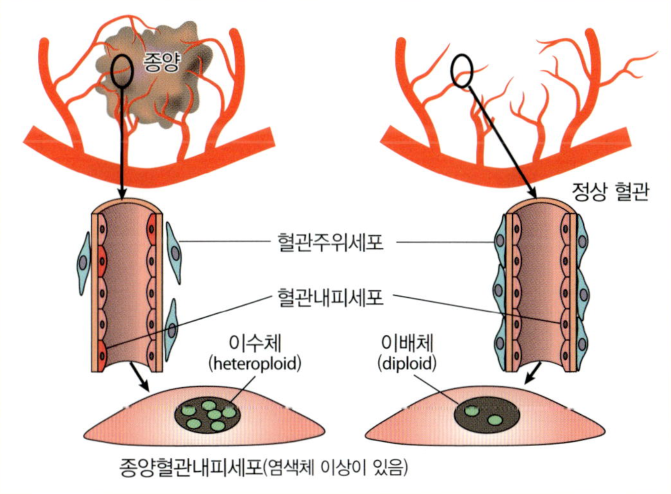

5 구강영역의 종양

구강영역은 치은이나 혀, 협점막, 치아와 치배, 악골, 타액선 등의 다양한 조직으로 구성되어 있다. 이들 모든 조직에서 종양이 발생할 수 있기 때문에 구강영역의 종양은 매우 다양하다고 할 수 있다.

1. 치성종양(Odontogenic tumor)

치성종양이란 치아 발생과 관련된 조직에서 기원한 것을 말한다(표 II-7-5). 치성종양에는 광범위한 골파괴를 동반하고 악성 변화를 일으킬 가능성이 있는 진짜 종양부터 증식능력이 떨어지고 발육이상 및 조직기형으로 생각할 수 있는 과오종적인 병소가 포함된다.

치아는 치성상피와 치성간엽조직의 상호작용으로 악골 내에서 형성되기 때문에 치성종양도 기본적으로는 악골 내에서 발생한다. 양성 종양이 대부분이며 악성 종양은 드물다. 또한 다른 종양에 비해, 중장년층과 함께 10~20대의 젊은 층에도 발생하는 특징이 있다. 대표적인 치성종양은 다음과 같다.

[표 II-7-5] **치성종양의 분류**

양성 치성종양(benign tumor)	
상피성 치성종양 치성상피로 이루어지고 치성외배엽성 간엽조직을 동반하지 않은 종양	법랑모세포종 편평치성종양 석회화상피 치성종양 선양치성종양 치성각화낭* 석회화치성낭*
혼합성 치성종양 치성상피와 치성외배엽성 간엽조직으로 이루어진 종양	법랑모세포섬유종 법랑모세포섬유치아종 복합치아종 복잡치아종
간엽성 치성종양 간엽 또는 치성외배엽성 간엽조직으로 이루어진 종양	치성섬유종 치성점액종/치성점액섬유종 백악모세포종, 백악질종

[표 II-7-5] **치성종양의 분류 (계속)**

악성 치성종양(malignant tumor)	
치성암종	악성 법랑모세포종 법랑모세포암종 원발성 골내암
치성육종	법랑모세포섬유육종 치성암육종

* '낭'이라고 표현하지만 WHO 분류에서는 치성종양에 포함된다.

1) 양성 치성종양

(1) 법랑모세포종(Ameloblastoma)

법랑모세포종은 가장 대표적인 상피성 치성종양으로 치아 발생시기에 생긴 잔존 상피성분에서 유래한다(그림 II-7-13, II-7-14).

우리나라에서는 발생률이 치성종양 전체의 약 40%를 차지하는데 비해 백인종은 약 10%에 불과하며 드물게 악성화된다.

임상적으로는 증상없이 경과해서 방사선 검사에서 우연히 발견되거나 악골의 팽륭이 나타나 내원하기도 한다. 상악보다 하악에서 발생하는 빈도가 높고, 대구치에서 하악지에 걸친 부위에서 호발한다. 골막이 얇은 껍질이 될 정도로 천천히 발육해서 피질골을 확장시키고, 종양이 커짐에 따라 얼굴의 변형을 일으키기도 한다.

방사선 상에서는 단방성 또는 다방성의 투과성 병소가 나타나는데, 이것을 '비누거품 모양 소견'이라고 한다. '벌집 모양'의 치근흡수를 나타내는 경우도 있다.

조직학적으로 종양실질은 치배 또는 치조연과 유사한 구조로 이루어진다. 기본적인 구조로는 법랑기(enamel organ)와 비슷한 종양실질이 나타나는 '여포형(follicular type)'과 밧줄 또는 시트 모양으로 종양 꽈리가 연결되어 전체적으로 치조연와 유사한 '총상형(bunch type)'이 있지만, 보통은 어떤 유형에서도 여포형의 상과 총상형의 상이 혼재되어 나타난다. 종양은 법랑모세포와 유사한 높은 원주 모양 또는 입방형 세포가 극성을 가지고 배열하여 법랑수(enamel pulp)와 유사한 방추 모양 또는 성상세포가 성글게 배열된 이미지를 보인다. 여포형을 나타내는 부위에서는 간질이 교원섬유의 조밀한 증식으로 이루어지지만, 총상형에서는 간질이 부종성이며 혈관이 풍부하다.

치료는 종양적출술을 실시한다. 양성 종양이면서 악골을 광범위하게 파괴하기 때문에 악성 종양에 준한 종양절제술이 이루어지기도 하므로 구강기능이나 심미성에 나쁜 영향을 초래한다.

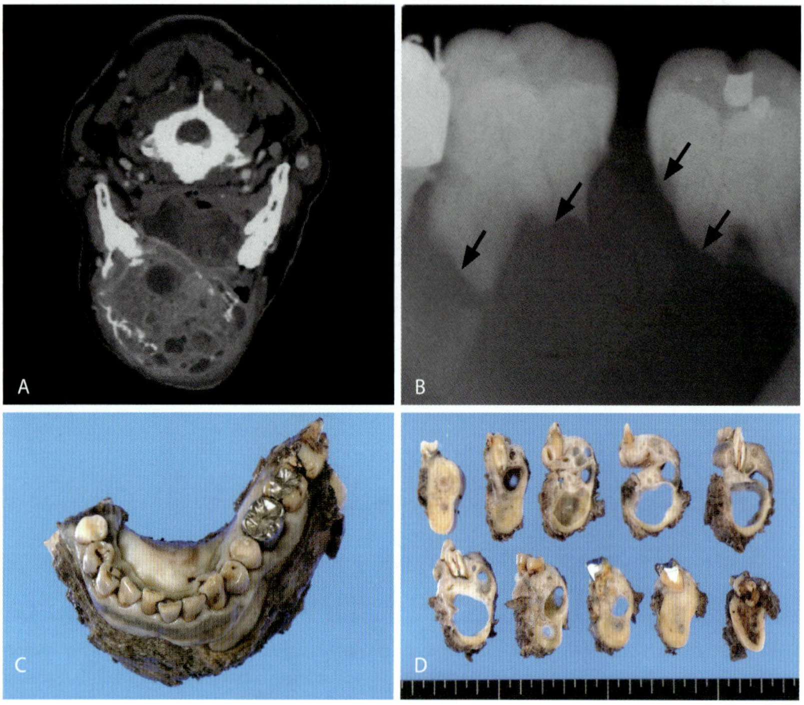

[그림 II-7-13] **법랑모세포종-❶**

A : 하악골 몸통 부분을 치환해서 하악을 크게 팽륭시키는 다방성 방사선투과상을 보인다.
B : 종양에 접한 치근에서는 비누거품 모양의 치근흡수(➞)가 보이는 경우도 있다.
C, D : 적출물의 육안상이다. 자른 면에서 악골은 거대한 낭 형성을 동반한 종양에 의해 대체되어 있고 종양과 접해 있는 치근은 흡수되어 있다.

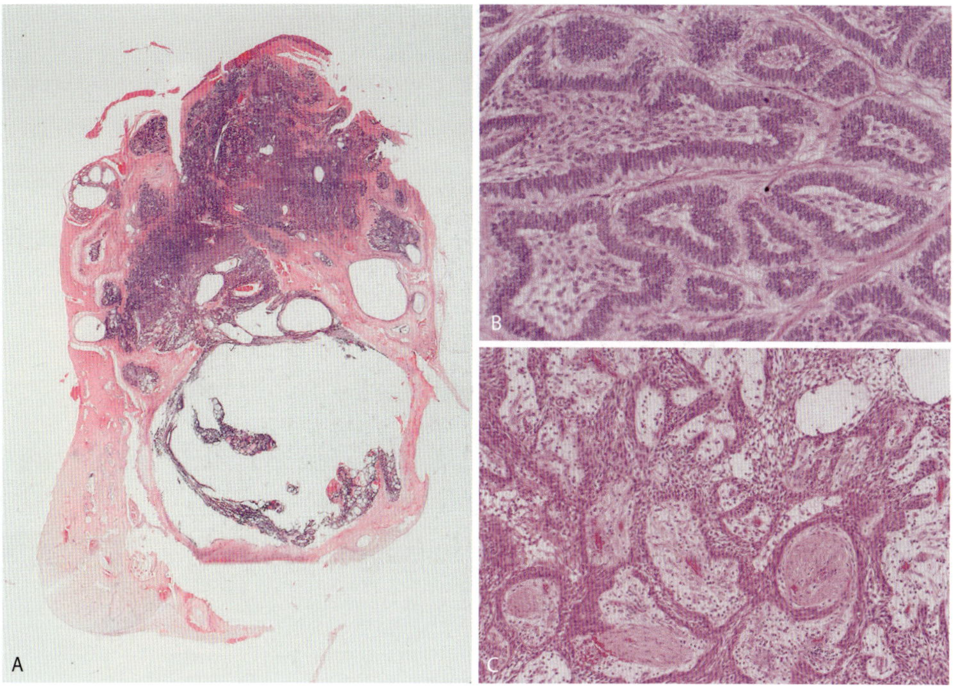

[그림 II-7-14] **법랑모세포종-❷**

A : 가장 대표적인 충실성/다낭형 법랑모세포종의 확대상. 악골을 대체하는 충실성 종양과 낭이 혼재되어 있다.

B : 여포형 법랑모세포종의 조직상. 법랑기와 유사한 병소를 형성한다. 간질은 섬유성 결합 조직으로 이루어진다.

C : 총상형 법랑모세포종의 조직상. 종양세포가 줄 모양으로 증식해서 그물 모양으로 연결되는 상을 나타낸다. 간질은 부종성으로 모세혈관의 증식과 울혈이 나타난다.

Tip

법랑모세포암종

법랑모세포종의 악성형을 가리키는데, 종양세포에 다양한 세포이형을 동반한 것(1차성 법랑상피암종)과 불완전하게 절제되어 재발이 반복되는 법랑모세포종에서 발생한 것(2차성 법랑상피암종)이 있다.
양성 법랑모세포종과 동일한 조직상을 보이며 세포이형의 유무와 상관없이 전이하는 것은 전이성 법랑모세포종이라고 하여 이들과 구별된다.

치성각화낭

국소침습성이 높고 발생에 유전자 이상이 관여하는 등 종양의 성격을 가지고 있다는 점에서 2005년 개정된 WHO 분류에는 종양으로 분류되었다. 또 기저세포모반증후군(basal cell nevus syndrome)의 부분증상으로서 악골 내에서 많이 발생한다. 임상적으로 법랑모세포종과의 감별이 필요한 경우도 있다. 조직학적으로 낭벽은 기저세포에 책상배열(울타리배열, palisade arrangement)이 나타나고 이상각화증(dyskeratosis)을 나타내는 특징적인 중층편평상피로 덮여 있다. 치료는 종양적출술이 시행되지만 불완전하게 적출하면 재발하는 경우가 있다.

(2) 선양치성종양(Adenomatoid odontogenic tumor)

법랑기에서 유래하는 양성 상피종양으로 호발연령은 10대이며 여성이 남성보다 발생률이 약 2배 높다. 상악 전치부, 특히 매복된 견치 주변에서 호발한다. 방사선 사진은 대부분 경계가 명확한 방사선 투과상을 보이는데 매복치의 치관을 둘러싸고 있는 경우, 함치성낭과 유사해 보인다. 조직상에서 선(샘) 모양(꽃다발, 장미꽃 모양)의 구조 사이에 호산성 물질이 관찰된다.

(3) 치성각화낭(Odontogenic keratiocyst)

각화 또는 착각화 중층편평상피로 덮인 치성낭의 일종으로 치판의 세포잔사에서 유래된 것으로 추정된다.

20~30대에서 가장 많이 발생하며 성별 차이는 없고, 하악에서 많이 발생하는데 특히 제3대구치 부분에서 호발하고 재발성이 높다.

(4) 석회화 치성낭(Calcifying odontogenic cyst, Gorlin cyst)

낭벽에 유령세포(ghost cell)가 출현하고 석회화 침착이 나타나는 흔하지 않은 질병이다. 10~30대에서 많이 발생하며, 국소적 무통성 팽창을 나타내고 낭벽은 두꺼우며, 매복치와 치아종을 동반하는 경우가 있다. 전치부와 제1대구치에서 호발한다.

(5) 석회화 상피성 치성종양(Calcifying epithelial odontogenic tumor)

핀드버그 종양(Pindborg tumor)이라고도 하며 병소는 골내 법랑모세포종과 비슷한 성질을 가지고 있어 국소적으로 공격적인 종양이지만 발생빈도는 매우 낮은 편이다.

구형의 미만성 석회화 물질이 상피조직과 결합조직 간질 내에 있는 것이 법랑모세포종과의 차이점이다. 때문에 방사선 상에서 석회화가 있는 미만성 방사선 불투과성 병소를 나타낸다. 평균 40대에서 발생하고, 하악 구치부에서 호발한다.

(6) 치아종(Odontoma) (그림 II-7-15)

종양으로 분류되어 있지만 실제는 치아의 발생이상으로 형성된 경조직 덩어리로서 과오종(hamartoma; 양성 종양과 조직기형의 중간적 병소)으로 알려져 있으며 가장 발생 빈도가 높은 병소이다. 증상이 나타나지 않는 경우도 있지만 영구치의 맹출장애의 원인이 되기도 한다. 조직학적으로는 복잡치아종과 복합치아종으로 구별된다.

① 복잡치아종(complex odontoma)

치아의 구성조직인 법랑질, 상아질, 치수로 구성되지만 불규칙하고 무질서하게 조합되어 있어 치아의 구조를 나타내지 않는다. 경조직 주위에 퇴축 법랑질상피 같은 상피 덩어리가 보이기도 한다. 하악 후방부 매복치 상방에서 주로 발견된다. 방사선 불투과상이 나타나며, 증상은 나타나지 않는다.

② 복합치아종(compound odontoma)

법랑질, 상아질, 치수 등의 조직이 정상적인 치아와 마찬가지로 치관과 치근의 조합으로 배열된 치아성 구조물이 다수 집합하여 뼈 안에 피막으로 둘러싸인 상태로 존재하고 있다. 주로 구강 전방부나 미맹출 치아의 치관 위 또는 맹출한 치아의 치근 사이에서 발견된다.

방사선 불투과상이 나타나며, 증상은 나타나지 않는다.

(7) 백악모세포종(Cementoblastoma)

백악질의 증식을 특징으로 하는 병변으로, 10~20대에 발생하며 남성에게서 호발한다. 대부분 하악 구치부에서 발생한다. 서서히 발육하여 피질골의 팽창을 일으키며, 발병 치아는 생활력이 있고 우식도 관찰되지 않는다.

방사선 상에서는 치근단에 경계가 명확한 구형의 불투과성 병소 주위를 투과성 부위가 둘러싸고 있는 형태를 관찰할 수 있다.

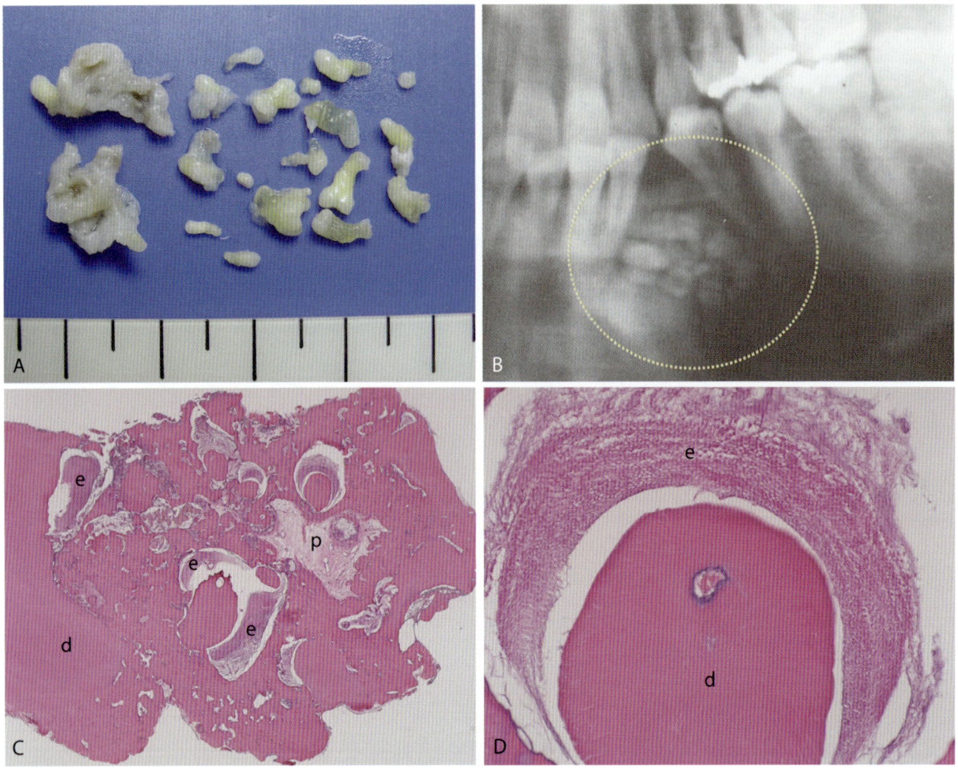

[그림 II-7-15] **치아종**

A : 복합치아종의 육안상. 섬유성 피막 안에 크고 작은 치아성 구조물이 보인다.

B : 복합치아종의 파노라마 방사선 사진.

C, D : 복잡치아종의 조직상. 에오신(eosin)에 염색되는 상아질성 경조직(d)을 중심으로 하는 경조직 덩어리 속에, 헤마톡실린에 염색되어 소주(잔기둥, trabecula) 구조를 보이는 법랑질 모양 구조(e)와 엉성한 섬유성 결합조직으로 이루어진 치수모양 구조(p)가 혼재되어 있다.

2) 악성 치성종양

악성 치성종량에는 법랑모세포종의 악성형인 법랑모세포암종 등이 있지만 매우 드물게 발생한다.

2. 비치성종양 (표 II-7-6)

비치성종양이란 치아 발생과 관련이 없는 조직에서 유래한 종양을 말한다. 비치성종양에는 양성 종양과 악성 종양이 있으며 구강 내 암종으로 편평상피암종이 가장 흔하다. 양성 종양으로는 구강유두종, 섬유종, 지방종, 신경섬유종, 소타액선의 타액선종이 비교적 흔히 발생한다.

악성 종양(편평상피암종)은 하순, 혀, 구강저가 호발부위이며, 다른 부위에서도 발생할 수 있다. 대표적인 비치성종양은 다음과 같다.

[표 II-7-6] **비치성종양의 분류**

	양성 비치성종양	악성 비치성종양
상피성	구강유두종	• 암종 편평상피암종 악성 흑색종
비상피성	섬유종 혈관종 림프관종 골종	• 육종 섬유육종 골육종 평활근육종 횡문근육종 악성 림프종

1) 양성 상피성종양

(1) 구강유두종(Oral papilloma) (그림 II-7-16)

혀, 협점막, 치은, 연구개 등에서 많이 발생한다. 표면에 콜리플라워 모양의 유두모양 작은 돌기가 나타난다. 종양의 크기는 쌀알 크기부터 콩 크기까지 다양하다. 각화된 상피는 백색으로 나타나고 비각화된 상피는 분홍색으로 나타난다.

발생의 원인에는 사람유두종바이러스(Human papilloma virus) 감염(HPV-6, HPV-11 등)과 관련이 있는 것으로 추정되는데 만성 자극에 의한 반응성 증식물인 경우가 많다.

조직학적으로는 상피에 각화항진(hyperkeratinization)과 과다형성(hyperplasia)이 일어나는데, 모세혈관이 풍부한 결합조직의 축을 따라 수지상(나뭇가지모양)으로 증식한다. 치료는 외과적으로 절제하며, 악성화되는 경우는 드물다.

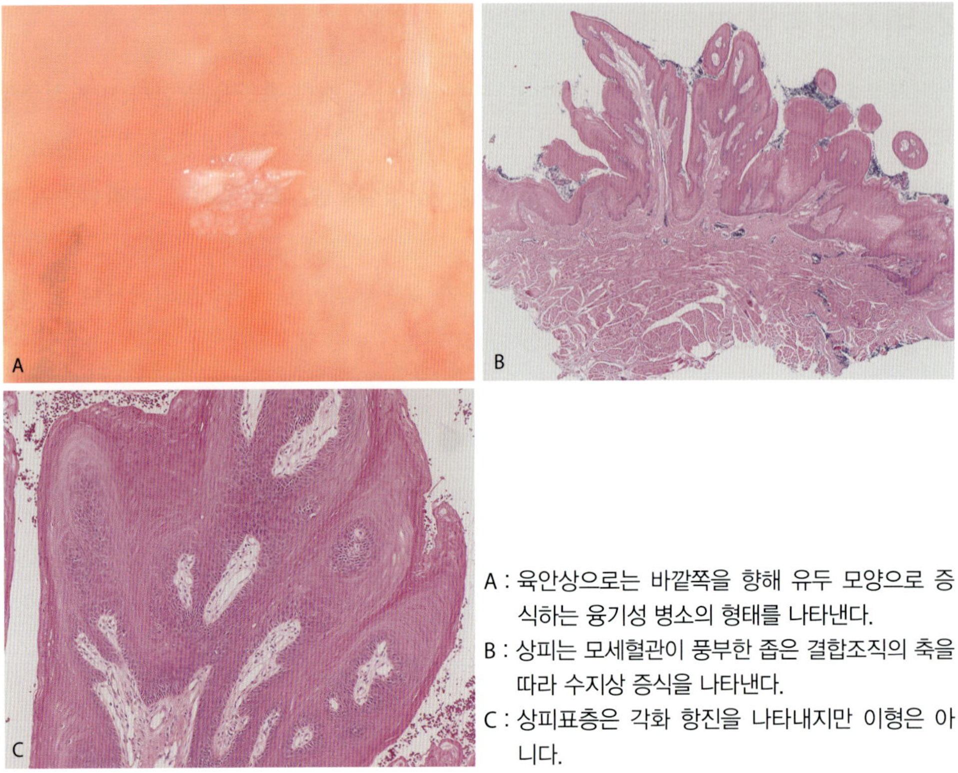

A : 육안상으로는 바깥쪽을 향해 유두 모양으로 증식하는 융기성 병소의 형태를 나타낸다.
B : 상피는 모세혈관이 풍부한 좁은 결합조직의 축을 따라 수지상 증식을 나타낸다.
C : 상피표층은 각화 항진을 나타내지만 이형은 아니다.

[그림 II-7-16] **구강유두종**

2) 양성 비상피성종양

(1) 섬유종(Fibroma)

섬유종(그림 II-7-17)은 양성 섬유성 조직(fibrous tissue)의 증식성 병소로 진짜 종양은 아니며 대부분은 만성 자극에 대한 반응성 병소이다. 치은, 혀, 협점막 등에서 많이 발생하는데 치은에 발생한 것은 섬유성 치은종(fibrous epulis)이라 하고, 부적합 의치상 아래 점막에 발생한 것은 의치성 섬유종(denture-induced fibroma)이라고 한다. 조직학적으로는 섬유성 결합조직(fibrillar connective tissue)의 증식이 주체가 된다. 항간질제나 혈압강하제, 면역억제제의 부작용으로 생기는 약물성 치은증식증에서도 같은 소견이 나타난다.

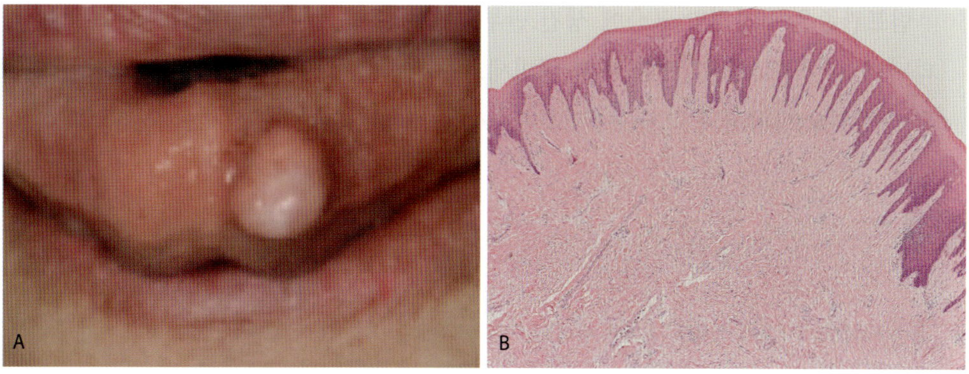

[그림 II-7-17] **섬유종**

A : 섬유종의 육안상. 정상 점막으로 뒤덮인 융기성 병소로 관찰된다.

B : 치은에 나타난 섬유종의 조직상으로 만성 자극에 의한 반응성 병소이다. 상피 아래에 조밀한 교원섬유의 증식이 보인다.

(2) 혈관종(Hemangioma)과 림프관종(lymphangioma)

혈관종(그림 II-7-18)과 림프관종은 대부분이 조직의 발육이상이나 조직기형에 의한 과오종적 성격을 지닌 병소이며, 구강영역에서는 협점막 등에서 많이 발생한다. 육안으로 보면 적색 또는 청자색의 종양이며 압박을 가하면 혈액이 이동하여 퇴색된다. 조직학적으로는 모세혈관이 증식되어 있거나 확장된 모세혈관이 모여 있는 상으로 보인다.

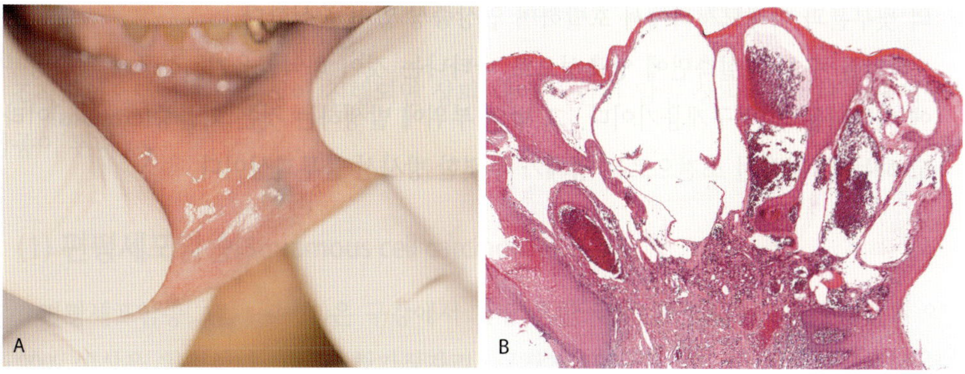

[그림 II-7-18] **혈관종**

A : 육안상으로는 청자색을 띠는 종양으로 관찰된다.

B : 상피 아래에 크게 확장된 내강이 형성되어 있는 것을 볼 수 있다. 또 혈관의 내부에는 혈전이 형성되어 있다.

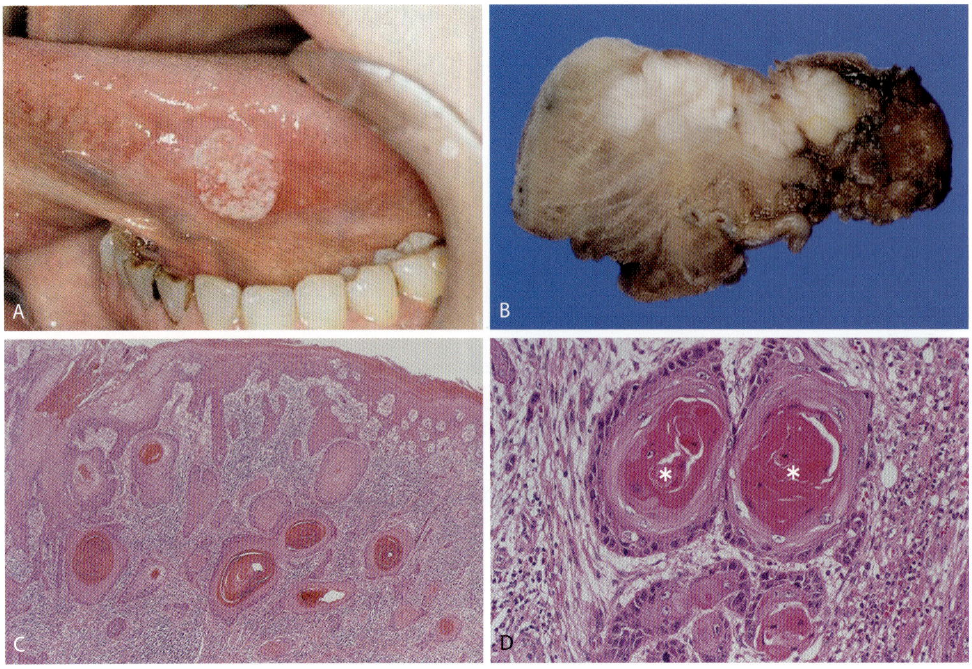

[그림 II-7-20] **편평세포암종**

A : 설암의 육안상. 혀 가장자리에 바깥쪽으로 증식하는 종양이 보인다. 종양의 표면은 작은 과립모양이며 주위에 발적, 미란, 궤양이 동반된다.

B : 적출물의 단면상. 회백색을 띠는 종양이 혀 근육층에 침윤되어 있다.

C : 편평세포암종의 조직상. 이형을 나타내는 종양세포에서 상피각이 불규칙하게 연장되어 증식해 있다. 깊은 부분에서는 각화가 뚜렷하게 보이는 꽈리모양 병소가 형성되어 있다.

D : 분화도가 높은 종양에서는 기저세포층, 극세포층에 해당하는 층이 관찰되며, 중앙에 각화를 동반한 암진주(*)의 구조가 명료하게 보인다.

육안으로는 백반 또는 홍반, 주위에 경결을 동반하는 융기 모양, 외향성의 발육을 보이는 유두 모양, 가장자리가 일정하지 않은 궤양 모양 등의 형태가 보인다. 초기에는 자각증상이 없지만 결막의 백반이나 궤양 형성에 따른 통증을 자각하는 경우가 있다.

원인으로는 흡연, 알코올, 만성 자극, 바이러스, 광화학선 작용, 매독, 만성 캔디다증, 면역억제, 영양부족 등이 있다.

조직학적으로 구강의 편평세포암종은 고분화형이 많고, 종양실질세포는 정상적인 중층편평상피와 유사하다.

종양세포는 상피 아래에 각화를 나타내는 충실성 병소를 형성하여 침윤한다. 종양의 충실성 병소에서는 기저세포층, 극세포층, 각질층에 해당하는 각층이 주변부에서 중심부를 향해 관찰되고 중심부에는 각화가 나타난다. 이러한 구조를 암진주(cancer pearl)라고 하는데, 저분화형의 편평세포암종에서는 암진주가 나타나지 않는다.

간질은 섬유성 결합조직으로 이루어지고 염증성 세포침윤을 동반하는 경우가 많다.

림프성으로 전이를 쉽게 일으키기 때문에 악하림프절이나 경부림프절에 전이병소를 형성한다. 원격전이는 폐나 뼈 등에서 보이기도 하지만 드물게 나타난다. 5년 생존률은 40~60% 정도이다.

Tip

암진주(Cancer pearl)

현미경으로 보면 양파를 가로로 자른 것처럼 진주 모양으로 소용돌이치는 형태로 보인다고 해서 암진주라고 한다.

(2) 악성 흑색종(Malignant melanoma)

구강점막의 멜라닌세포(melanocyte)에서 유래하는 악성 종양으로(그림 II-7-21), 임상적으로 멜라닌색소 침착이나 외인성 색소 침착과의 감별이 중요하다. 멜라닌세포나 조직기형인 모반세포(nevocyte)에서 유래하며 구개나 치은에서 많이 발생한다. 50대 여성에서 많이 볼 수 있고 흑갈색이며 가장자리가 불규칙한 종양이 형성되는데 궤양을 동반하는 경우가 있다.

조직학적으로는 이형이 강한 타원형 또는 방추형 세포의 충실성 증식으로 이루어지며, 멜라닌색소 침착이 다양한 정도로 나타난다. 폐로 혈행성 전이나 림프절 전이를 일으키기 쉬워 예후가 매우 불량하다.

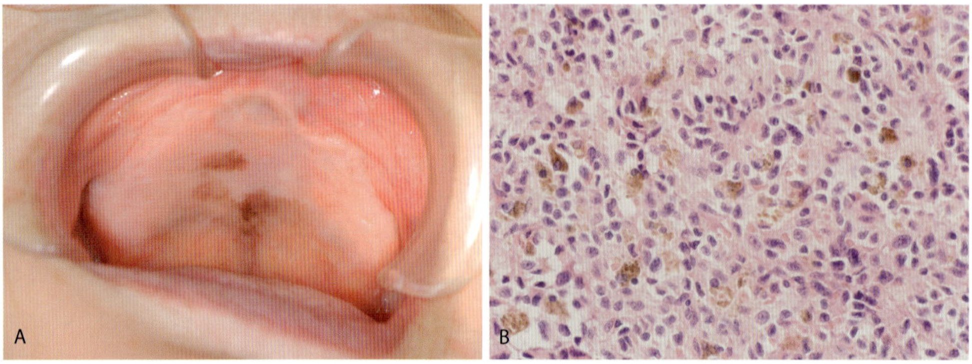

[그림 II-7-21] **악성 흑색종**

A : 악성 흑색종의 육안상. 구개점막에 색소 침착이 보이는데 가장자리가 고르지 않고 다갈색 또는 검정색을 나타낸다.

B : 다각형, 타원형, 방추형 등 다양한 형태의 이형세포가 조밀하게 증식되어 있다. 종양 세포의 일부에는 다갈색의 멜라닌색소 침착이 보인다.

4) 악성 비상피성종양(육종)

(1) 구강영역의 육종

구강영역에도 악성 비상피성종양(육종)이 발생하지만 그 빈도는 낮다. 조직학적으로는 섬유육종(fibrosarcoma)이나 골육종(osteosarcoma)(그림 II-7-22), 평활근육종(leiomyosarcoma), 횡문근육종(rhabdomyosarcoma) 등이 있다. 일반적으로 암종보다 예후가 불량하다.

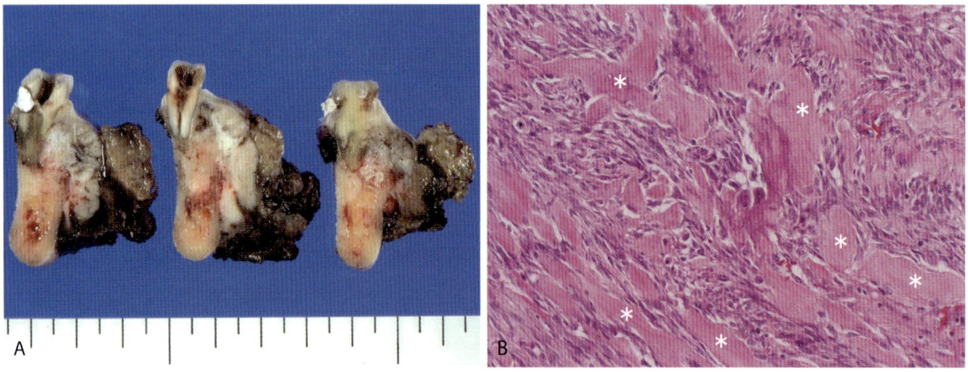

[그림 II-7-22] **골육종**

A : 하악골에 발생한 골육종의 적출물. 뼈 안에서 회백색을 띠는 종양이 증식해 뼈를 파괴하고 근육조직 내로 침윤해 있다.

B : 조직상에서는 이형이 강한 골모세포모양 세포 주위에 유골(*, osteoid)이 형성되어 있으며 조밀하게 증식하는 상이 나타난다.

(2) 악성 림프종(Malignant lymphoma)

구강을 원발소(primary focus)로 하는 악성 림프종이 발생하는 경우가 있다(그림 II-7-23). 우리나라에서는 비호지킨림프종(non-hodgkin's lymphoma)이 대부분인데 40~50대에 많으며 림프구의 침윤이 관찰된다. 미만성 거대B세포림프종이 대표적이다.

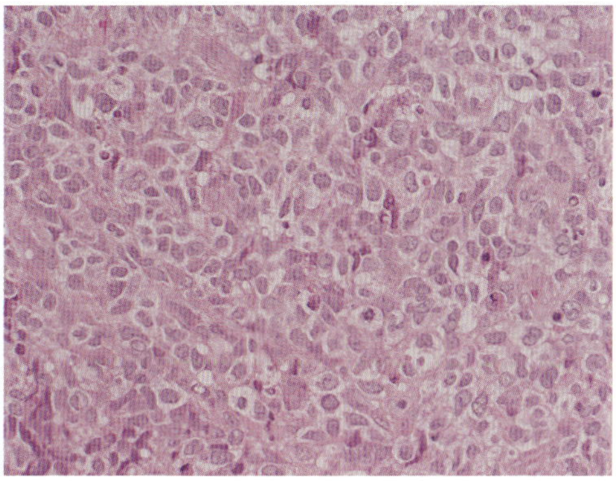

[그림 II-7-23] **악성 림프종**

구강에서 발생한 악성 림프종 중에서 대표적인 미만성 거대B세포림프종은 대형의 이형 림프구모양 세포의 충실성 증식으로 이루어진다.

6 타액선종양

타액선종양의 빈도는 전체 종양의 약 1%로, 전신적으로는 비교적 드문 종양이다. 타액선종양의 70~80%는 이하선에서 발생하며, 소타액선에서 유래하는 것은 20~30%이고 구개선에서 유래하는 것이 많다. 또한 타액선종양의 발생빈도는 다형선종(pleomorphic adenoma), 와르틴종양(Warthin tumor)이 많다. 악성 종양에서는 점액상피암종(mucoepidermoid carcinoma)이 가장 흔하며 발병 연령은 20~30대와 50~60대에서 절정을 나타내고 여성에게서 더 호발한다.

1. 양성 종양

1) 다형선종(Pleomorphic adenoma)

다형선종은 타액선종양 중에서 가장 발생빈도가 높아 전체 타액선종양의 45% 이상을 차지한다(그림 II-7-24). 여성에게 많이 발생하며 호발부위는 이하선이 약 80%를 차지한다. 소타액선은 절반 이상이 구개에서 발생하며 입술, 점막에서도 발생한다. 구개선(palatine gland)에 발생한 경우에는 구개 정중앙을 피해 반측성으로 팽륭한다(그림 II-7-24A).

정상 타액선의 개재부 도관과 유사한 선관 구조를 종양실질에서 확인할 수 있다. 종양조직은 섬유성 피막으로 둘러싸여 있고, 조직학적으로는 선강(glandular cavity)을 형성하는 선상피(glandular epithelium) 구조와 점액성 구조가 혼재되어 있어 다양한 상을 나타내기 때문에 동일한 종양이라도 부위에 따라 조직상이 다르다. 편평상피화생(squamous metaplasia), 각질변성(keratin degeneration)이나 석회변성(calcification)이 나타나는 경우도 있다(그림 II-7-24B~E).

Tip

타액선종양

90% 이상은 선상피세포, 근상피세포 및 도관상피에서 유래하는 상피성 종양으로, 양성과 악성으로 분류된다. 타액선에는 선상피세포나 선방세포 외에 근상피세포가 존재하는데, 이들은 종양화에 따라 증식해서 여러 가지로 분화되어 매우 다양하고 복잡한 조직상을 나타낸다.

기타 양성 타액선종양

근상피종(myoepithelioma), 기저세포선종(basal cell adenoma), 호산과립세포종(oncocytoma), 관상선종(tubular adenoma), 피지선종(adenoma sebaceum), 림프선종(lymphadenopathy), 도관유두종 등이 있다.

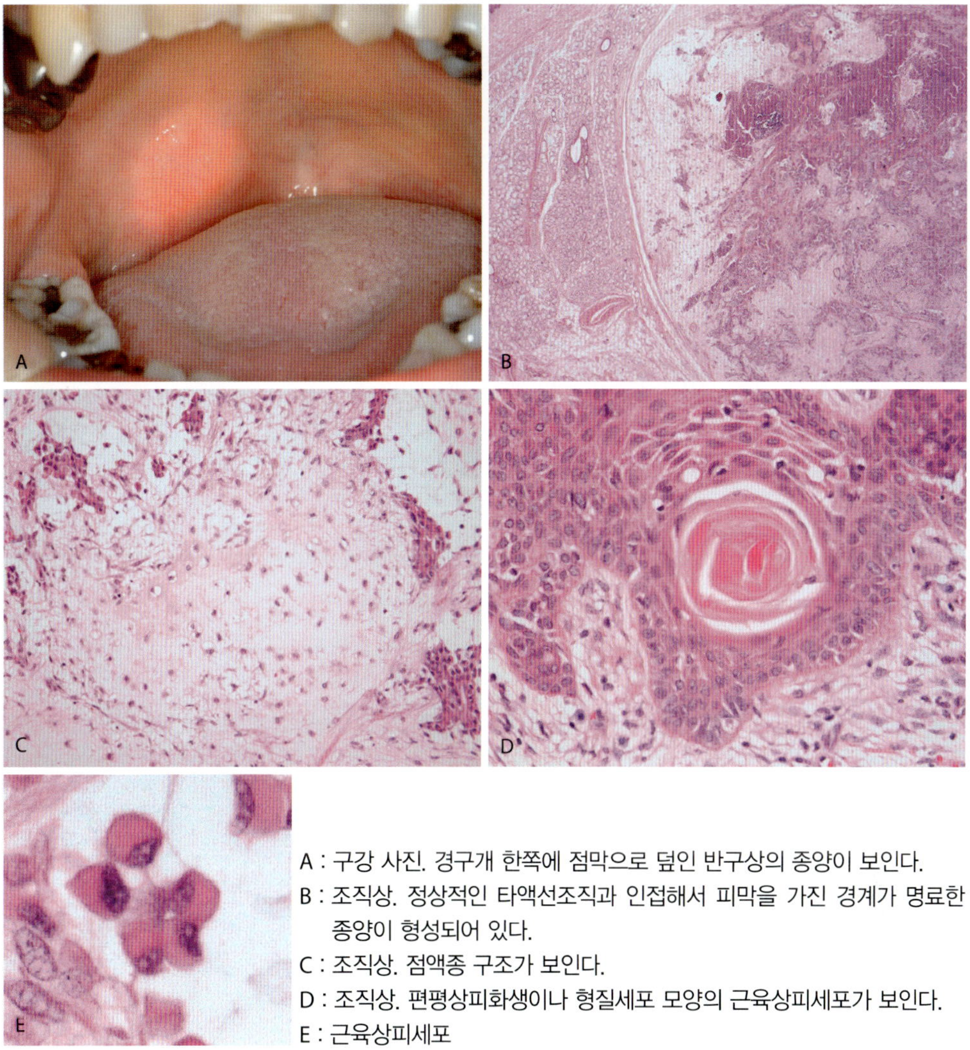

A : 구강 사진. 경구개 한쪽에 점막으로 덮인 반구상의 종양이 보인다.
B : 조직상. 정상적인 타액선조직과 인접해서 피막을 가진 경계가 명료한 종양이 형성되어 있다.
C : 조직상. 점액종 구조가 보인다.
D : 조직상. 편평상피화생이나 형질세포 모양의 근육상피세포가 보인다.
E : 근육상피세포

[그림 II-7-24] 다형선종

2) 와르틴종양(Warthin tumor)

와르틴종양은 다형선종 다음으로 발생빈도가 높다(그림 II-7-25). 대부분은 이하선에서 발생하며 중년 남성에게 많이 발생한다. 경계가 뚜렷하고 탄력이 있는 피막으로, 파동이 만져지기도 한다. 적출하면 예후는 양호하다.

림프절 내에 봉입되어 있는 타액선조직에서 유래하고, 종양세포는 상피세포로만 이루어져 있어 진짜 종양이 아니라 종양과 유사한 병변이다. 일반적으로 얇은 피막으로 둘러싸여 있으며 호산성 과립상 물질을 가진 상피세포가 형성하는 관 모양, 주머니 모양 구조와 배중심(종자중심, germinal center) 형성이 동반된 림프조직에 의한 간질로 구성된다.

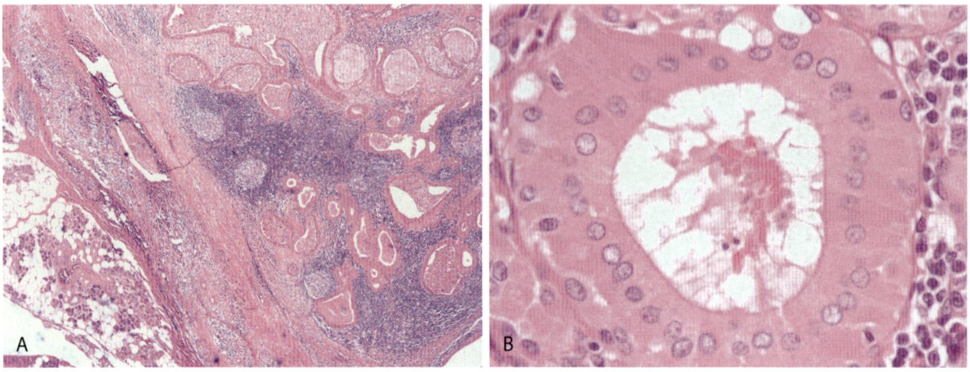

[그림 II-7-25] 와르틴종양

A : 조직상. 정상적인 타액선조직에 인접해서 피막형성을 동반하는 결절형성이 보이며, 결절은 2개의 구조로 이루어져 있다.

B : 조직상. 호산성 과립상 물질을 가진 종양세포는 두 층으로 배열되고 내강에는 호산성의 분비물이나 세포파쇄물이 관찰된다.

2. 악성 종양(Malignant tumor)

1) 점액상피암종(Mucoepidermoid carcinoma)

점액상피암종(그림 II-7-26)은 발생빈도가 가장 높은 악성 타액선종양으로, 40대 여성에서 발생률이 약간 높지만 각 연령층에서 고르게 발생한다. 약 절반은 이하선에서 발생하지만 구강에서는 주로 소타액선에서 발생하며 호발부위는 구개와 협점막이다.

종양실질은 점액세포, 유표피세포(편평상피세포), 중간세포의 세 종류로 구성되며, 종양성 근육상피세포는 보이지 않는다. 점액세포는 세포 내에 점액이 저류하고 배상세포(술잔세포, goblet cell)와 같은 모양을 나타낸다.

한편 점액상피암종의 고분화형은 완만하게 늘어나는 경계가 뚜렷한 무통성 종양으로, 점액세포와 유표피세포가 중심이 되어 낭이나 선강을 동반한 충실성 병변을 형성하며 증식한다. 저분화형은 급격한 증식, 통증, 골파괴, 궤양형성을 나타내고, 유표피세포와 중간세포의 충실성 병변이 중심이 되며 점액세포, 선강이나 낭강이 적어 주위조직에 침윤성으로 증식한다.

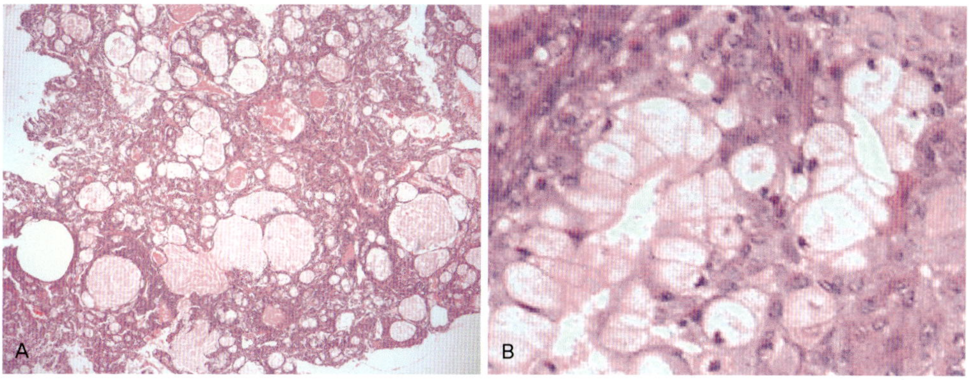

[그림 II-7-26] **점액상피암종**

A : 조직상. 점액이 저류하는 크고 작은 낭강이 종양 내에서 보인다.
B : 조직상. 점액세포

Tip

그 밖의 악성 타액선종양

선방세포암, 다형 저악성도 선암, 상피근상피암, 투명세포암종(NOS), 기저세포선종, 타액선도관암, 다형선종유래 암 등이 있다.

2) 선낭암종(Adenoid cystic carcinoma)

선낭암종(그림 II-7-27)은 타액선에서는 점액상피암종 발병률보다는 약 50% 낮게 나타난다. 호발부위는 주로 악하선이다. 발육은 완만하고 종양세포의 침윤에 의한 궤양 형성이나 신경 주위 침윤에 의한 신경통성 통증, 감각이상을 동반하는 등 조직침습성이 강하고 오랜 경과를 거치며, 전이가 잘 되는 예후가 불량한 종양이다.

다형선종과 마찬가지로 근육상피세포와 종양성 근육상피세포 두 종류의 세포로 구성되어 있고 체 모양이나 연근 모양, 다발관 모양의 충실성 병변은 침윤성으로 증식되며, 신경 주위의 림프공간이나 신경섬유속 내부로 침윤하는 경향이 강하다.

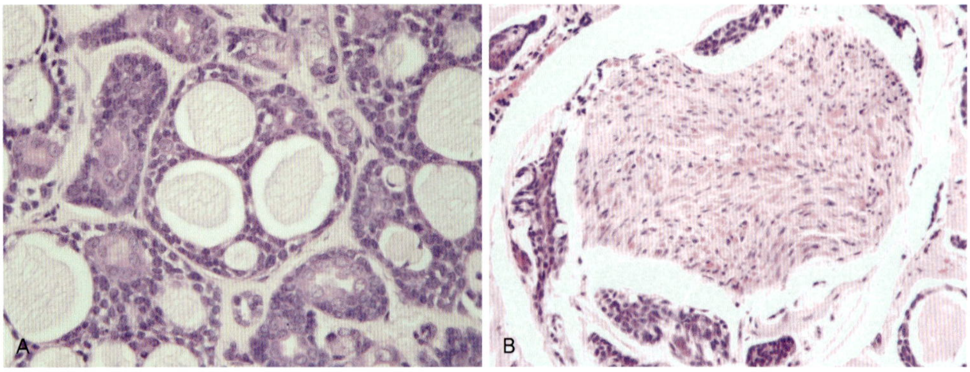

[그림 II-7-27] 선낭암종

A : 조직상. 체 모양 구조는 종양성 근육상피로 덮인 가성낭으로 구성된다.
B : 조직상. 종양의 충실성 병소가 신경섬유다발 주위로 침윤되어 있다.

Clinical Point 구강건조증(Dry mouth)

구강건조증은 좁은 의미로는 타액선 기능장애에 의한 타액분비 저하로 유발되는 구강건조증상을 말한다. 하지만 임상적으로 구강건조를 호소하는 환자의 병인이나 병태는 매우 다양해서 타액분비의 저하가 경미한 것부터 쇼그렌증후군처럼 확실한 타액분비의 저하나 그에 따른 턱 · 구강 기능의 이상을 보이는 것까지 매우 다양하다.

구강건조증의 자각증상은 구강건조감이나 그에 따른 통증, 미각 이상이 일반적이다. 이러한 증상을 타액분비 이상과 관련지어 내원하는 환자도 많다. 이때는 타액분비 저하의 원인을 특정하기 위한 진단과 함께 구강건조증 이외의 구강질환과의 감별이 필요한 경우도 많다.

구강건조증의 원인을 파악하기 위해 실시하는 타액분비량 진단법은 안정 시의 타액량과 gum test(자극을 가했을 때의 타액분비량)가 일반적이다. 타액분비가 저하되어 있는 경우는 과거병력, 합병증을 중심으로 검사 데이터, 구강이나 전신적인 검사결과를 종합해서 진단이 쉬운 것부터 제외법에 따라 순차적으로 진단을 진행한다.

구강건조감을 호소하지만 타액분비 저하가 경미한 증례가 비교적 많았고 환자의 약 30%는 타액분비의 저하를 보이지 않는 심리적 배경을 가진 증례였기 때문에 이 질환에 대한 대응법으로는 전신적인 병태를 파악하는 것이 필수적이다.

핵심포인트

- 다양한 외적 요인 및 내적 요인에 의해 신체를 구성하는 정상 세포가 비정상 세포로 변화함으로써 과잉 증식을 지속하는 비정상 세포 집단을 종양이라고 한다.
- 몸 밖에 존재하는 물질이 세포핵 내의 유전자를 손상시켜 발암(종양화)을 일으키는데 발암인자에는 화학적 발암인자, 물리적 발암인자, 생물학적 발암인자(종양바이러스)가 있다.
- 종양은 상피성 종양과 비상피성 종양으로 분류되며, 이들은 발생 모조직 및 세포에 따라 생물학적 활성이 다르다.
- 성장 속도가 완만하고 팽창성 발육을 하며 숙주에 영향이 적어 죽음에 이를 위험성이 적은 것을 양성 종양이라 하고, 증식 속도가 빠르고 주위로 침윤하는 경향을 보이며 다른 장기로 전이되고 숙주에 영향이 커 죽음에 이르게 하는 것을 악성 종양이라고 한다.
- 전이란 악성 종양세포가 원발 부위에서 떨어져 나와 다른 장소로 이식되는 현상을 말하며, 확산 경로에 따라 혈행성 전이, 파종성 전이, 접촉성 전이, 관내성 전이로 구분된다.
- 구강영역의 종양에는 치아를 형성하는 조직에서 유래하는 치성종양과 그 밖의 모든 조직에서 유래하는 비치성종양이 있다.
- 전암성 병소는 현 시점에서는 암은 아니지만 앞으로 암이 될 가능성이 매우 높은 병소를 말하며, 전암성 병소에는 백반증과 홍반증 등이 있다.
- 악성 상피성 종양(암종)은 대부분이 편평세포암종이며, 악성 비상피성 종양(육종)에는 섬유육종이나 골육종 등이 있는데 모두 드물게 나타난다.
- 타액선종양은 이하선이나 구개에 많이 발생하며 발생빈도가 가장 높은 것은 다형선종이다.

핵심포인트

◈ 구강영역의 종양

종류		호발연령 또는 성별	임상소견	방사선소견	
• 치성종양 •					
상피성	법랑모세포종	성인	하악 대구치에서 하악지에 걸친 부위에서 호발	단방성 또는 다방성 투과성 병소(비누거품 모양 소견)	양성
	선양치성종양	10대 남아	매복된 견치 주변에서 호발	경계가 명확한 투과상, 함치성낭과 유사하게 관찰됨	양성
	치성각화낭	20~30대	하악 제3대구치에서 호발, 재발성이 높음		양성
	석회화 치성낭	10~30대	국소적 무통성 팽창, 전치부와 제1대구치에서 호발	단방성 또는 다방성 투과상	양성
	석회화 상피성 치성종양	40대	하악 구치부에서 호발	석회화가 있는 미만성 불투과상	양성
혼합성	치아종	10대	하악 대구치(복잡치아종) 상악 전치(복합치아종)	정상 치아와 비슷한 작은 치아의 군집(복잡치아종) 방사선 불투과성 종괴 형성(복합치아종)	양성
간엽성	백악모세포종	10~20대 남성	하악 구치부에서 발생, 서서히 발육하여 피질골의 팽창을 일으킴	치근단에 경계가 명확한 구형의 불투과성 병소 주위를 투과성 부위가 감싸고 있는 형태	양성
• 비치성종양 •					
상피성	구강유두종		혀, 협점막, 치은, 연구개에서 호발	상피에 각화항진과 과다형성이 일어남	양성
	편평상피암종	40세 이후	하순, 혀 가장자리, 구강저, 연구개에서 호발	유두 모양, 궤양을 보이는 백반증이 나타남	악성
	악성 흑색종	50대 여성	구개나 치은에서 호발	멜라닌 세포에서 유래하는 악성 종양	악성
비상피성	섬유종		치은, 혀, 협점막 등에서 호발	섬유성 결합조직의 증식이 주체	악성
	혈관종		협점막에서 호발	적색 또는 청자색으로, 압박을 가하면 혈액이 이동하여 퇴색	양성
	림프관종		구강점막 표층에 발생	내피세포로 덮인 얇고 가는 림프관의 증식	양성

REVIEW TEST

01. 양성 종양에 대한 설명으로 바른 것은?

① 전이 가능
② 높은 분화력
③ 침윤성 성장
④ 높은 상피이형성
⑤ 조직과 종양의 경계가 없음

02. 악성 종양의 특징으로 옳은 것은?

① 재발이 드물다.
② 팽창성 성장을 한다.
③ 전이의 가능성은 낮다.
④ 조직세포의 분화는 잘 되어 있다.
⑤ 병소와 주위 조직 사이의 피막이 없다.

03. 다음 보기가 설명하고 있는 질환은?

- 혀에 백색의 벗겨지지 않는 판 모양이 나타남
- 조직소견상 상피의 기저층에 상피이형성이 나타남
- 조직소견상 상피의 각질층이 증식된 각화항진이 나타남

① 홍반증　② 백반증　③ 흑생종
④ 치아종　⑤ 유두종

04. 구강에서 발생할 수 있는 양성 상피성 치성종양은?

① 유두종 ② 치아종 ③ 치성섬유종
④ 치성점액종 ⑤ 법랑모세포종

05. 선양치성종양에 대한 설명으로 가장 옳지 않은 것은?

① 호발연령은 10대
② 혼합성 치성 종양
③ 매복견치 주변 호발
④ 남성보다 여성에게 호발
⑤ 선 모양의 세포가 조직에서 관찰

06. 다음 보기에 설명된 질환은?

- 20~30대에서 호발
- 치판잔사에서 유래
- 다방성 방사선 투과성 병소
- 부속낭이 존재하여 재발 가능성 높음

① 골종 ② 점액낭 ③ 치성각화낭
④ 복잡 치아종 ⑤ 법랑모세포종

07. 구강에서 가장 흔한 악성 종양은?

① 골종 ② 골육종 ③ 상피내암
④ 악성흑색종 ⑤ 편평세포암종

정답

01. ② 02. ⑤ 03. ② 04. ① 05. ② 06. ③ 07. ⑤

O·R·A·L·P·A·T·H·O·L·O·G·Y

Chapter 08

유전과 구강영역의 발육장애

» 학습목표

01. 유전자의 기능에 대하여 설명할 수 있다.
02. 유전성 질환을 개략적으로 설명할 수 있다.
03. 선천이상에 대하여 개략적으로 설명할 수 있다.
04. 구강악안면의 발생을 설명할 수 있다.
05. 구순열에 대하여 설명할 수 있다.
06. 구순열의 원인을 열거할 수 있다.
07. 구개열에 대하여 설명할 수 있다.
08. 구개열의 원인을 열거할 수 있다.

1 유전(Imheritance)

유전(inheritance)이란 형질이 세대 간에 전해지는 현상으로, 부모의 얼굴을 닮는 것과 같은 것을 말한다. 이것은 유전자가 생식세포를 통해 세대 간에 전해지기 때문이며, 각 형질은 유전자 기능의 결과이다. 부모의 전체 유전자(게놈)는 생식세포를 통해 수정란에 계승되어 개인의 전체 유전자(게놈)가 형성된다.

한편, 부모로부터 물려받은 유전자는 생식과정에서 무작위 재조합(gene recombination)이 일어나기 때문에 형제자매의 경우 같은 부모에서 유래하는 각 유전자의 발현 양식이 달라져 다른 형질이 된다. 이와 같이 유전은 세대 간에 동일한 형질을 이어받음과 동시에 개성을 만들어내는 구조라고도 할 수 있다. 이 공통성과 개성은 내인(intrinsic factor)으로서 질병의 특징이 되기도 한다.

1. 유전자의 기능

유전자의 기능 중 하나는 단백질 합성에 필요한 정보를 제공하는 것이고, 유전자의 실체인 DNA를 구성하는 4종류의 염기[아데닌(adenine), 구아닌(guanine), 시토신(cytosine), 티민(thymine)]가 연속되는 3염기(코돈, codon)는 특정 아미노산에 대응하여 단백질의 구조를 결정한다. 단백질 합성은 모든 세포가 생존하기 위해 항상적으로 일어나야 하며, 유전자의 발현(mRNA로의 전사와 번역에 의한 단백질 합성)도 모든 세포에서 항상적으로 일어난다. 이 정보에 이상이 생기면 비정상적인 단백질이 만들어지기 시작해 곧바로 질병의 원인이 되는 경우도 있다.

유전자는 염색체 구조와 함께 세포분열을 할 때 복제된다. 상보적 이중나선 구조를 가진 DNA의 분자구조 그 자체가 자기복제 기능을 담당한다. 생식세포에서는 감수분열에 의해 절반의 염색체를 가진 배우자가 만들어진다. 이 배우자에 의해 유전자(게놈)가 다음 세대에 전달되는데 이때 배우자가 가지고 있는 비정상적인 유전자가 세대 간에 전달되기도 한다.

유전자 중에는 수정란에서 개체가 발생하는 과정 중 발현되어 생물의 형태(body plan)를 정하는 것이 있어 다양한 기형의 원인이 된다. 또한 유전자 중에는 유전자의 발현 자체를 조절하는 인자(전사인자)를 만들어내 유전자 발현을 조절하는 기능을 가진 것이 있으며, 그 조절의 이상은 다양한 물질대사이상, 세포증식이상, 발암 등을 초래한다.

Tip

미토콘드리아 유전자

DNA는 세포핵 이외에 세포의 에너지대사를 담당하는 세포내소기관인 미토콘드리아(사립체, mitochondria)에도 존재하며 특유의 유전자를 가지고 있다. 모든 미토콘드리아는 난자에서 유래하기 때문에 미토콘드리아 유전자는 모성 유전을 하여 가계의 추적조사에 이용된다. 미토콘드리아 유전자의 이상에 의해 발생하는 질환에는 사립체근육병증(mitochondrial myopathy) 등이 있다.

2. 염색체(Chromosome)

유전자의 실체는 DNA분자로서 세포핵 내에 존재하고 염색체라는 구조를 가진다. 사람은 46개의 염색체와 부모로부터 물려받은 한 쌍의 유전자(2n)를 가지고 있는데 염색체 중 44개는 상염색체(보통염색체, autosomal chromosome; 22종류의 상동염색체, 체염색체), 2개는 성염색체(X염색체와 Y염색체)이다. 성염색체는 남성은 XY, 여성은 XX로 성차이를 규정한다. 여성의 X염색체 한쪽은 응축되어 있어 유전자 발현은 불활성화되어 있다.

염색체의 양쪽 끝에는 종말체(끝분절, telomere)라는 특수한 염기배열로 이루어진 구조가 있는데, 체세포에서는 DNA 복제가 일어날 때마다 종말체가 단축되기 때문에 종말체는 세포분열 횟수(약 50회), 즉 세포수명을 결정한다. 반면 생식세포에서는 배우자가 만들어내는 감수분열 과정에서 종말체가 재생된다. 체세포에서 종말체의 비정상적인 재생은 세포노화의 이상(불사화)을 초래하여 과잉 세포증식이 발생하는 암의 특징 중 하나가 되기도 한다.

Tip

염색체의 구조

각 염색체의 중앙부에는 세포분열 시 발생하며 염색체의 분열에 필요한 동원체(kinetochore)라는 구조가 있다. 동원체를 경계로 장완(long arm, q)과 단완(short arm, p)으로 나뉘고, 염색체별로 각 팔(arm)의 동원체에서 순서대로 염색체의 밴드마다 각 유전자의 존재부위(유전자 자리)가 정해진다. 예를 들어 법랑질 단백질의 하나인 에나멜린(enamelin) 유전자는 제4상염색체의 단완, 4p13.3에 위치한다.

Tip

유전자 이외의 DNA의 역할

46개의 염색체를 구성하는 모든 게놈 DNA가 단백질을 만드는 정보를 담당하는 유전자(구조유전자)는 아니다. 이 외에 RNA로만 전사되는 부분이나 유전자 발현의 조절에 관여하는 부분 등이 있고 또한 아직 역할이 분명하지 않은 부분도 많기 때문에 전체 DNA의 90% 이상은 유전자 이외의 부분이라고 추정된다.

Tip

종말체(끝분절, Telomere)

세균 등의 원핵생물은 끝부분이 없는 고리 모양의 DNA이지만, 진핵생물의 DNA는 직쇄 모양이며 양쪽 끝에 종말체라고 불리는 특수한 구조를 가지고 있다. 종말체의 DNA에는 TTAGGG라는 염기배열이 반복적으로 존재하여 고리(loop)를 형성해서 불안정한 DNA 말단을 보호하고 있다.

2 유전성 질환

많은 질환에서 유전자의 기능은 내인(요인이나 체질)으로 관여하고 있으며, 유전자이상이 주요 요인이 되는 질환도 많이 알려져 있다. 특정 유전자의 염기배열에 변이(돌연변이)가 있어 유전자산물인 단백질에도 이상이 있는 경우(단일 유전자병)와 염색체에 중복이나 전이 등의 이상이 있는 경우(염색체 이상)가 있다. 또 복수의 유전자 변이가 복합적으로 나타나는 다인자 유전자병이 있다. 다인자 유전자병은 환경인자(외인)와의 상호작용이 발병에 커다란 영향을 미친다.

이들 유전자이상이 배우자를 통해 세대를 거쳐 전달되면 유전병(hereditary disease)이 되지만, 사람은 부모로부터 물려받은 두 개의 유전자를 가지고 있기 때문에 한 개의 유전자 이상을 가지고 있더라도 즉시 발병하지 않고, 보인자(carrier)가 되는 경우가 많다.

1. 선천이상(Inborn error)

출생 이전에 병인이 작용해서 생긴 질환을 선천이상(선천성 질환)이라고 한다. 유전자 이상(내인)이 관여하는 경우, 태아의 발생이나 발육에 모체를 매개로 환경인자(외인)가 관여하는 경우 및 이 두 가지가 모두 관여하는 경우가 있다.

선천이상의 병인에는 선조로부터 물려받은 유전자이상이 원인이 되는 유전자병, 수정 후에 생기는 염색체이상, 유전자이상을 동반하지 않고 태아기의 감염병이나 기형유발물질(teratogen) 등의 외인에 의한 경우 등이 있다. 또 선천이상의 병태는 출생 시에 나타나는 경우가 많지만 성인이 되어 나타나는 경우도 있다.

단일 유전자병에서는 특정 유전자산물인 단백질, 특히 효소의 기능이상에 의한 물질대사이상이 발생하는데, 이것을 선천성 대사이상이라고 한다. 페닐알라닌수산화효소의 이상으로 생기는 페닐케톤뇨증(phenylketonuria)은 조기에 치료가 이루어지지 않으면 정신지체가 생기기 때문에 출생 시에 검사할 필요가 있다[신생아 집단선별검사(mass screening)].

선천성 형태이상을 기형이라고 하여 발육이상에 의해 발생한 형태이상과는 구별한다.

한편 우리나라에서는 신생아를 대상으로 아미노산대사이상(페닐케톤뇨증, 호모시스틴뇨증, 단풍시럽뇨병), 당질대사이상(갈락토오스 혈증), 내분비이상(선천성 갑상선기능저하증, 선천성 부신피질과형성증)에 대한 혈액검사가 국비로 이루어지고 있다.

Tip

유전병의 보인자(Carrier)

유전병(hereditary disease)은 드문 질환이지만, 그 원인이 되는 유전자이상을 가진 보인자는 상당수 존재한다. 가령 36만 명 중 1명의 비율로 나타나는 열성유전병(recessive inherited disease)의 경우, 그 집단 중의 보인자는 300명 중 1명의 비율이다. 만일 3,000종류의 유전병이 같은 확률로 생긴다면 그 집단의 각 개인은 10개 정도의 변이유전자를 가진 보인자가 된다.

2. 유전병(Hereditary disease)

유전자나 염색체이상이 배우자를 통해 세대를 넘어 계승되어 생기는 질환을 유전병이라고 한다. 유전병은 조상으로부터 물려받은 이상이 가족성으로 나타나는데, 그 세대에서 처음으로 배우자의 유전자에 변이가 생겨 유전병의 기점이 되는 경우도 있다.

성염색체인 X염색체 상의 유전자에 변이가 있으면 성별과 관련해 질환이 나타난다.[반성유전병(sex-linked inheritance)]. 여성은 X염색체가 2개 있기 때문에 양 염색체 상의 상동유전자에 동시에 변이가 있는 경우에만 증상이 나타나지만[열성유전(recessive inheritance)], 남성은 X염색체가 한 개이기 때문에 변이가 있으면 즉시 증상이 나타난다.

따라서 반성유전병(X연쇄유전병)은 남성에게 많이 나타나는데, 여기에는 제Ⅷ혈액응고 인자의 이상에 의한 혈우병 A나 적녹색맹 등이 있다. 이 경우 여성은 한쪽 X염색체 상의 유전자변이에서만 정상이며 보인자(carrier)가 된다. 또 반성유전병(sex-linked inheritance)에서 한쪽 유전자이상만으로 발병하는 경우[우성유전(dominated inherited disease)]는 드물다.

상염색체(보통염색체, autosomal chromosome)는 1쌍으로 2개가 존재하기 때문에 상염색체 상의 유전자에서는 양쪽 상동염색체 상의 유전자에 이상이 있어 증상이 나타나는 경우[상염색체 열성유전병(autosomal recessive inherited disease)]와 한쪽 유전자의 이상에서도 증상이 나타나는 경우[상염색체 우성유전병(autosomal dominated inherited disease)]가 있다.

Tip

상염색체 열성유전병(Autosomal recessive inherited disease)

선천성 대사이상을 일으키는 단일 유전자병의 상당수는 상염색체 열성유전병으로, 페닐케톤뇨증(phenylketonuria), 단풍시럽뇨병(maple syrup urine disease), 알캅톤뇨증(alcaptonuria), 뮤코다당류증(mucopolysaccharidosis), 겸상적혈구증(drepanocytosis), 근육퇴행위축(muscular dystrophy), 색소성 건피증(melanosis lenticularis progressiva) 등이 있다.

상염색체 우성유전병(Autosomal dominated inherited disease)

성인이 되기 전에 발병하면 자손을 남길 수 없기 때문에 유전병으로 발병하는 것보다 돌연변이로 발병하는 경우가 많다. 골형성부전증(osteogenesis imperfecta), 가족성 샘종폴립증(familial adenomatous polyposis), 가족성 고콜레스테롤혈증(familial hypercholesterolemia), 마르판증후군(Marfan syndrome), 신경섬유종증(neurofibromatosis) 1형 등이 있다.

3. 염색체이상(Chromosomal abnormality)

염색체의 이상(그림 II-8-1)에는 수의 이상이나 구조의 이상(결손, 전좌, 상호전좌, 중복, 역위 등)이 있고, 각 유전자의 결손을 동반하는 경우도 있지만 유전자의 위치나 양의 이상만 나타나는 경우도 있다.

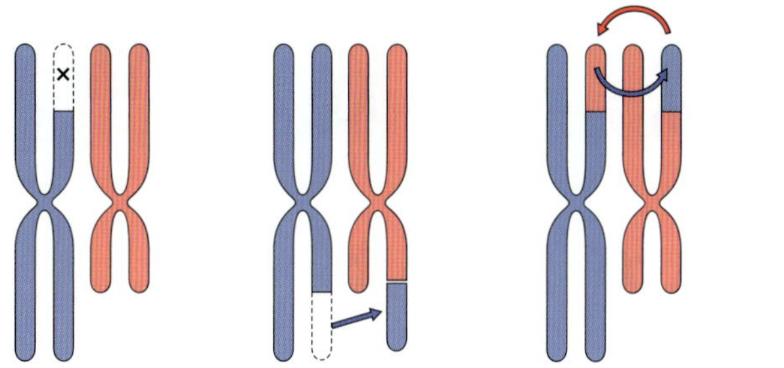

[그림 II-8-1] **염색체이상**(chromosomal abnormality)

제21번 상염색체(보통염색체)가 3개 존재할 경우(21 trisomy) 다운증후군이 발생한다. 고령 임산부의 출산에서 많이 나타나는데, 난자의 제1감수분열 시 염색체가 분리되지 않아 생기는 경우가 많다. 그 외에 제5번 상염색체 단완의 결손[고양이울음증후군(Cri du chat syndrome)], X염색체가 결손되어 있는 여성[터너증후군(Turner syndrome)], X염색체를 과잉으로 가지는 남성[클라인펠터증후군(Klinefelter syndrome)) 등이 있다(그림 II-8-2).

또 만성 골수성 백혈병에서는 제22번 상염색체 장완의 일부가 제9번 상염색체 장완으로 전좌한 필라델피아염색체(Philadelphia chromosome)가 보인다. 악성 종양에서는 많은 염색체이상이 보이지만 이들은 체세포에 생긴 후천적인 변이이다.

Tip

다운증후군(Down syndrome)의 특징

다운증후군에서는 복합기형이 보이는데 치켜 올라간 눈꺼풀, 평평하고 낮은 코, 작고 낮은 귓바퀴 등 몽골인 얼굴의 특이적 외모 외에도 턱의 발육불량, 치아의 선천성 결여, 치열부정, 거대혀, 단지증, 항문막힘증, 식도폐쇄, 심장기형 등을 동반하는 경우가 있다.

또 정신지체도 보이는데 개인차가 크다. 21 삼염색체(trisomy) 태아의 상당수는 유산이나 사산되는데 출생 빈도는 모체의 연령과 관련이 깊다. 가령 20~24세의 유산이나 사산 빈도는 약 1/1,500인 데 반해 35~39세는 약 1/250로 연령 증가와 함께 증가한다. 또 예전에는 성인으로 성장하는 경우가 드물었는데, 최근 의료의 발달로 수명은 늘어났지만 노화가 빨리 진행된다.

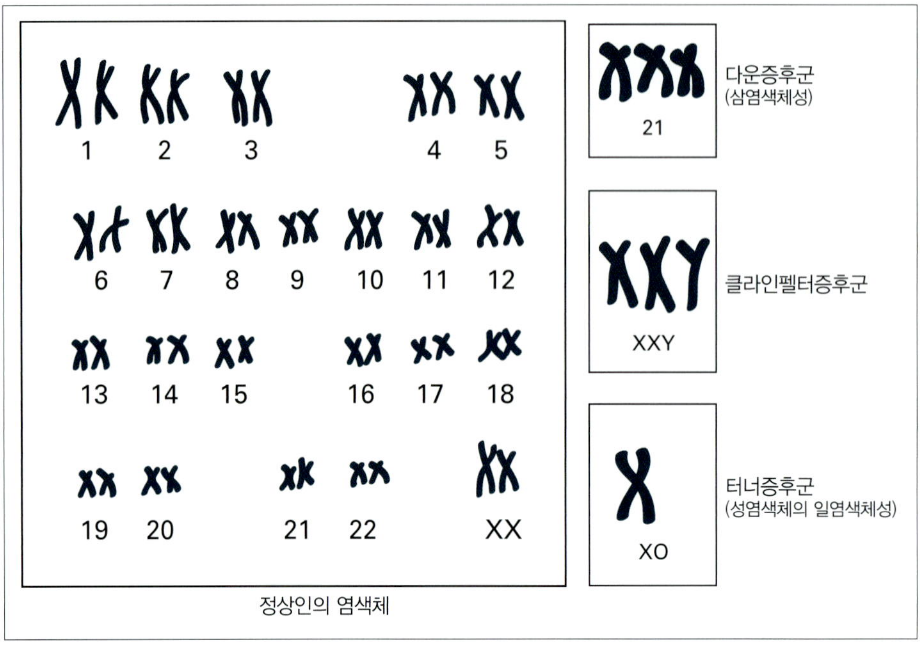

[그림 II-8-2] 정상인의 염색체와 염색체이상
다운증후군은 21번 상염색체의 삼염색체성, 클라인펠터증후군은 성염색체의 비분리에 의해 남성임에도 2개 이상의 X염색체 보유, 터너증후군은 성염색체의 일염색체성 등이 원인이다.

3 구강영역의 기형

발생단계부터 기능이나 형태에 이상이 나타나는 것을 선천이상(inborn error)이라고 하는데, 특히 형태적인 선천이상을 기형(malformation)이라고 한다. 기형의 원인은 부모의 유전자이상이 자식에게 전달되는 유전성 질환(genetic disorders), 정자나 난자가 형성될 때 염색체의 수나 구조에 이상이 생기는 상염색체 이상, 그리고 유전자나 상염색체에 이상은 없지만 외부 요인에 의해 임신초기의 형태 형성기에 장애가 있어 기형을 일으키는 경우가 있다.

1. 안면과 구강의 열(갈림증)

1) 구강악안면의 발생 (그림 II-8-3)

구강의 발생은 태생 4주 째에 원시입(stomodeum)이 미래의 뇌와 심장 사이에 나타나는 것에서 시작되는데, 원시입 주위로 안면발생에 관여하는 5개의 안면돌기인 비전두돌기, 상악돌기, 하악돌기가 출현한다. 이후 코의 원기인 비판(nasal placode)이 원시입 바로 위의 전두돌기(frontal process)에 출현한다. 태생 5주 째는 하악돌기가 융합해서 하악이 되고, 비판의 주위로 내측 비돌기와 외측 비돌기가 출현한다. 그 다음 좌우의 내측 비돌기가 융합해서 입술 중앙부에서 치조절치부를 구성할 1차 구개와 상순 인중이 형성된다. 상악돌기의 안쪽으로 나타난 구개돌기는 태생 7~8주 째에 융합하여 2차 구개가 형성된 다음 구강과 비강의 분리가 시작된다. 이러한 과정을 거쳐 태생 12주까지 경구개의 융합이 완료된다.

혀는 태생 5주 째에 외측설융기(lateral lingual swelling)에서 발생하는데, 혀의 전방 2/3는 제1인두궁에서, 후방 1/3은 제3인두궁의 일부에서 발생하여 제2인두궁 위치에서 융합한다. 이와 같이 좌우 인두궁의 발생과 융합으로 구강악안면이 형성되기 때문에 융합부전이 나타나면 다음과 같은 기형이 발생한다.

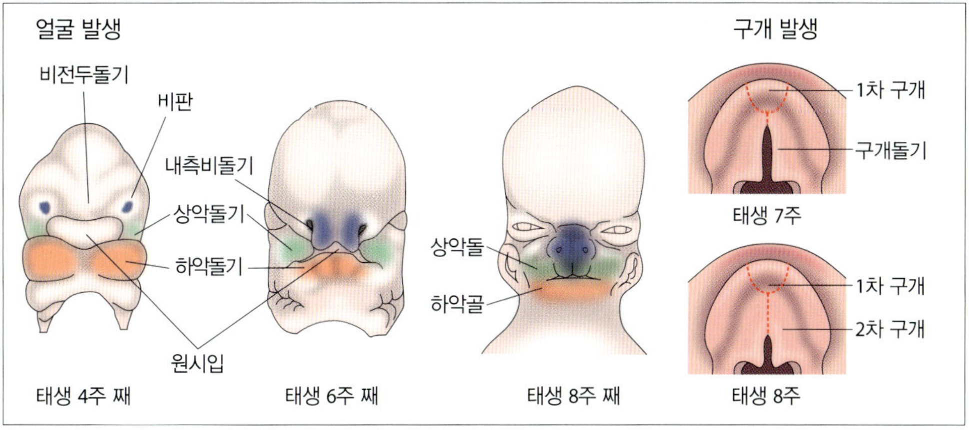

[그림 II-8-3] 태아의 안면과 구개의 발생

2) 구순열(Cleft lip)

구순열(그림 II-8-4)은 내측비돌기와 상악돌기의 융합부전으로 발생한다.

정중앙 부위에서 생기는 경우는 적으며, 대부분 상악에서 편측성으로 발생하지만 간혹 양측성으로 발생하는 경우도 있다.

'언청이'라 불리기도 하는데 여자아이보다 남자아이에게 더 많고 심하다.

수유와 발음장애 및 입과 코의 감염이 발생하기 쉽다.

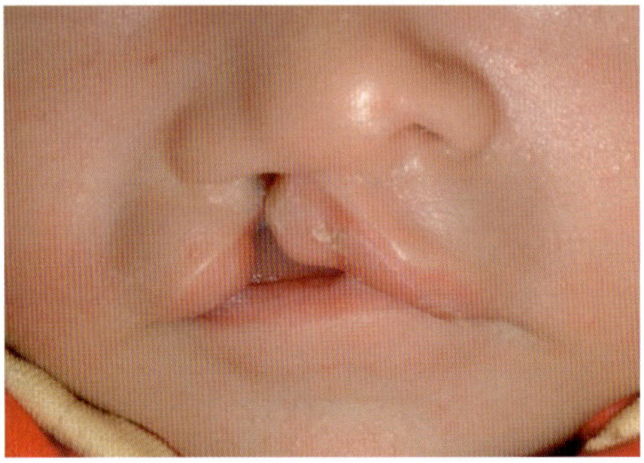

[그림 II-8-4] 구순열

3) 구개열(Cleft palate)

구개열(그림 II-8-5)은 좌우 구개돌기의 융합이 장애를 받아 발생한다. 2차 구개형성부전을 나타내며, 순악구개열(cheilognathopalatoschisis)에서 보이는 1차 구개형성부전은 포함되지 않는다. 구개 정중앙부에서 발생하는 경우가 많은데 연구개에서만 발생하는 경우도 있고, 연구개에서 경구개까지 발생하는 경우도 있다. 구개수에서만 발생하는 구개수열(staphyloschisis)은 구개열의 정도가 가벼운 것이다. 구개열은 여자아이에게 더 흔하게 나타나는데 수유나 삼킴 및 발음에 장애가 발생한다.

4) 순악구개열(Cheilognathopalatoschisis)

순악구개열(그림 II-8-6)은 구순열과 구개열이 합병되어 있는 것으로, 구개열은 1차 구개형성부전과 함께 2차 구개형성부전이 나타나고, 구순열은 편측성인 것이 많지만 간혹 양측성 구순열을 동반하는 경우도 있다. 구순열, 구개열을 포함한 구강영역의 갈림의 발생빈도는 보통 통계적으로 500~700명에 한 명의 비율로 발생한다.

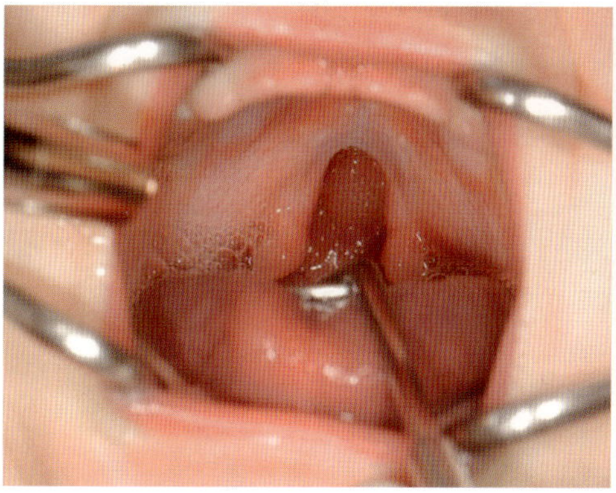

[그림 Ⅱ-8-5] **구개열**
연구개갈림증이지만 연구개에서 약간 앞쪽까지 갈림이 확대되어 있다.

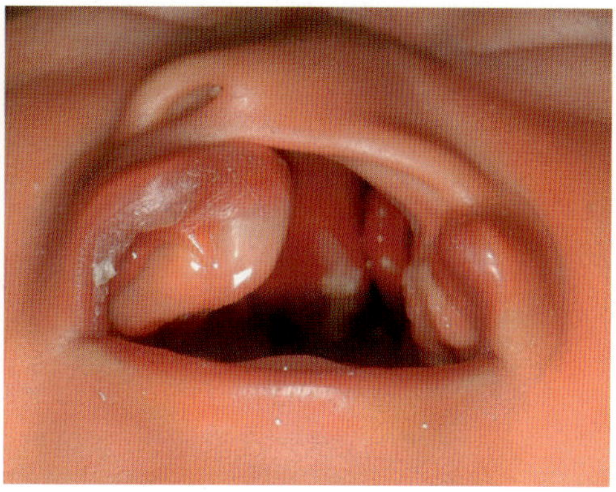

[그림 Ⅱ-8-6] **순악구개열**
왼쪽의 편측성 순악구개열. 구강은 비강과 연결되어 있다.

5) 안면열(Schistoprosopia)

하순열, 사안열, 횡안열 등이 있다. 모두 태생기에 상악돌기와 하악돌기의 측방에서 융합이 장애를 받아 발생한다. 골덴하르증후군(Goldenhar's syndrome)은 기형증후군의 하나이기도 하지만 횡안열과 함께 다른 전신증상을 동반한다.

2. 구강의 발육이상

1) 소대이상

구강에는 상순소대, 하순소대, 상협소대, 하협소대, 설소대가 있는데, 부착부위나 크기에 이상을 나타낸다(그림 Ⅱ-8-7).

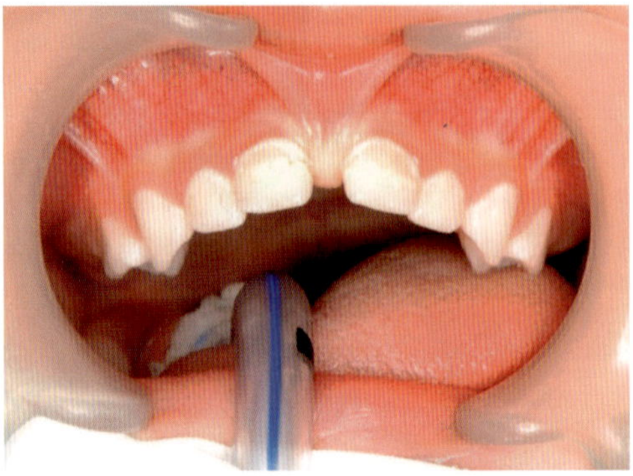

[그림 II-8-7] **상순소대 이상**
상순소대는 두껍고 중절치의 치아 사이가 확대되어 있다.

2) 기타 구강의 발육이상

혀의 발생이상으로 혀 원기의 장애에 의한 무설증(aglossia)이나 소설증(microglossia), 설소대가 짧아 혀의 기능장애를 일으키는 설유착증(ankyloglossia), 혀가 뚜렷하게 거대해지는 대설증(macroglossia) 등이 있다.

3. 구강악안면에 이상을 나타내는 기형증후군

기형증후군이란 동일한 환자에게 두 종류 또는 그 이상의 기형이 나타나는 것으로, 상염색체 이상에 의한 유전성 질환이 많지만 원인이 밝혀지지 않은 것도 있다.

1) 트리처콜린스증후군(Treacher Collins syndrome; 하악안면이골증)

하악골과 안면골의 복합기형이다. 좌우의 안배열이 '八'자 모양을 하고 있고, 하악 및 턱끝융기의 저형성에 의해 새의 외모(bird face)도 나타난다(그림 II-8-8).

하안검은 가쪽 1/3의 부위에서 구부러져 하안검 결손이 보인다. 대구증, 구각루, 전치부의 개교, 상악의 저형성, 높은 구개, 치조연의 흔적, 하악 및 턱끝융기의 저형성에 의한 조안(bird face), 외이도 폐쇄와 난청이 합병된 이개기형 등의 증상을 나타낸다.

제1인두궁과 제1인두구의 전 영역에 걸친 발육이상이며, 보통염색체 우성유전이다.

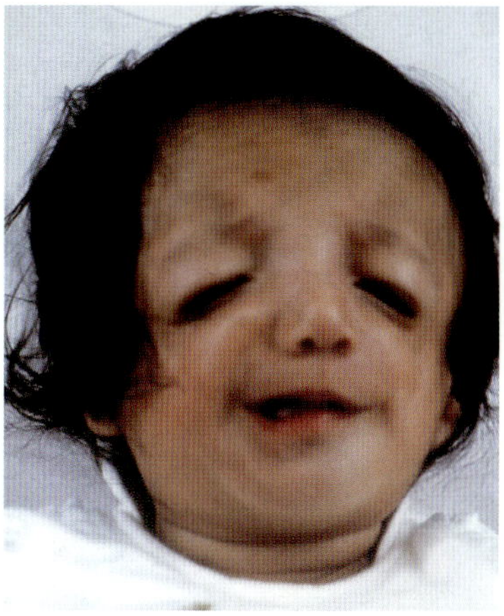

[그림 II-8-8] **트리처콜린스증후군**(Treacher Collins syndrome)

2) 피에르로뱅증후군(Pierre Robin syndrome)

하악의 저형성에 의한 소악증, 하악후퇴증이 특징적이며, 새 모양 얼굴을 나타낸다. 이 외에도 정중구개열, 설하수증(혀가 목 속으로 처짐), 소설증, 위설열 등이 나타난다. 설근침하, 기도협착으로 출생 시 호흡곤란을 일으키기도 한다(그림 II-8-9).

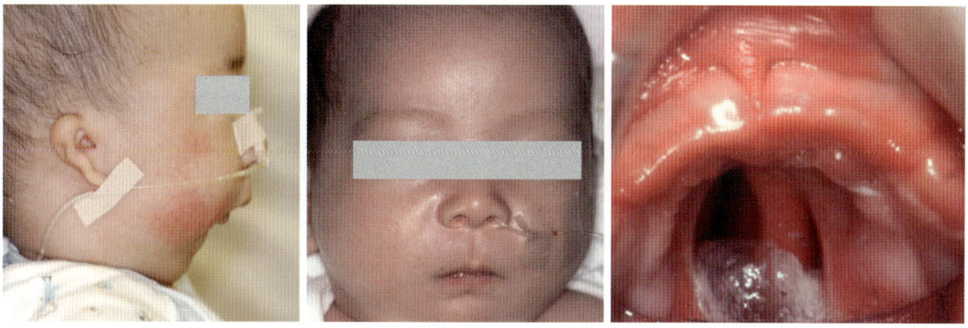

[그림 II-8-9] **피에르로뱅증후군**(Pierre Robin syndrome)
태생 9주 이전의 하악 저형성에서 기인하여 소악증, 흡기성 상기도폐쇄, 구개열 등을 동반한다.

3) 새궁증후군(Branchial arch syndrome)

임신 4주 태아에게 발생하는 융기성 구조인 인두궁(새궁), 특히 제1 · 제2인두궁에 이상이 발생해서 하악, 귀, 입 등에 변형이 생기는 선천성 질환이다. 편측성으로 일어나는 경우가 많아 안면비대칭을 유발한다. 새궁증후군에 결막유상피종, 목척추이상이 합병된 것을 골덴하르증후군(Goldenhar syndrome)이라고 한다(그림 II-8-10).

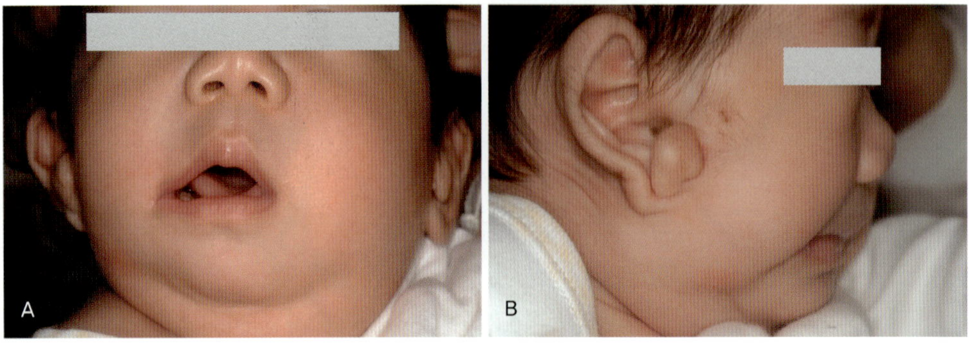

[그림 II-8-10] **골덴하르증후군**(Goldenhar syndrome)
오른쪼 구열(입술틈새)은 가쪽으로 넓게 확대되었고 이개의 기형도 동반된다.

4) 첨두합지증(Apert's syndrome)

특이하게 짧고 뾰족한 머리, 높은 이마를 나타내며 안와가 얕아 안구가 돌출된다. 상악은 형성 불량으로 구개가 높고 간혹 구개열(cleft palate)이 나타난다. 두개 및 안면골의 형성이상과 좌우대칭의 합지증을 동반하는 증후군이다(그림 II-8-11).

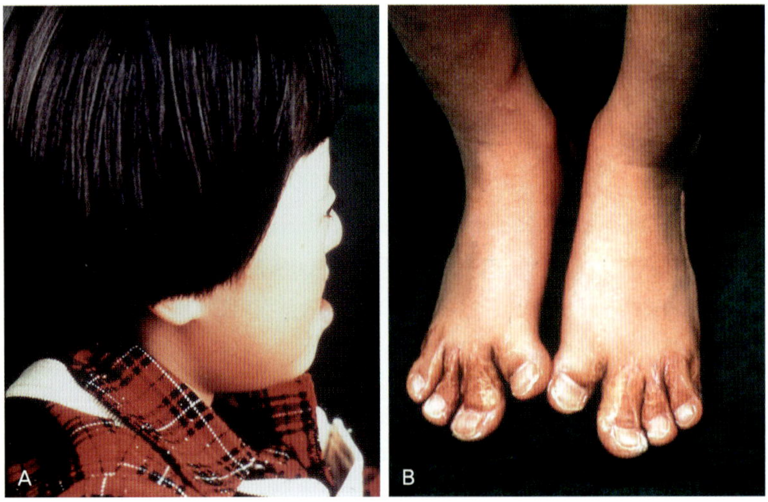

[그림 II-8-11] **첨두합지증**
짧고 뾰족한 머리, 안구돌출, 합지증이 나타난다.

5) 다운증후군(Down syndrome)

대부분의 증례는 21 트리소미(trisomy, 21번 보통염색체의 과잉)이며, 수정 시의 감수분열에서 보통염색체가 분리되지 않아 발생하는 것으로 유전적 요소는 없다. 특징적인 얼굴(짧은 머리, 편평한 뒤통수, 편평한 콧마루, 두 눈 사이가 멀고 안배열이 좁으며 치켜 올라갔고 하악이 돌출되었음), 골격이상(짧은 손가락, 골반형성이상 등), 정신지체, 선천성 심장병 등의 증상이 나타난다. 구강소견에서는 크게 돌출한 균열설, 좁고 짧은 구개, 치아의 교합이상, 맹출이상이나 형태이상 등이 나타난다.

핵심포인트

- 유전이란 세대 간에 형질이 전해지는 현상으로, 세포핵 내의 유전자(DNA)가 배우자를 통해서 전달된다.
- 유전자의 기능은 유전과 단백질 합성에 필요한 정보를 제공하는 것이다.
- 사람은 44개의 상염색체(보통염색체)와 2개의 성염색체, 총 46개 염색체를 가지고 있다.
- 유전성 질환에는 특정 유전자에 돌연변이가 있는 단일유전자병, 염색체에 이상이 있는 배우자병, 복수의 유전자변이가 복합된 다인자유전자병이 있다.
- 유전자의 이상이 배우자를 매개로 세대를 거쳐 계승되어 발생하는 질환을 유전병이라고 하는데 여기에는 반성유전병, 상염색체 우성유전병, 상염색체 열성유전병 등이 있다.
- 염색체이상에는 수나 구조의 이상(결손, 전좌, 상호전좌, 중복, 역위 등)이 있고 유전자의 결손을 동반하는 경우도 있지만 유전자의 위치나 양의 이상만으로 발생하는 질환도 있다.
- 기형이란 형태적인 선천이상을 말하며, 그 원인에는 유전성 질환, 배우자병, 형태 형성기 장애를 일으키는 외부 요인이 있다.
- 악안면영역의 형태는 5개의 안면돌기(비전두돌기, 상악돌기, 하악돌기)가 점차적으로 융합하면서 형성된다.
- 언청이라고 불리는 구순열은 내측비돌기와 상악돌기의 융합부전으로 발생하며, 수유장애와 발음장애 및 입과 코의 감염이 발생하기 쉽다.
- 구개열은 좌우 구개돌기의 융합이 장애를 받아 발생하며, 여자아이에게 더 흔하게 나타나고 수유나 삼킴 및 발음에 장애가 생긴다.

REVIEW TEST

01. 안면 발생시기에 내측비돌기와 상악돌기의 융합부전으로 발생하는 발육장애는?

① 구순열 ② 구개열 ③ 안면열
④ 순악구개열 ⑤ 얼굴갈림증

02. 구개열에 대한 설명으로 바른 것은?

① 좌우 구개돌기의 융합장애
② 좌우 하악돌기의 융합장애
③ 구개돌기와 외측비돌기의 융합장애
④ 상악돌기와 내측비돌기의 융합장애
⑤ 하악돌기와 내측비돌기의 융합장애

03. 염색체의 수에 이상으로 21번 염색체가 하나 더 많아 특징적인 얼굴형태와 치아의 교합이상 등의 구강이상 소견을 보이는 질환은?

① 새궁증후군
② 다운증후군
③ 첨두합지증
④ 에드워드증후군
⑤ 트리처콜린스증후군

정답

01. ① 02. ① 03. ②

O·R·A·L·P·A·T·H·O·L·O·G·Y

Chapter 09

노화에 따른 구강조직의 변화

학습목표

01. 노화에 따른 구강조직의 변화를 열거할 수 있다.
02. 노화에 따른 치아의 경조직, 치수, 치주조직에서의 변화를 설명할 수 있다.
03. 노화에 따른 악골, 치조골의 변화를 설명할 수 있다.
04. 노화에 따른 타액선에서의 변화를 설명할 수 있다.
05. 노화에 따른 변화와 고령자의 구강에서 보이는 소견과의 관련성을 설명할 수 있다.

치아는 다양한 기계적 · 물리적 · 화학적인 구강 내 자극으로부터 영향을 받기 때문에 노화에 따른 변화와 생리적 변화를 명확하게 구별하기는 어렵다. 여기에서는 일반적인 노화에 동반되는 형태학적 · 조직학적 변화에 대해 살펴보기로 한다.

1. 치아 경조직의 변화 (그림 II–9–1)

1) 법랑질(enamel)의 변화

약 96%의 무기질로 구성되어 있으며 인체에서 가장 단단한 조직(경조직)인 법랑질은 맹출 시에는 투명성을 띈 백색이지만 노화에 따라 투명성이 저하되면서 황색을 띠게 되고 경도가 증가한다.

그 원인은 법랑질의 소주초(rod sheath), 소주간질(interprismatic substance)에 외래성 색소가 석회염과 결합해서 침착하여 석회화가 진행되기 때문이다. 한편, 수분과 유기질이 감소하며 두께가 감소한다.

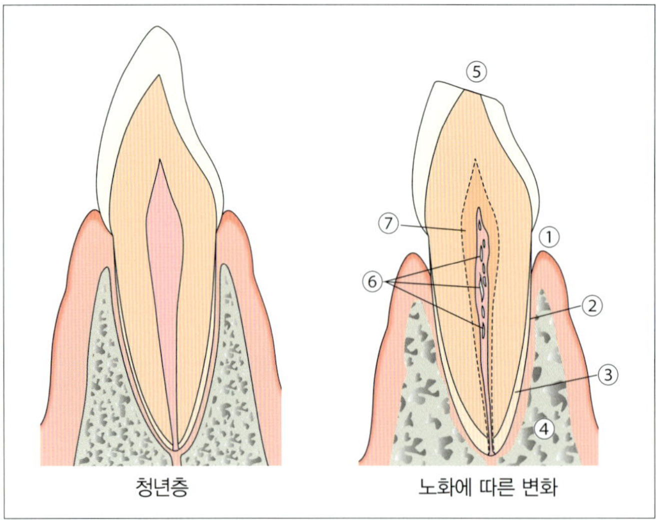

[그림 II–9–1] 노화에 따른 치아의 변화

① 치은 퇴축 ② 치주인대 협착 ③ 백악질 증식 ④ 치조골 흡수 및 다공화
⑤ 교모 ⑥ 치수의 석회화 ⑦ 이차 · 삼차상아질 형성

영구치는 맹출 후 저작이나 이갈이, 이악물기나 칫솔질, 의치의 클래스프(clasp) 등에 의해 교모(attrition)가 발생한다. 우각(linea angle)이나 절단연(cutting edge)은 예리한 모서리에서 점차 둥근 형태를 나타내고, 교두, 교합면, 인접면의 형태가 변화하여 치관의 길이나 폭이 작아진다(그림 Ⅱ-9-2).

2) 상아질의 변화

법랑질과 달리 치아맹출 후에도 경조직의 첨가는 평생 계속되고, 관간상아질의 석회화 항진 등에 의한 경조직의 경화성 변화로 투과성이 저하되며 상아세관의 협소화 또는 폐쇄가 나타난다. 또 이차, 삼차 상아질의 첨가로 치수강이 좁아진다(그림 Ⅱ-9-3).

① 상아세관(dentinal tubule)의 협착

노화에 따라 상아질모세포돌기는 소실되어 상아질모세포의 변성 및 위축이 발생함에 따라 상아세관이 공동화되고 칼슘염이 침착하여 협착된다.

② 사로(dead tracts)

공동화된 상아세관을 연마표본의 투과광으로 관찰하면 검은색 띠가 나타난다(그림 Ⅱ-9-2).

③ 상아립(상아질석, denticle)

치수강 내에 상아질 구조를 가진 치수결석(pulp stone)으로 노화에 따라 출현빈도가 높아진다.

④ 상아세관의 경화

마모 등에 의한 비교적 약한 자극으로 치관 부분의 치수에는 타액 속의 석회화염이 상아세관에 침착함으로써 불투명층과 투명층이 발생한다. 관주상아질과 관간상아질의 석회화 정도가 균일한 것을 투명상아질, 석회화 정도가 균일하지 않은 것을 불투명상아질이라고 한다.

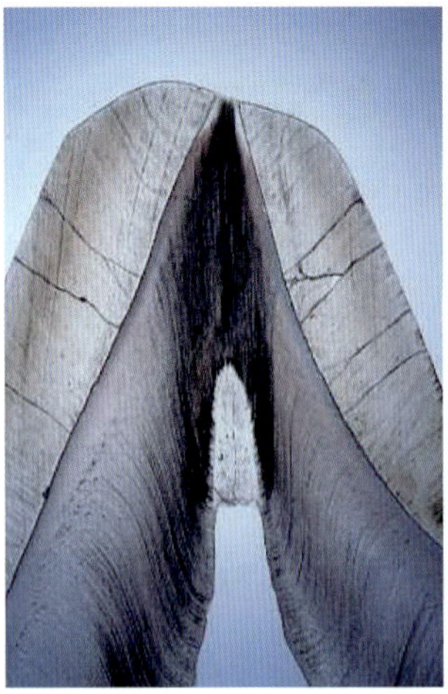

[그림 II-9-2] **마모, 삼차상아질 및 사로**

마모에 의해 상아질이 노출되고 마모에 해당하는 치수강벽에 삼차 상아질이 첨가된다. 마모 부위의 상아질에는 사로(dead tracts)도 보인다.

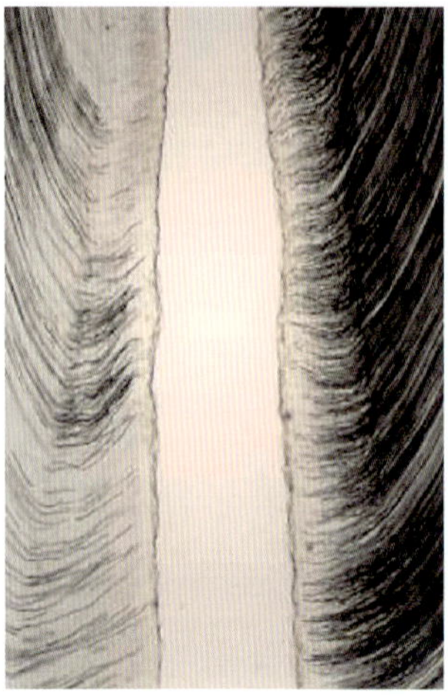

[그림 II-9-3] **생리적 이차상아질**

치수강벽 전체 둘레에 이차상아질의 첨가가 보인다.

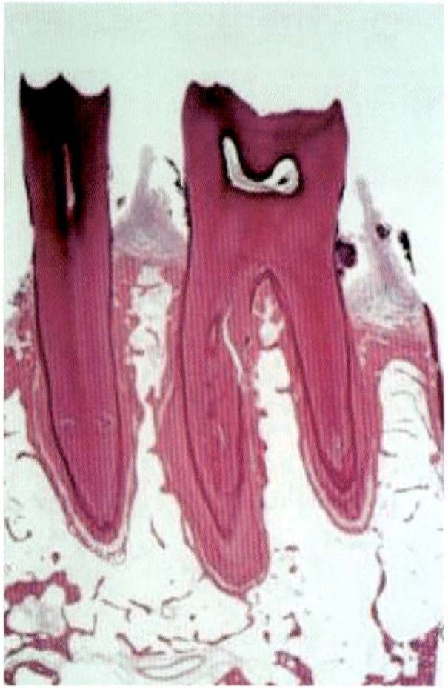

[그림 II-9-4] **백악질의 증식**

백악질은 현저한 증식을 나타낸다.

3) 백악질의 변화

백악질은 평생 첨가가 지속되기 때문에 연령증가에 따라 비대해진다(그림 II-9-4). 첨가는 치경부보다 치근단에서 발생하지만 교합상태에 따라서도 영향을 받는다. 백악질은 세포백악질과 무세포백악질로 구성되는데, 동심원 모양의 구조를 보이는 무세포백악질이 증가한다. 치주인대에서 유리된 유리성 백악질립(cementicle), 백악질이나 치조골에 부착된 부착성 백악질립, 백악질 내에 흡수된 개재성 백악질립으로 분류된다.

2. 치수의 변화

치수는 다른 결합조직과 마찬가지로 퇴행성 병변을 보인다. 이차 · 삼차상아질의 첨가에 의해 치수강이 좁아지고, 혈관을 통과하는 치근단공)도 좁아지기 때문에 순환장애가 발생하기 쉽다. 혈관의 수는 감소하는데다 혈관내막은 두꺼워지고 좁아지기 때문에 순환장애가 발생한다. 또한 치수신경은 성글게 분포되고 위축, 변성, 섬유화가 나타나 감각반응이 저하된다. 이와 같은 점으로 보아 노화에 따라 재생능력이나 치유기전 등의 치수기능은 저하된다.

1) 위축

치수세포는 감소하고 세포돌기끼리 연결되어 그물모양을 나타내는 위축 양상을 보인다.

2) 변성

① 석회변성(calcification)

교원섬유(collagen fiber)나 신경섬유, 혈관 등에 석회화가 나타나며 이차 상아질이나 삼차 상아질, 상아질석과 함께 치수강의 협소화를 나타내는 요인이 된다. 중증도의 석회변성에서는 치수강의 폐쇄도 나타나 근관치료가 어려워진다.

② 공포변성(vacuolar degeneration)

소량의 단백질을 포함한 공포가 세포 내에 형성된 상태로 상아질모세포에서 보이는 경우가 많다.

③ 지방변성(fatty degeneration)

상아질모세포 내에 지방이 축적된다.

④ 초자변성(hyaline degeneration)

세포 사이에 균질한 무구조의 유리물질이 침착한 것으로, 교원섬유나 혈관벽에 나타난다.

3. 치주조직의 변화

치주조직에는 치은퇴축(gingival recession)과 그에 따른 치근노출이 보이지만 치은퇴축은 부적절한 칫솔질이나 치은염, 치주염에 의해서도 발생한다.

1) 치은의 변화

치은상피는 각질중층편평상피로, 노화에 따라 얇아지지만 염증이나 물리적 자극에 의한 변화와 구별하기는 어렵다. 상피 아래의 섬유모세포나 모세혈관은 감소하고, 교원섬유가 증가해 위축되고 탄성이 떨어진다. 건강한 부착치은에서 보이는 점몰(stippling)은 소실된다.

2) 치주인대의 변화

노화에 따라 치주인대세포의 증식능력은 저하되고 세포수는 감소한다. 치주인대섬유다발도 기능적 배열이 불규칙해지고 혈관도 적어지는 한편, 치주인대조직의 유리화나 석회화와 함께 탄력섬유가 증가한다.

치주인대의 폭은 나이가 들면서 감소하지만 치아의 기능상태나 염증으로 인해 변화하고 기능저하에 의해 좁아진다.

치주인대 속에 잔존하는 말라세즈 상피잔사(malassez epithelial rests)는 치근단치주염 등에 의해 증식되지만 노화에 따라 세포수는 감소한다.

4. 악골의 변화

나이가 들어 골모세포가 감소함에 따라 골흡수가 두드러지고 뼈의 재형성은 불균형을 나타내 골량이 감소한다. 뿐만 아니라 피질골이 얇아지고 골량(뼈잔기둥)은 가늘어지며 그 수도 감소하고 골수강은 확대된다. 골수는 나이가 들면서 지방화와 섬유화를 일으킨다(그림 II-9-5).

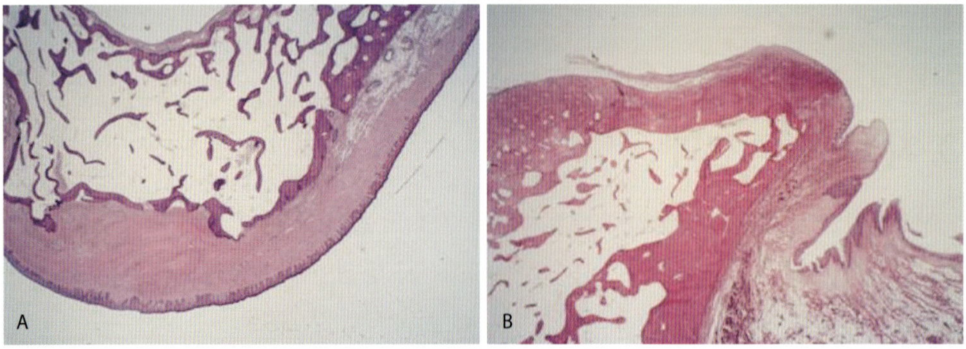

[그림 II-9-5] **무치악 환자의 상 · 하악 치조골**

A : 상악 치조골 B : 하악 치조골. 치조골은 골량이 감소하여 가늘고 골수강은 확대되어 있다.

1) 치조골(이틀뼈, Alveolar bone)의 변화

치조골은 치주인대를 통해 교합력의 영향을 받기 때문에 영구치를 발치하면 위축되거나 소실된다.

2) 상 · 하악골의 변화

치아의 상실로 상악 치조골이 볼쪽에서 뚜렷한 흡수를 나타내 치조골정이 구개 쪽으로 이동함으로써 치조연은 좁아지고 악골의 두께는 감소한다. 하악골의 흡수는 대구치 설측에 많이 발생하고 치조연은 측방으로 넓어진다. 치조연의 높이가 낮아지면 턱끝구멍은 치조연의 위쪽에 위치하게 된다. 교합력이 저하되면서 하악각은 서서히 둔각 정도가 커진다(그림 Ⅱ-9-6).

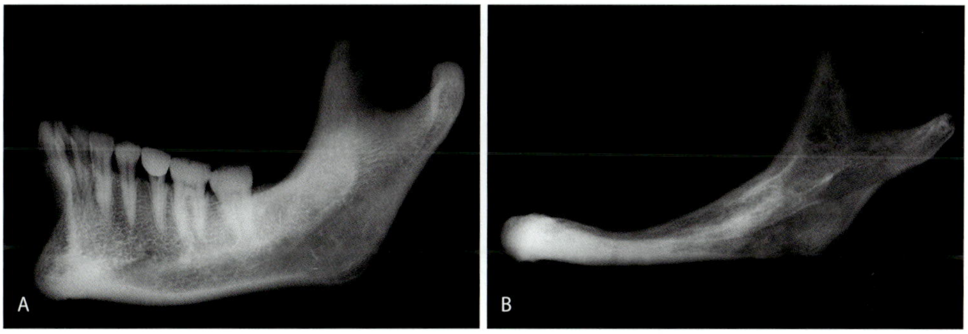

[그림 Ⅱ-9-6] 노화에 따른 하악골의 변화
A : 성인 B : 고령자(무치악)

5. 혀 · 구강점막의 변화

설유두 중 특히 사상유두는 위축이나 감소 경향을 보인다(그림 Ⅱ-9-7).

1) 혀점막 · 혀근육 · 구강점막의 변화

상피층은 얇아지고 사상유두의 수는 감소한다. 또한 횡문근의 위축, 지방조직이나 교원섬유의 증가가 보인다.

구강점막은 노화에 따라 상피층의 상피각이 짧고 얇아지며 각화 현상이 나타나고 상피 아래의 교원섬유는 증식하며 섬유모세포나 혈관은 감소한다. 볼점막에 생기는 포다이스과립(반)은 증가한다.

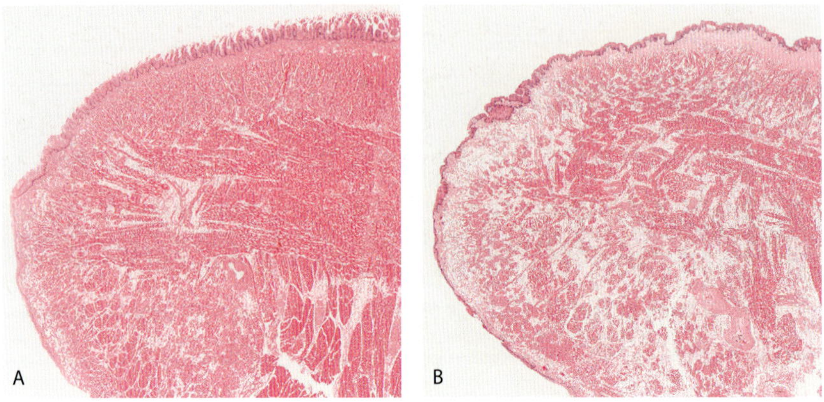

[그림 II-9-7] **노화에 따른 혀의 변화**

A : 성인 B : 고령자(106세). 고령자에서는 근육섬유(붉은 부분)의 위축과 지방조직(흰색 부분)의 증가, 설배부의 사상유두 위축이 보인다.

2) 미각의 변화

노화에 따라 미뢰(taste bud)의 수와 기능이 저하된다. 미뢰는 사상유두 이외의 유두에 존재하는데, 사람에게는 약 10,000개의 미뢰가 있으며 미뢰 속에는 약 50개의 미각세포(taste cell)가 있다. 이 미각세포는 재생능력이 높아 세포주기가 10~14일로 새로운 미각세포에 의해 항상 대체되지만 연령이 증가함에 따라 세포의 대사는 저하된다.

타액에 용해된 미각물질은 미뢰의 표면에 존재하는 미각모(gustatory hair)를 자극해서 미각수용체와 결합해 미각중추로 정보를 전달하지만, 약제의 부작용이나 스트레스 등의 요인에 의해 타액분비량이 감소하면 미각은 저하된다.

6. 타액선의 변화 (그림 II-9-8)

건강한 성인이라면 연령이 증가해도 타액분비량이 감소하지 않지만, 약제의 부작용이나 근력저하, 당뇨병 등의 기저질환이 있는 경우에는 감소할 수 있다. 조직학적으로는 선방세포(acinar cell)가 위축되거나 소실되고, 간질에 지방화와 섬유화가 나타나며 경도의 림프구(lymphocyte) 침윤이 발생한다.

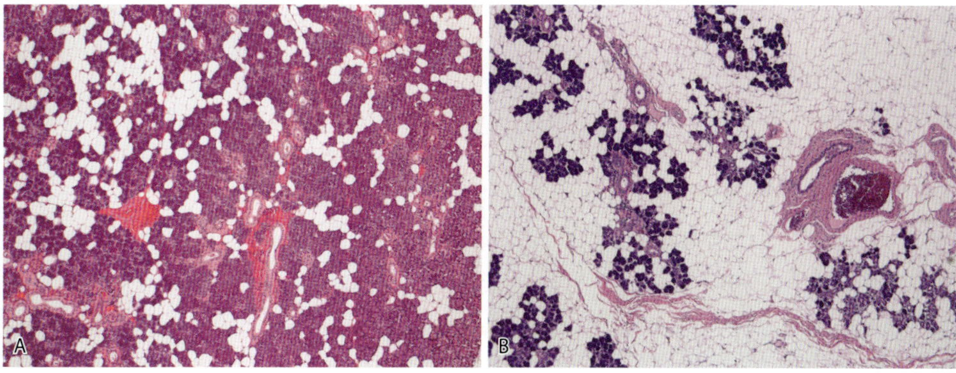

[그림 II-9-8] 노화에 따른 타액선의 변화

A : 정상 조직상 B : 노화에 따른 변화(지방화)

핵심포인트

- 구강조직은 노화에 따라 치아 경조직의 변화, 치수의 변화, 치주조직의 변화, 악골의 변화, 혀 · 구강점막의 변화, 타액선의 변화 등이 나타난다.
- 치아 경조직은 노화에 따라 마모, 이차 · 삼차상아질의 첨가가 나타난다.
- 노화에 따라 치수강의 협착이나 치수의 석회화가 나타나 고령자의 근관치료가 어려워진다.
- 치주조직은 노화에 따라 치은퇴축, 치조골 흡수, 치주인대세포나 혈관의 감소, 백악질의 비대 등이 나타난다.
- 악골은 노화에 따라 골량의 감소, 골수강의 확대가 나타난다.
- 혀는 노화에 따라 점막이 얇아지고 미각장애가 발생한다.
- 타액선은 노화에 따라 선방의 위축 및 소실, 간질의 지방화와 섬유화가 나타나는데, 이것은 고령자의 타액분비 감소와 관련이 있다.

REVIEW TEST

01. 노화에 따른 치아 경조직의 변화로 옳은 것은?

① 법랑질의 투명성이 증가되고 밝은 백색으로 변화된다.
② 교합면의 교모 혹은 마모가 일부 있지만 전체적인 치아의 폭경과 길이는 변화가 없다.
③ 상아질모세포의 변성 및 위축이 발생되고 칼슘염 침착 등으로 상아세관의 협착이 관찰된다.
④ 백악질은 맹출 후에는 재생되거나 첨가되지 않으므로 거의 변화가 없는 경조직이다.
⑤ 치아 수가 감소되는 경우에만 치조골의 변화가 나타난다.

02. 노화에 따른 치수와 치주조직의 변화로 옳은 것은?

① 이차, 삼차상아질의 첨가에 따라 치수강이 넓어진다.
② 혈관을 통과하는 치근단공은 확대되어 혈류량이 증가하게 된다.
③ 노화가 진행되면서 재생능력이나 치유기전이 점차 활발해지므로 치수기능이 유지될 수 있다.
④ 노화에 의해 치은이 얇아지고 교원섬유가 증가하여 탄성이 떨어진다.
⑤ 치주인대의 증식능력이 향상되고 세포수가 늘어나므로 치주인대 폭경이 증가한다.

03. 노화에 따른 구강점막과 악골의 변화로 옳은 것은?

① 노화에 의해 설유두(특히, 사상유두)의 위축이나 감소 경향을 보인다.
② 구강점막은 세포의 증가로 두꺼워지고 각화 현상이 나타난다.
③ 노화에 따라 타액량이 증가되어 미각이 향상된다.
④ 악골은 노화에 따라 골량과 골질의 변화로 인해 두께가 증가하고 하악각이 예각으로 변한다.
⑤ 치조골은 치아가 발치되더라도 크게 변화가 없다.

정답

01. ③ 02. ④ 03. ①

참고문헌

- 구강내과학, 안형준 외(2016), 의학교육.
- 구강병리학, 김정 외(2016), 고문사.
- 구강병리학 제3판, 김응권 외(2013), 대한나래출판사.
- 구강악안면병리학, 김정 외(2011), 고문사.
- 구강악안면병리학, 대한구강악안면병리학회, 한국치위생과학회 공저(2007), 대한나래출판사.
- 구강악안면외과학교과서 제3판, 대한구강악안면외과학회 편찬(2013), 의치학사.
- 구강연조직 질환의 진단과 치료, 대한안면통증 · 구강내과학회 편저(2010), 신흥인터내셔날.
- 병리학 제7판, 대한병리학회(2011), 고문사.
- 최신구강악안면병리학 제2판, 대한구강악안면병리학회 역(2005), 대한나래출판사.
- 치과보존학의 원리와 임상 제3판, 정원균 외(2013), 대한나래출판사.

INDEX

찾아보기

- 한글
- 영어

한글

ㅅ

ㅇ

기타

영어

A

B

C

D

E

P

R

S

T

V

W

저자진

이민경 교수 동의대학교 치위생학과
정의정 교수 혜전대학교 치위생과
지민경 교수 호원대학교 치위생학과
박영진 교수 신구대학교 치위생과
강현주 교수 광주여자대학교 치위생학과
김서연 교수 송원대학교 치위생학과
김수원 교수 경운대학교 임상병리학과
김윤경 교수 대동대학교 치위생과
김유리 교수 강릉영동대학교 치위생과
유현주 교수 서울대학교 치학연구소 구강병리학교실
이은경 교수 전북과학대학교 치위생과
최규영 교수 강동대학교 치위생과
최다예 교수 가톨릭관동대학교 치위생학과

ORAL PATHOLOGY

구강병리학

2017년 2월 20일 초판 1쇄 발행
2018년 8월 16일 2판 1쇄 발행
2020년 8월 20일 2판 2쇄 발행
2023년 7월 22일 3판 1쇄 발행

저 자 이민경 · 정의정 · 지민경 · 박영진
강현주 · 김서연 · 김수원 · 김윤경 · 김유리 · 유현주
이은경 · 최규영 · 최다예
발 행 인 최경희 · 배영환
발 행 처 도서출판 의학교육
등록번호 제2013-114호
주 소 서울시 영등포구 영중로 138-1(영등포동 8가 80-2) 드림프라자 B 901호
Tel 02) 2637-4806, 4863 Fax 02) 2637-4807
홈페이지 www.medipub.co.kr
E - mail okpress1208@naver.com
정 가 39,000 원
I S B N 979-11-6127-143-9 93510